Step-Aerobic

Das vorliegende Buch wurde sorgfältig erarbeitet. Dennoch erfolgen alle Angaben ohne Gewähr. Weder die Autorinnen noch der Herausgeber können für eventuelle Nachteile oder Schäden, die aus dem vorliegenden Buch resultieren, Haftung übernehmen.

Hinweis: Diese Veröffentlichung ist aus Gründen der besseren Lesbarkeit in der männlichen Sprachform abgefasst. Selbstverständlich sind immer sowohl Übungsleiter und Übungsleiterinnen oder Teilnehmer und Teilnehmerinnen gemeint.

WO SPORT SPASS MACHT

Iris Pahmeier & Corinna Niederbäumer

Step-Aerobic

für Fitness und Gesundheit

in Studio, Verein und Schule

Meyer & Meyer Verlag

Step-Aerobic
für Fitness und Gesundheit in Studio, Verein und Schule

Bibliografische Information der Deutschen Nationalbibliothek
Die Deutsche Nationalbibliothek verzeichnet diese Publikation in der Deutschen Nationalbibliografie; detaillierte bibliografische Details sind im Internet über <http://dnb.d-nb.de> abrufbar.

7., überarbeitete Auflage 2014
8. Auflage 2018
Auckland, Beirut, Dubai, Hägendorf, Hongkong, Indianapolis, Kairo, Kapstadt,
Manila, Maidenhead, Neu-Delhi, Singapur, Sydney, Teheran, Wien

 Member of the World Sport Publishers' Association (WSPA)

Gesamtherstellung: Print Consult GmbH, München

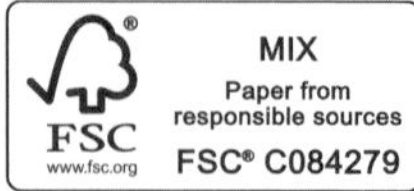

ISBN 978-3-89899-522-1
E-Mail: verlag@m-m-sports.com
www.dersportverlag.de

Inhalt

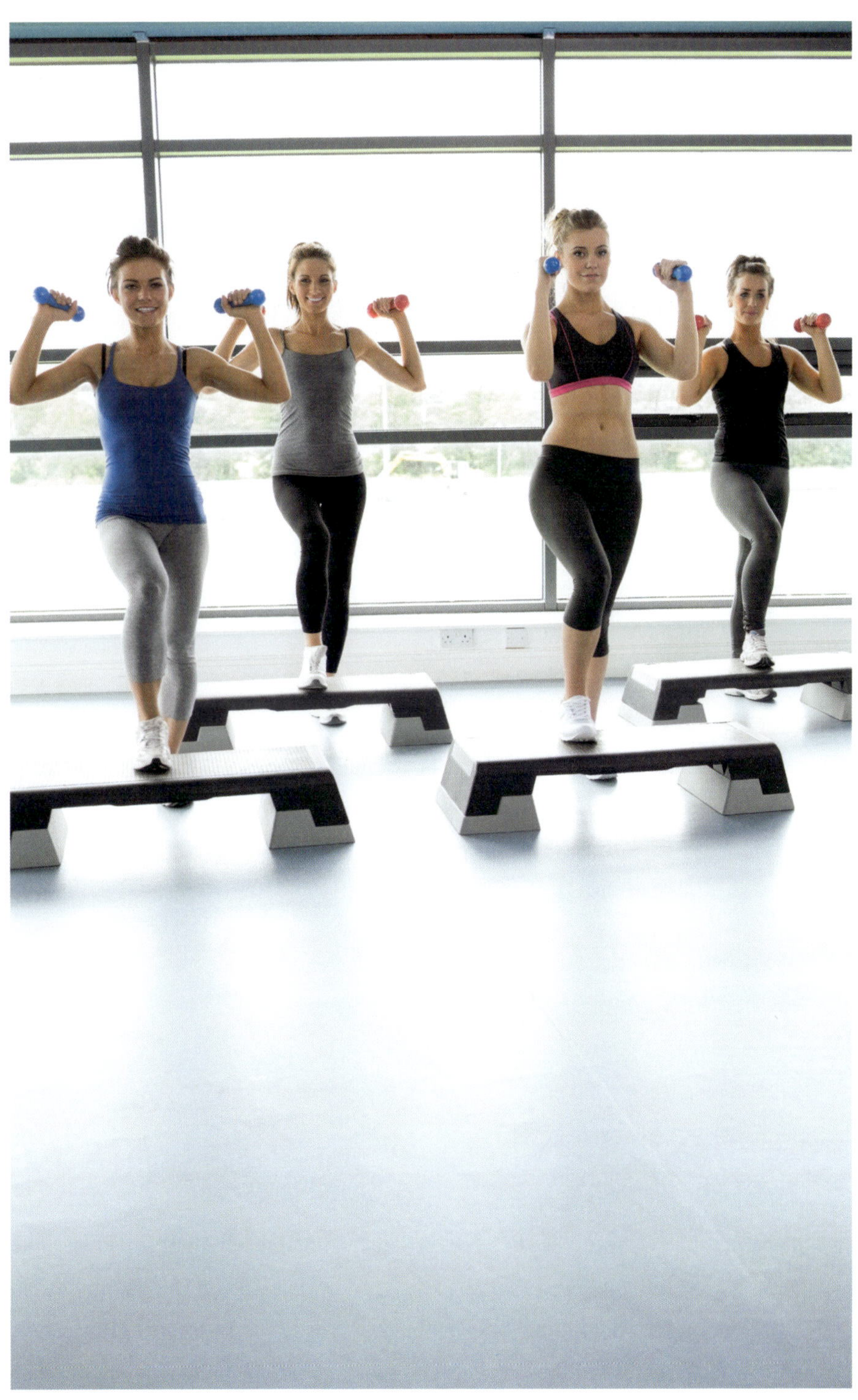

EINLEITUNG

„Step-Aerobic ist ein aerobes Fitnesstraining auf Musik, das mit einer höhenverstellbaren, rechteckigen Plattform durchgeführt wird. Das Training zeichnet sich durch ein variantenreiches Herauf- und Herabsteigen auf und von dieser stufenförmigen Plattform aus, wobei gleichzeitig verschiedenartig ausgeführte Armbewegungen eingesetzt werden können." Mit diesem Satz haben wir 1994 die erste Ausgabe dieses Buches eingeleitet. Mittlerweile schaut das Aerobictraining und die Step-Aerobic als eine bedeutende Facette dieser Fitnesssportart auf eine fast 30-jährige Tradition zurück.

Es ist viel bewegt worden in diesen Jahren. In vielen Bereichen der Fitnesssportart Step-Aerobic hat sich professionelles Know-how aufgebaut. Dies betrifft u. a.

- die Methodik und Didaktik,
- die spezifischen Inhalte,
- die Ausdifferenzierung von Angeboten mit besonderen Schwerpunkten, wie tänzerische Inhalte, ausdauerorientierte Inhalte oder funktionsorientierte Inhalte, die Übungen zur Verbesserung der Kraft, der Dehnfähigkeit und Koordination umfassen, und nicht zuletzt auch
- die Funktion und Rolle des Trainers.

Neben diesen sportartbezogenen Aspekten haben auch gesellschafts- und gesundheitspolitische Veränderungen der letzten Jahrzehnte einen starken Einfluss auf die Fitnesslandschaft und auf deren Angebote genommen. Vor allem die rasante Entwicklung auf dem Gesundheitssektor hat sich auf den Sport insgesamt und seine spezifischen

Handlungsfelder, wie den Gesundheits- und Fitnesssport, aber auch auf den Schulsport ausgewirkt und Veränderungen initiiert. Die Fokussierung auf besondere Zielgruppen sowohl in der Prävention als auch in der Rehabilitation ist hier eine besonders auffällige Tatsache.

All diese Entwicklungen und Strömungen haben auch das aktuelle Erscheinungsbild der Step-Aerobic beeinflusst und zur Erweiterung von Inhalten und Angebotsstrukturen geführt. Die Plattform selbst ist ein wichtiges Hilfsmittel in allgemeinen Aerobic- und Gymnastikstunden, aber auch im Rehabilitationssport geworden.

Neben den oben aufgeführten Professionalisierungsaspekten und der Aktualisierung bewährter Inhalte ist das Einbeziehen der Step-Aerobic in spezifische Programme für besondere Zielgruppen des Präventions- und Gesundheitssektors deshalb eine weitere Besonderheit in diesem Buch.

Wir hoffen, dass wir mit unseren Ausführungen den oben aufgezeigten Entwicklungen mit dieser gänzlich überarbeiteten Neuauflage des Klassikers Rechnung tragen.

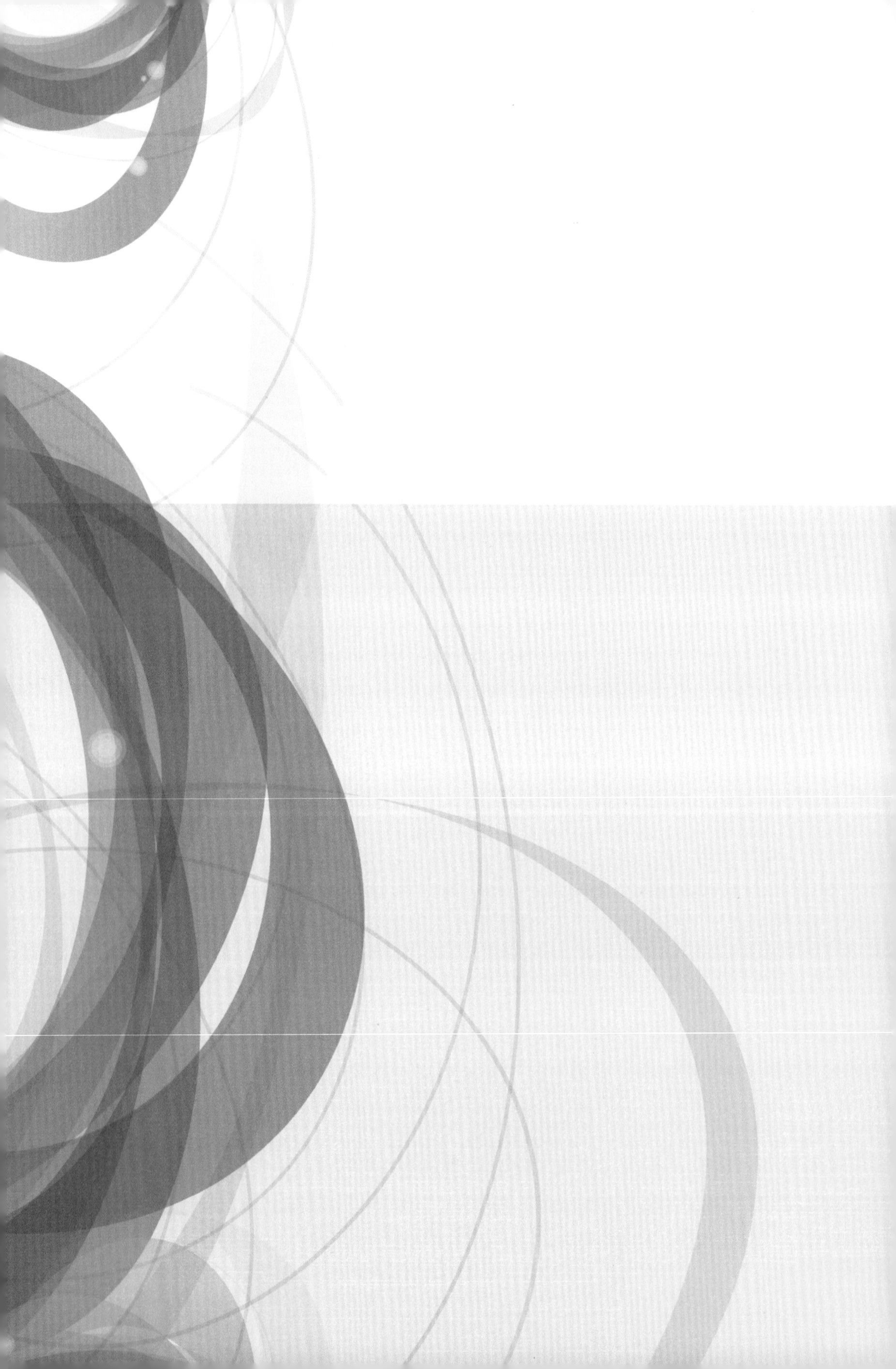

KAPITEL 1

Kapitel 1

EIN KLEINER HISTORISCHER RÜCKBLICK

Die Wurzeln der Step-Aerobic liegen eindeutig in der allgemeinen Aerobic. Deren Ursprung lässt sich auf den amerikanischen Sportmediziner Kenneth H. Cooper zurückverfolgen, der als Begründer der Ausdauerbewegung schlechthin gilt. Seit den 1960er-Jahren hat sich Cooper dem Credo der Prävention verschrieben. Damals noch bei der US-Luftwaffe entwickelte er ein Ausdauertraining für NASA-Astronauten zur Ökonomisierung der Herzarbeit. Aus aeroben Ausdauersportarten wie Laufen, Radfahren, Schwimmen bestand das Programm, das er „Aerobics" (griechisch aer = Luft) nannte, da es den Sauerstoffumsatz im Körper ankurbelt. Es löste in den USA einen Fitnessboom aus und machte den Mediziner weltweit bekannt.

Dieser Aspekt des aeroben Ausdauertrainings, nämlich die Aufrechterhaltung der Bewegung großer Muskelgruppen über einen längeren Zeitraum, um so das Herz-Kreislauf-System positiv zu stimulieren, wird von den Begründerinnen der Aerobicbewegung aufgegriffen. Gleichzeitig fließen allerdings Ideen aus der Gymnastik und dem Tanz in die neue Bewegungsform ein. Jackie Soerensen hat ein Programm mit einem 30-minütigen Ausdauertraining und anschließenden Übungen zur Muskelkräftigung, die sie „isotonics" nennt, erarbeitet (Soerensen, 1983). Judy Sheppard-Missed verknüpft Aerobic mit geschicklichkeitsfördernden Koordinationsübungen und Elementen aus dem Jazztanz (Sheppard-Missed, 1986). Jane Fonda kombiniert in ihrem „Workoutprogramm" aerobes Ausdauertraining mit gymnastischen Übungen zur Kraftausdauer und Beweglichkeit und dies alles unter musikalischer Rhythmusvorgabe (Fonda, 1983).

Als Erfinderin der Step-Aerobic gilt die amerikanische Aerobictrainerin Gin Miller. Ihr wurde nach einer Knieverletzung ein physiotherapeutisches Rehabilitationsprogramm zum Auftrainieren der Oberschenkelmuskulatur verordnet. Dieses Programm beinhaltete auch das Hinaufsteigen auf und das Herabsteigen von einer mittelhohen Kiste. Um dem Training die Monotonie zu nehmen, setzte Gin Miller Musik ein, entwickelte in der Folgezeit vielfältige Schrittmuster und kombinierte diese mit diversen Armbewegungen. *Die Grundidee der Step-Aerobic war geboren.*

Der Sportartikelhersteller Reebok hat die Idee aufgegriffen und mit dem „Step-Reebok-Programm" einen der erfolgreichsten Fitnesstrends der letzten Jahrzehnte forciert. Neben der Entwicklung des Sportgeräts „Step-Reebok" umfasst die Vermarktung gleichzeitig die motorischen Bewegungsaktivitäten auf dem Stepgerät. Kelly Watson und Gin Miller gelten als die kreativen Köpfe. Sie haben die Schritte, Schrittmuster, Armbewegungen und Choreografien des Programms erstellt. Ein weiterer Schachzug der Firma Reebok bestand darin, das Programm wissenschaftlich absichern zu lassen. Hierzu wurden die amerikanischen Sport- und Bewegungswissenschaftler Dr. Peter Francis und Dr. Lorna Francis engagiert. Die Erkenntnisse aus Praxis und Theorie wurden in einem schriftlichen Trainermanual zusammengefasst, das ausschließlich an jene Personen abgegeben wurde, die eine Instruktorausbildung bei Reebok absolvierten.

Seit Einführung der Step-Aerobic Mitte der 1980er-Jahre in Amerika erfreute sich diese Form des Fitnesstrainings in „Fitness- und Aerobickreisen" großer Beliebtheit. In den USA betrieben zu Hochzeiten in den 1990er-Jahren weit über neun Millionen Menschen ein regelmäßiges Steptraining. Steptraining machte dabei über 50 % aller Aerobickurse aus (Rippe, 1994).

Auch in Deutschland wurde das „Aerobicfieber" durch eine Schauspielerin ausgelöst. Zu Beginn der 1980er-Jahre machte Sidney Rome diese Form des Fitnesstrainings auch bei uns populär (Rome, 1983).

Durch die undifferenzierte und teilweise unreflektierte Übernahme von Bewegungsmustern geriet diese Sportart in Deutschland als nicht funktionell und trainingsphysiologisch unhaltbar bereits nach einigen Jahren ins Abseits und zu Recht in die massive Kritik von Sportwissenschaftlern und Sportmedizinern. Der zunächst ansteigende Boom verlief rückläufig.

Dass die Sportart Aerobic und Step-Aerobic in Deutschland eine zweite Chance bekam, ist nicht zuletzt auf die Arbeit des damaligen „Deutschen Aerobic-Verbandes" (DAV) (heute: DFAV) zurückzuführen. Dieser Verband, der bislang nicht im DOSB organisiert ist, gründete sich etwa zeitgleich mit dem Niedergang der öffentlichen Begeisterung an dieser neuen Sportart und hatte sich zum Ziel die Verbreitung und Förderung des Aerobicsports gesetzt. Der DAV hatte darüber hinaus ein Ausbildungskonzept mit Abschlusszertifikat „Aerobicinstructor" unter Zugrundelegung sportmedizinischer, didaktischer und methodischer Erkenntnisse erarbeitet. Mit Beginn der 1990er-Jahre rollte dann auch die zweite Aerobicwelle über Deutschland hinweg. Sie zeigt im Vergleich zum ersten Boom zwei neue Tendenzen: Zum einen waren verstärkt trainingswissenschaftliche und sportmedizinische Erkenntnisse in den Trainingsprozess eingeflossen, zum anderen wurden die Bewegungsinhalte nach spezifischen Lehrmethoden aufbereitet und vermittelt (DAV, 1993).

Mit Beginn der 1990er-Jahre erfasste diese zweite Erfolgswelle in Deutschland zunächst die Fitnessstudios in der kommerziellen Fitnessbranche. Seit 1993 interessierte sich auch der Deutsche Turner-Bund für den boomenden Fitness- und Aerobicmarkt und entsprach mit der Aufnahme der Sportformen Aerobic und Step-Aerobic in das DTB-Forum „Happy Gymnastics" den Bedürfnissen seiner Mitglieder. Seit 1993 ist die Aerobic offizielle (Wettkampf-)Sportart unter der Schirmherrschaft des Deutschen Turner-Bundes. Der DTB bietet darüber hinaus seit 1994 für den Breiten- und Freizeitsport eine „DTB-Aerobictrainer Basicausbildung" an.

Aerobic und Step-Aerobic bescherten der Fitnessbranche, aber auch dem DTB, zum damaligen Zeitpunkt mit die höchsten Zuwachsraten an erwachsenen Aktiven. Eine repräsentative Befragung, die vom Institut für Freizeitwirtschaft (1993) veröffentlicht worden ist, belegte diesen Trend mit eindrucksvollen Zahlen. An Fitnesskursen unterschiedlichster Art beteiligten sich regelmäßig 1 x in der Woche etwa 3,7 Millionen Menschen im Verein sowie etwa 1,4 Millionen bei anderen Anbietern, vorrangig im Fitnessstudio. 3,2 Millionen Deutsche trainierten danach wenigstens 1 x in der Woche an Fitnessgeräten. Zuwachsraten von 250 % wurden in diesem Bereich in den letzten Jahren beobachtet.

Auch im gemeinnützigen Bereich, also in den traditionellen Sportvereinen, wurden die beträchtlichsten Zuwachsraten vorrangig bei den Angeboten im Bereich Gymnastik/Gesundheit/Fitness verzeichnet (Heinemann & Schubert, 1994). Darüber hinaus etablierten sich entsprechende Angebote im Bildungs- und Gesundheitsbereich. Volkshochschulen und Krankenkassen zählten hier zu den stärksten Anbietern (Brehm, 1995).

Fitnesssport ist heute eine der wichtigsten Säulen der Sportwelt (Dilger, 2008). 7,6 Millionen Menschen trainieren in rund 7.300 deutschen Fitnessanlagen und die Mitgliederzahlen steigen weiterhin an. Mehr als die Hälfte von ihnen engagiert sich in Gruppenfitness- und Gesundheitsangeboten (Deloitte & Touche, 2011; Eberle, 2011). Obwohl moderne Angebote und Trends und Moden, wie Pilates, Zumba oder auch die Gruppenfitnessangebote der Fitnesscompany Les Mills (Les Mills Germany GmbH, 2013), immer wieder kurzfristig für mediales Aufsehen sorgen und den Bedarf nach „Neuem" decken, bleiben die richtungsweisenden Aerobic- und Step-Aerobic-Inhalte/-Angebote/-Work-outs nach wie vor bestehen. Zumal die inhaltliche wie methodisch-didaktische Basis aller neuen Angebote auf diesen aufbaut (hierzu auch: Slomka, Haberlandt, Harvey & Michels-Plum, 2008).

Auch der DTB institutionalisiert in seiner aktuellen Strategie der GYMWELT als eine tragende Säule den Fitnesssport neben Gesundheits- und Rehasport. Fitnessangebote werden nach wie vor mit etablierten Inhalten aus der Aerobic und Step-Aerobic gespeist (DTB, 2011).

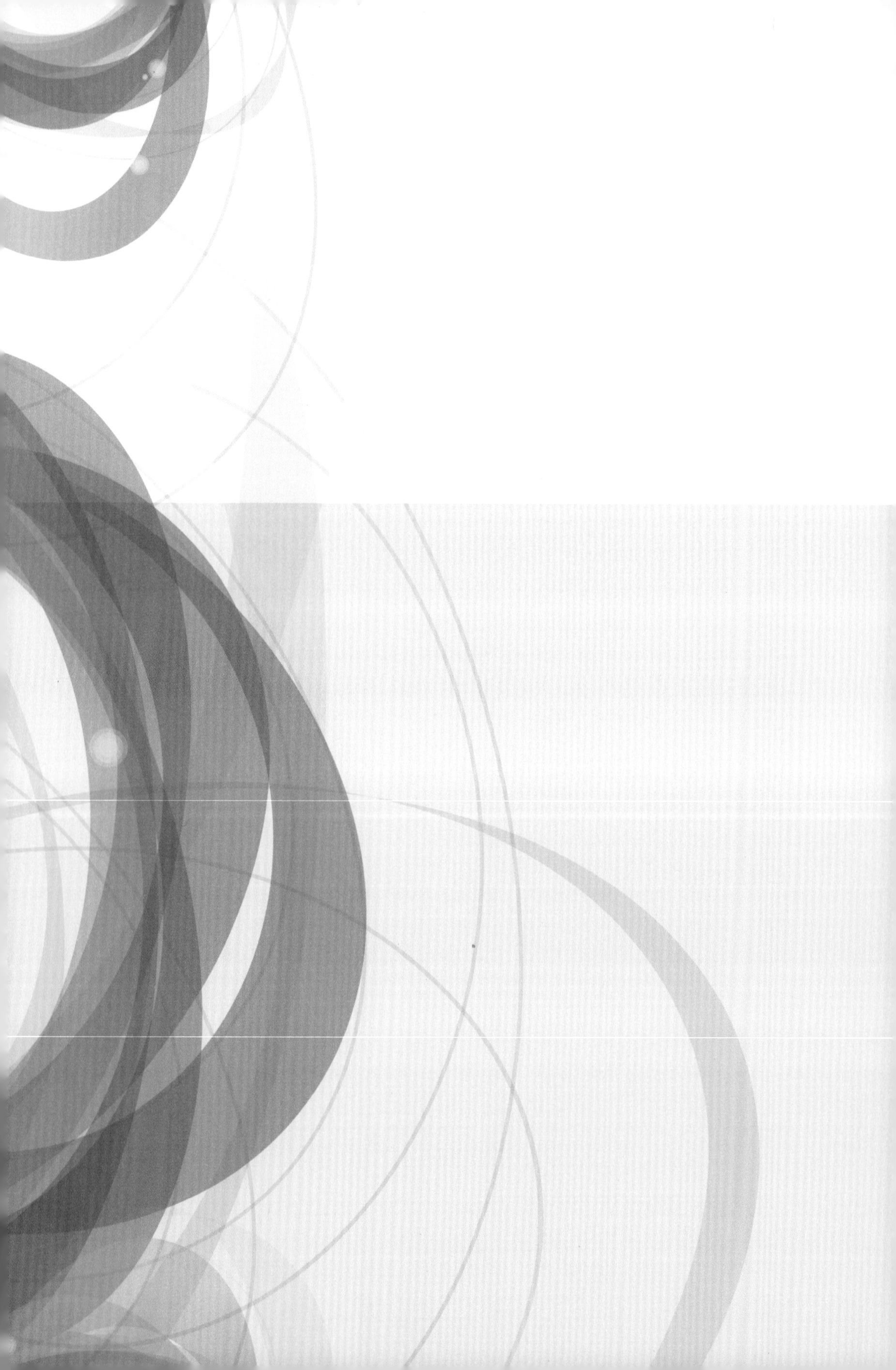

KAPITEL 2

Kapitel 2

STEP-AEROBIC – EIN ALLROUND-FITNESS- UND GESUNDHEITSTRAINING

Der nachweislich anhaltende Erfolg der Sportform Step-Aerobic ist sicherlich nicht ausschließlich auf den Reiz der Step-Aerobic allein oder auf geschickte Vermarktungsstrategien zurückzuführen. Für einen solchen Boom können zahlreiche Gründe gefunden werden. Die zunehmende Erkenntnis einer „Vergreisung" der Gesellschaft mit gleichzeitig erhöhtem Erkrankungsrisiko führt seit geraumer Zeit auch zu sozial- und gesundheitspolitischen Anpassungen. Gleichzeitig werden allgemeingesellschaftliche und soziologische Prozesse, wie die zunehmende Bedeutung von Körperlichkeit, Wellness und Individualisierung, richtungsweisend für den Einzelnen und spezifische Gruppen. Eine zunehmende Bedeutung des Sports sowie eine Fitness- und Gesundheitsorientierung sind die Folge.

Vor allem für Letzteres bietet sich insbesondere die Aufnahme einer sportlichen Aktivität in Form von Gymnastik, Fitnessaktivitäten und Aerobic auch für Wiedereinsteiger oder Neueinsteiger an. Nicht zuletzt deshalb, weil diese Aktivitäten eine umfassende Steigerung der Lebensqualität versprechen. Hierzu zählt die Stärkung der körperlichen Leistungsfähigkeit, die Verbesserung der körperlichen und geistigen Widerstandsfähigkeit und Vitalität, Figurformung und Figürlichkeit und damit eine attraktive körperliche Erscheinung, das Erleben emotionaler Ausgeglichenheit und das Wohlfühlen im Augenblick.

Step-Aerobic kann diese Bedürfnisse und Motive umfassend erfüllen, da dessen regelmäßige Ausübung die zentralen physischen Ressourcen, wie die Fähigkeiten Ausdauer, Kraft, Beweglichkeit und Koordination, fördert. Darüber hinaus werden positive psychosoziale Effekte vor allem durch die Verbesserung des allgemeinen Wohlbefindens als wichtige psychische Ressource erwirkt (Brehm, Bös, Graf, Hartmann, Pahmeier et al., 2013; Hottenrott & Neumann, 2010; Slomka et al., 2008).

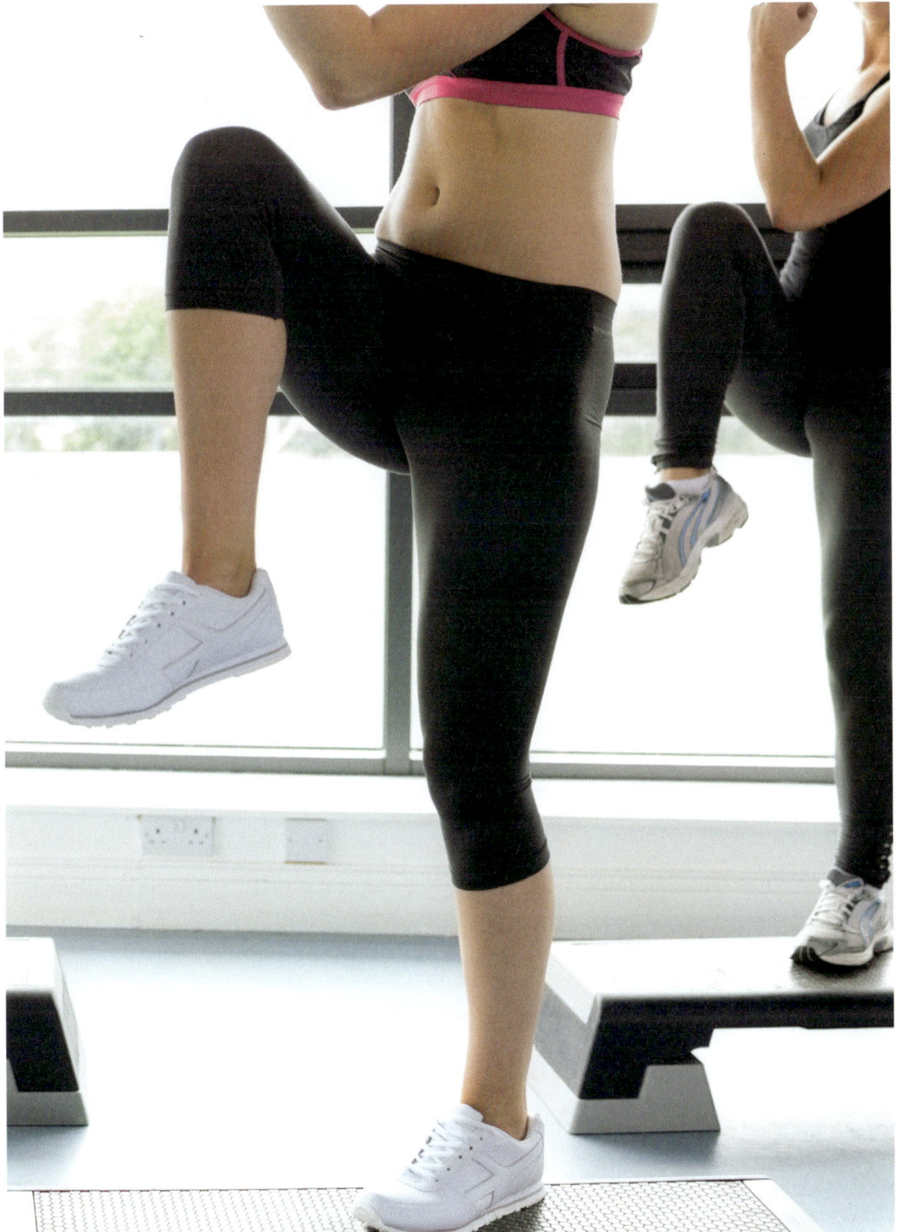

2.1 Ausdauer

Step-Aerobic verspricht, die allgemeine dynamische Ausdauer zu trainieren und damit vor allem die Funktionen des Herz-Kreislauf-Systems zu erhalten oder zu verbessern.

Unter *Ausdauer* wird allgemein die psychophysische Ermüdungswiderstandsfähigkeit verstanden. Das ist die Fähigkeit, körperliche Beanspruchung über einen längeren Zeitraum durchhalten zu können und sich danach schnell wieder zu erholen. Eine allgemeine, dynamische, aerobe Ausdauerbeanspruchung liegt vor, wenn ein Sechstel bis ein Siebtel der gesamten Skelettmuskulatur eingesetzt wird und das bei einer Beanspruchung von mehr als 50 % der maximalen Herz-Kreislauf-Leistungsfähigkeit (Hohmann, Lames & Letzelter, 2010). Zur Verbesserung der allgemeinen aeroben Ausdauer müssen dynamische Beanspruchungen großer Muskelgruppen vorliegen. Dies ist der Fall z. B. beim Joggen, Schwimmen, Walking, Skilanglauf, Rudern, beim Training mit Ausdauergeräten und bei Aerobic und Step-Aerobic. Diese Aktivitäten sollten mit einer Belastungsintensität von 50-70 % der maximalen Kreislaufleistungsfähigkeit ausgeübt werden. Die Dauer der Belastung sollte mindestens 10 min durchgehalten werden. Optimal dürfte eine Belastungsdauer von 30-40 min sein, da hierbei nicht nur kardiopulmonale, sondern auch metabolische Anpassungserscheinungen der Organsysteme stattfinden (Hollmann & Hettinger, 1990). Zum Erhalt des Ausdauerniveaus sollte wenigstens 2 x wöchentlich trainiert werden und dieses Training sollte möglichst lebenslang durchgeführt werden (Hollmann & Strüder, 2009).

Um die Belastungsintensität im sportlichen Handeln festzustellen und um die eigene Belastung optimal zu dosieren und zu steuern, hat sich das Messen der Pulsfrequenz in der Trainingspraxis durchgesetzt. Eine differenzierte Bestimmung der individuellen Trainingspulsfrequenz kann anhand von Tabellen vorgenommen werden. Sie beziehen drei Faktoren in die Berechnung des angemessenen Belastungspulses ein: das Lebensalter, die Ruhepulsfrequenz und die Art der Ausdaueraktivität.

Die optimale Trainingspulsfrequenz, d. h. die Anzahl der Pulsschläge pro min, die man unmittelbar nach dem Laufen, der Aerobic oder der Step-Aerobic haben sollte, kann anhand der im Folgenden abgebildeten Tabelle ermittelt werden.

Tab. 1: Orientierungswerte für die Trainingspulsfrequenz bei Laufanfängern (modifiziert nach Lagerstrøm, 1983)

▼ Ruhepuls In 15 s	Alter ► Unter 30	30-39	40-49	50-59	60-69	Über 70
Unter 13	35	35	34	33	31	30
13-14	35	35	34	33	31	30
15-17	36	36	35	34	33	31
18-20	36	36	35	34	33	31
20-22	38	36	35	34	33	31
23-25	38	38	36	35	34	33
Über 25	39	38	36	36	35	33

In neuerer Zeit setzt sich neben der Erfassung der Pulsfrequenz als objektivem Belastungskriterium das *subjektive Anstrengungsempfinden* als Maß für die Intensität der Belastung durch. Hierbei registriert der Trainierende sein subjektiv erlebtes Anstrengungsempfinden und reguliert entsprechend seine Belastungsintensität. Wird beispielsweise ein V-Step mit Armeinsatz als zu anstrengend empfunden, kann der Trainierende im weiteren Verlauf nur das Schrittmuster ausführen und die Arme weglassen.

Auch das subjektive Anstrengungsempfinden kann gemessen werden. Als hilfreich und praktikabel hat sich dabei die nachstehende „Messlatte der Anstrengung" erwiesen. Sie wurde in Anlehnung an die ursprüngliche RPE-Skala („scale for ratings (R) of perceived (P) exertion (E)") von Borg (1985) sowie von den Bayreuther Sportwissenschaftlern Buskies und Boeckh-Behrens (2009) entwickelt. Das *subjektive Belastungsempfinden* wird danach anhand der in Abb. 1 dargestellten siebenstufigen „Messlatte der Anstrengung" eingeschätzt. Die Teilnehmer sollen sich danach immer so belasten, dass sie ihre Anstrengung während der Ausdaueraktivität subjektiv als „moderat" (Bereich 3-5) einschätzen. Eine solche subjektiv als moderat erlebte Belastungsintensität ist sowohl unter physischer (Verbesserung der Ausdauer) als auch unter psychischer bzw. emotionaler Perspektive (positive Veränderung der Stimmung) empfehlenswert. Hinweise für eine Überbelastung geben die Anstrengungseinschätzungen „schwer" oder „sehr schwer" sowie darüber hinaus ein übermäßiges Erröten der Haut, Kurzatmigkeit oder starkes Schwitzen.

1	sehr leicht	Unterforderung
2	leicht	
3	leicht bis mittel	
4	mittel	Dies ist Ihr optimaler Trainingsbereich.
5	mittel bis schwer	
6	extrem schwer	
7	größtmögliche Anstrengung	Überforderung

Abb. 1: Messlatte der Anstrengung

Auch für das Step-Aerobic-Training liegt die optimale Anstrengung im gekennzeichneten Bereich. Für das Training in der Gruppe erweist sich das Plakat mittels Daumenzeichen darüber hinaus als außerordentlich praktikabel (vgl. Abb. 2).

Die Frage: „Wie fühlst du dich belastet?", soll die Wahrnehmung für den Körper und die Körperarbeit und das damit einhergehende Gefühl von Belastung, Unterforderung und Überforderung schulen. Das Daumenzeichen gilt als eine nonverbale Hilfestellung, sich selbst einzuschätzen, dem Trainer eine Rückmeldung zu geben und ggf. gemeinsam eine Optimierung der Belastung zu bewirken.

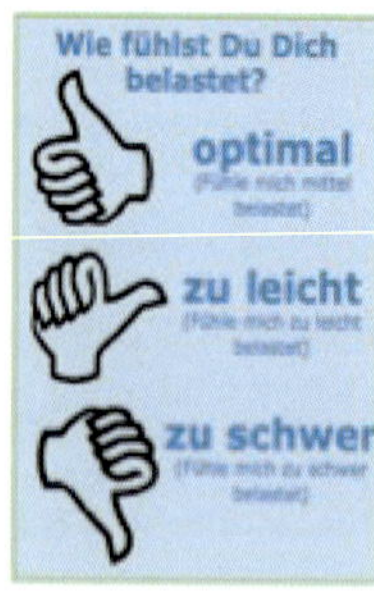

Abb. 2: Cueing mittels Daumenzeichen

Ein regelmäßiges Training der Ausdauer führt zu einer Verbesserung der bewegungsspezifischen Koordination. Ein Ausdauertraining wirkt sich aber insbesondere auf das Herz und den Blutkreislauf aus. Das Herz schlägt langsamer, weil es mit jedem Schlag mehr Blut als ein untrainiertes Herz pumpen kann. Es wird selbst besser mit Blut und Nährstoffen versorgt, denn die Versorgung erfolgt in den Schlagpausen, die umso länger werden, je langsamer das Herz schlägt.Es stellt sich schneller auf Belastungen ein und hat größere Reserven.

All dies wirkt sich sekundär positiv auf den körperlichen und seelischen Gesundheitszustand aus. Im körperlichen Bereich zeichnen sich insbesondere positive Wirkungen auf die Risikofaktoren Bluthochdruck, erhöhter Blutfettspiegel und erhöhter Blutzuckerspiegel ab.

Möglichen koronaren Herzkrankheiten und der Entstehung von Arteriosklerose wird ebenso entgegengewirkt wie der Zuckerkrankheit. Weiterhin trägt ein Training der Ausdauer dazu bei, der Entstehung von Übergewicht vorzubeugen. Im seelischen Bereich lässt sich konstatieren, dass, je ausdauernder ein Mensch ist, desto widerstandsfähiger ist er. Er fühlt sich resistenter gegenüber Stress und ist psychisch ausgeglichener.

Die Ausdauer wird trainiert, wenn große Muskelgruppen über einen längeren Zeitraum bewegt werden. Als gesundheitlich empfehlenswerte Ausdaueraktivitäten gelten Schwimmen, Radfahren, Skilanglauf, Jogging oder Laufen und Walking oder zügiges Gehen. Wenn man wissenschaftlich untersuchen möchte, ob eine bestimmte Sportart oder Bewegungsform die allgemeine Ausdauerleistungsfähigkeit anspricht und trainiert, müssen spezifische physiologische Bestimmungsgrößen mit speziell dafür entwickelten, sportmedizinischen Untersuchungsmethoden bestimmt werden. Da die Ausdauerleistungsfähigkeit sowohl das Herz-Kreislauf-System als auch das Atemsystem anspricht, werden Parameter aus beiden Systemen zur Messung dieser Fähigkeit herangezogen. Als klassische Maße zur Bestimmung der Ausdauerleistungsfähigkeit gelten die *Herzfrequenz in Ruhe* bzw. die *maximale Herzfrequenz* unter körperlicher Belastung, die *Laktat-* oder *Milchsäurekonzentration* im Blut und die *maximale Sauerstoffaufnahme*.

Die *Herzfrequenz* gibt die Herzschlagzahl an. Unter der maximalen Herzfrequenz (HFmax) versteht man die Herzschlagzahl, die bei Ausbelastung gemessen wird. Die *maximale Sauerstoffaufnahme* (VO_2 max) ist diejenige Sauerstoffmenge pro Minute, die maximal bei schwerer dynamischer Arbeit großer Muskelgruppen aufgenommen werden kann. Sie gilt als zuverlässiges Bruttokriterium zur Beurteilung der maximalen Leistungsfähigkeit von Herz, Kreislauf, Atmung und Stoffwechsel (Hollmann & Strüder, 2009; Weineck, 2010).

Die nachfolgenden Studien zeigen Ergebnisse im Hinblick auf die Auswirkungen eines expliziten Step-Aerobic-Trainings hinsichtlich der aerobischen Effizienz auf. In einer vom

Sportartikelhersteller Reebok in Auftrag gegebenen Studie wurde der Frage nachgegangen, ob sich Step-Aerobic mit den herkömmlichen Ausdauersportarten Laufen und zügiges Gehen in den physiologischen Auswirkungen vergleichen lässt. Zur Beantwortung der Frage absolvierten acht gesunde Personen die nachfolgende Testsituation: Gehen auf dem Laufband mit einer Geschwindigkeit von 4,8 km/h; Laufen auf dem Laufband mit einer Geschwindigkeit von 11,3 km/h und Durchführung eines Stepprogramms auf einer 25,4 cm hohen Plattform bei einer Musikgeschwindigkeit von 120 Beats per minute (bpm). Im Ergebnis lag der Energieverbrauch, gemessen über die maximale Sauerstoffaufnahme, beim Gehen 4 x höher als in Ruhe. Der Energieverbrauch beim Laufen lag 3 x so hoch wie beim Gehen. Beim Steptraining steigerte sich der Verbrauch geringfügig nochmals um 6 % im Vergleich zum Laufen. Obwohl der Energieverbrauch beim Laufen und Steptraining in etwa gleich hoch war, zeigte sich allerdings für die Herzfrequenz ein abweichender Verlauf. So betrug die durchschnittliche Herzfrequenz beim Laufen 163 Schläge pro min, beim Steptraining 178 Schläge pro min und lag damit um 9 % höher (Reebok Manual, 1990).

Diese Tatsache konnte auch Kobusch-Niederbäumer in ihrer Arbeit (1994) nachweisen. Sie hat eine physiologische Beanspruchungsanalyse der Step-Aerobic durchgeführt. Dabei wurde das Beanspruchungsprofil der 18 Untersuchungsteilnehmer auf dem Fahrradergometer erstellt und anschließend mit dem Beanspruchungsprofil nach einer Stepchoreografie verglichen. Das Ergebnis: Auch hier lagen die Herzfrequenzwerte bei gleichen Laktatwerten beim Steptraining höher als bei der Fahrradergometrie. Wie lässt sich dieses Phänomen erklären? Auf dem Fahrradergometer wird das gesamte Körpergewicht getragen, vornehmlich die Beinmuskulatur ist an der Realisierung der Bewegungsaufgabe beteiligt. Beim Steptraining muss hingegen zum einen das Körpergewicht permanent auf- und abgehoben werden. Andererseits kommt der Einsatz kontinuierlich wiederkehrender Armbewegungen hinzu, die zumeist auf Brusthöhe oder über Kopfhöhe ausgeführt werden. Um unter diesen Bedingungen die Arm- und Schultermuskulatur ausreichend mit Sauerstoff zu versorgen, muss das Blut vom Herzen nach oben gepumpt werden. Auf diesen Bedarf reagiert das Herz mit einem Anstieg der Herzfrequenz.

Man spricht auch von einem Training im aeroben Energiestoffwechselbereich. Dieser liegt bei gesunden Menschen in einem Bereich zwischen 2 mmol/l Laktat und

4 mmol/l Laktat. Wobei die Marke 2 die aerobe Schwelle, die Marke 4 die anaerobe Schwelle kennzeichnet (Weineck, 2010). Kobusch-Niederbäumer (1994) zeigt in ihrer Studie, dass es sich in allen Belastungsbereichen des Low-Impact-Programms und in drei von vier Belastungsbereichen des Mixed-Impact-Programms um ein Training im aeroben Energiestoffwechselbereich handelt.

Die aufgeführten Untersuchungen haben gezeigt, dass Step-Aerobic körperliche Beanspruchungsreize setzt, die die Verbesserung der Ausdauerleistungsfähigkeit ansprechen. Übungsleiter sollten jedoch wissen, dass eine Kontrolle der körperlichen Beanspruchung ausschließlich über das Kriterium der Herzfrequenz eingeschränkt zu interpretieren ist. Bei intensiver Armarbeit, vornehmlich über Brusthöhe, können die Herzfrequenzwerte über den als gesundheitlich unbedenklich betrachteten Werten liegen. Die objektive physiologische Beanspruchung verbleibt jedoch im relevanten Bereich.

Von besonderem Interesse ist die Frage, welche Auswirkungen die Stephöhe auf den Energieverbrauch bzw. auf Parameter der körperlichen Leistungsfähigkeit hat. Die nachstehenden Tabellen 2 und 3 zeigen jene Beanspruchungssituationen, die die Teilnehmer der Untersuchung von Kobusch-Niederbäumer (1994) zu absolvieren hatten. Sie führten eine fünfminütige Stepchoreografie in den Ausführungsvarianten Low Impact und Mixed Impact aus. In jeder Ausführungsvariante wurde zudem 2 x die Stephöhe (15,5 cm und 20,5 cm) und 2 x das Musiktempo (120 bpm und 130 bpm) manipuliert, sodass die Probanden insgesamt vier Testbedingungen je Ausführungsvariante durchliefen. Zur Bestimmung der Ausdauerleistungsfähigkeit wurde die Laktatkonzentration im Blut und die Herzfrequenz in Ruhe und unter Belastung gemessen.

Tab. 2: Laktatkonzentration und Herzfrequenz in Abhängigkeit von Stephöhe und Musiktempo bei Belastungsvorgabe Low Impact

Low Impact				
	Musiktempo 120 bpm		Musiktempo 130 bpm	
	Laktat (mmol/l)	HF (S/m)	Laktat (mmol/l)	HF (S/m)
Stephöhe 15,5 cm	2,21	158	2,56	167
Stephöhe 20,5 cm	2,70	165	2,99	174

Tab. 3: Laktatkonzentration und Herzfrequenz in Abhängigkeit von Stephöhe und Musiktempo bei Belastungsvorgabe Mixed ImpactTab.

Mixed Impact				
	Musiktempo 120 bpm		Musiktempo 130 bpm	
	Laktat (mmol/l)	HF (S/m)	Laktat (mmol/l)	HF (S/m)
Stephöhe 15,5 cm	3,25	168	3,82	176
Stephöhe 20,5 cm	3,90	176	4,82	180

Die Werte der Tabellen zeigen deutlich, dass sich die physiologischen Beanspruchungsparameter Laktat und Herzfrequenz mit zunehmender Stephöhe verändern. Betrachten wir zunächst die Low-Impact-Ausführung. Hier steigt die Laktatkonzentration im Blut von 2,21 mmol/l bei einer Stephöhe von 15,5 cm auf 2,70 mmol/l bei einer Stephöhe von 20,5 cm. In der Mixed-Impact-Ausführung ist ein identischer Anstieg zu verzeichnen. Hier steigt die Konzentration von 3,25 mmol/l (Stephöhe 15,5 cm) auf 3,90 mmol/l (Stephöhe 20,5 cm).

Wie sieht es für die Herzfrequenz aus? Betrachten wir zunächst wieder die Werte der Low-Impact-Ausführung. Bei einer Höhe von 20,5 cm steigt die Herzfrequenz von vormals 158 Schlägen pro min auf 165 Schläge pro min. In der Mixed-Impact-Ausführung finden wir einen umfänglich identischen Anstieg von 168 auf 176 Schläge pro min. Die gleichen Auswirkungen der Stephöhe finden wir bei einem schnelleren Musiktempo: kontinuierlicher Anstieg der Laktatkonzentration und Herzfrequenz in Abhängigkeit von der Stephöhe.

Dieser Einfluss der Stephöhe auf den Energieverbrauch wurde auch von Francis (1992) in einer Untersuchung an der University of Texas und San Diego mit jungen, gesunden Erwachsenen festgestellt. Als Beanspruchungsparameter wurde hier auf die maximale Herzfrequenz (HFmax) und die maximale Sauerstoffaufnahme (VO_2max) zurückgegriffen. Die Stephöhe wird in „Inches" gemessen, wobei 1 Inch (in.) 2,5 cm entspricht. Aus der nachstehenden Grafik wird sehr schön deutlich, dass mit der Erhöhung der Stepplattform der Energieverbrauch direkt proportional ansteigt.

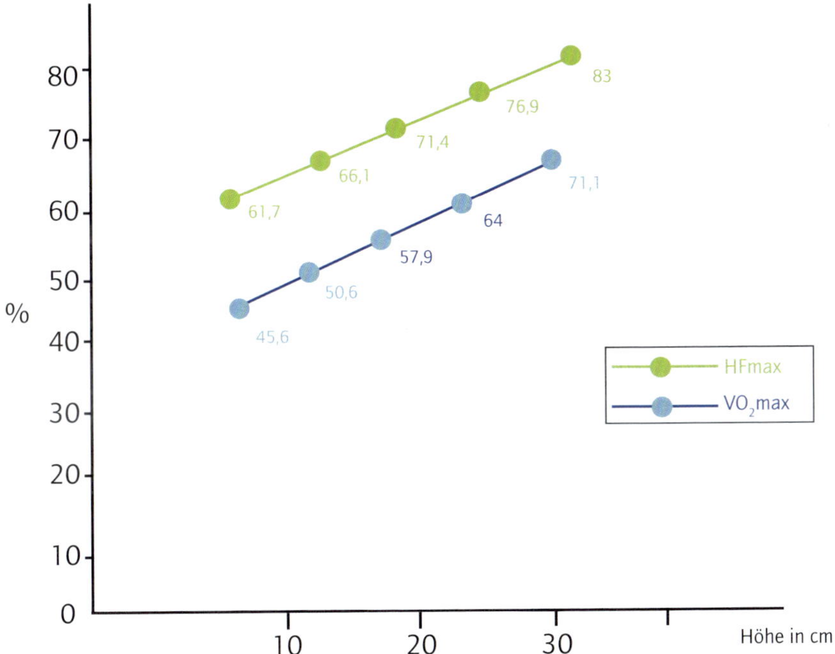

Abb. 3: Änderung der maximalen Herzfrequenz und der maximalen Sauerstoffaufnahme in Abhängigkeit von der Stephöhe

Als Fazit lässt sich festhalten: je höher die Stepplattform, desto stärker die physiologi- 2
schen Körperreaktionen und desto höher die Ausdauerbeanspruchung.

Nachfolgend wird der Frage nach der Bedeutung der Bewegungsausführung und der Choreografie für die Ausdauereffekte nachgegangen.

Mit den Begriffen *Low Impact, Mixed Impact* und *High Impact* wird das Intensitätsausmaß von Bewegungsausführungen beschrieben. Untersuchungen zu den physiologischen Auswirkungen entsprechend ausgeführter Schrittmuster können für die Step-Aerobic bestätigen, dass intensive Schritte, wie „Lunges", „Travelling Steps" und „Propulsions", jeweils ausgeführt mit wechselndem Führungsbein, zu einem höheren Energieverbrauch führen, als das beim „Basic Step" oder „Knee-lift Step" der Fall ist (vgl. Beschreibung der Schritte und Armpositionen in Kap. 4.6 und 4.7). Nachweislich wirkt sich auch der Armeinsatz auf den Energieverbrauch aus. Stepchoreografien mit Armbewegungen, wie z. B. „Bizeps Curl", lassen den Energieumsatz im Vergleich zu derselben Choreografie, in der die Hände in der Taille gehalten werden, um 12 % steigen (Francis, 1992).

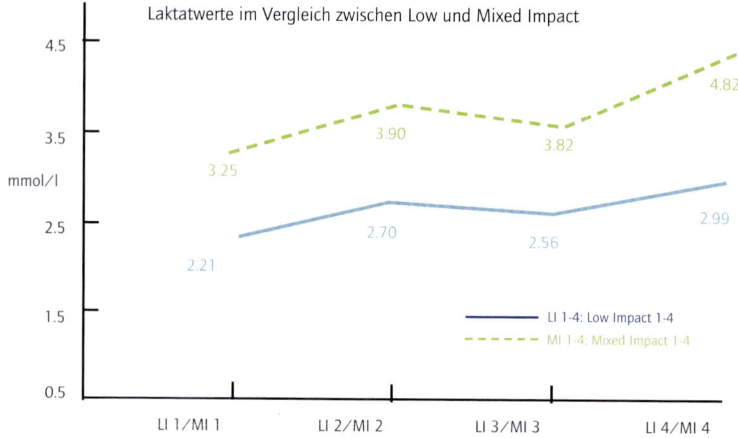

Abb. 4: Gruppenmittelwerte des Laktats im Vergleich zwischen Low und Mixed Impact.

Eine Beanspruchungssteigerung wird insbesondere durch eine intensivere Beinarbeit, also in Form von Mixed- oder High-Impact-Ausführungen von Schritten und Schrittmustern, erzielt. Auch die Studie von Kobusch-Niederbäumer (1994) unterstützt diesen Tatbestand. Ihre Probanden führten die Stepchoreografie 1 x in der Low-Impact-Variante und 1 x in der Mixed-Impact-Variante durch. Die nachstehenden Grafiken (Abb. 4 und 5) verdeutlichen sehr anschaulich, dass für die konditionellen Parameter Laktat und Herzfrequenz statistisch bedeutsame Unterschiede zwischen den beiden Programmvarianten bestehen.

Die Laktatkonzentration im Blut und die Herzfrequenz liegt nach Ausführung der Mixed-Impact-Variante deutlich über den Werten, die nach Ausführung der Low-Impact-Variante erzielt wurden. Das gleiche Bewegungsprogramm führt also in verschiedenen Ausführungsbedingungen (Low Impact- versus Mixed-Impact-Ausführung) zu unterschiedlichen Ausdauerbeanspruchungen bzw. physiologischen Beanspruchungen. Eine Mixed-Impact-Ausführung fordert den Körper stärker.

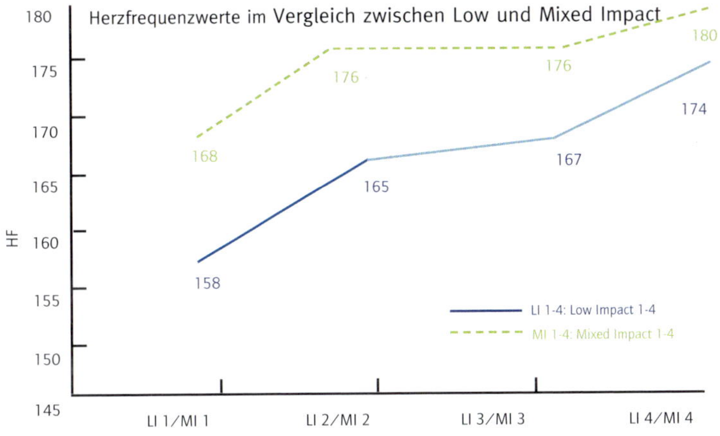

Abb. 5: Gruppenmittelwerte der Herzfrequenzen im Vergleich zwischen Low und Mixed Impact

In manchen Step-Aerobic-Stunden werden Handgewichte, sogenannte *Heavy Hands*, eingesetzt. Bisherige Erkenntnisse deuten darauf hin, dass sich bei der Benutzung von ein Pfund schweren Gewichten lediglich das subjektive Beanspruchungs- oder Intensitätsgefühl der Teilnehmer ändert. Die objektiven physiologischen Messungen hingegen ergaben keine Veränderungen. Beim Einsatz höherer Gewichte klagten Teilnehmer vielfach über Schulterbeschwerden. Francis (1992) zieht daraus die Konsequenz, dass Handgeräte, auch wenn sie unter gesundheitlichen Aspekten korrekt eingesetzt werden (geringes Gewicht), die Trainingseffekte nicht verbessern. Er rät, auf Handgeräte zu verzichten.

Abschließend wird der Steuerparameter *Musiktempo* untersucht. Welche physiologischen Auswirkungen unterschiedliche Musikgeschwindigkeiten haben können, wurde erstmals in einer amerikanischen Studie aufgezeigt. Die Probanden trainierten auf einer 20 cm hohen Plattform, das Musiktempo wechselte im zweiten Durchgang der Choreografie von 120 bpm auf 128 bpm. Die Folge: Der Energieverbrauch steigerte sich unter der zweiten Bedingung um 4,6 % (Francis, 1992).

Auch in der bereits mehrfach zitierten Untersuchung von Kobusch-Niederbäumer trainierten die Teilnehmer mit zwei verschiedenen Tempi. Die Werte für die Laktatkonzentration und die Herzfrequenz stiegen, wenn statt mit 120 bpm mit einem Tempo von 130 bpm trainiert wurde (vgl. die Tab. 2 und 3).

Ein Musiktempo über 130 bpm, so zeigen subjektive Eindrücke von Teilnehmern, führt vielfach zum Verlust der Bewegungskontrolle. Bewegungen lassen sich nicht mehr korrekt ausführen und zwangsläufig steigt das Verletzungsrisiko.

Übungsleiter sollten wissen, dass die Richtwerte für das geeignete Musiktempo einer Step-Aerobic-Stunde für den Choreografieteil zwischen 118 und maximal 130 bpm liegen.

Aus den bisherigen Ausführungen hinsichtlich der Frage nach der Angemessenheit der Step-Aerobic als adäquates Ausdauertraining lassen sich nun einige Aspekte zusammenfassen: Eine Steuerung der Beanspruchung des Herz-Kreislauf-Systems kann nachweislich über drei Parameter erfolgen, die Höhe der Stepplattform, die Geschwindigkeit der Musik und die Varianten der Bewegungsausführungen, dies sind Low-Impact-, Mixed-Impact- oder High-Impact-Ausführungen.

Übungsleiter sollten wissen, dass

- Mixed-Impact-Ausführungen höhere Beanspruchungen auslösen als Low-Impact-Ausführungen.
- bei steigender Höhe des Steps und mit zunehmender Geschwindigkeit der Musik die Beanspruchungen zunehmen.
- die Stephöhe und die Musikgeschwindigkeit sich gegenseitig ausgleichen: Stephöhen von 15,5 cm, gekoppelt mit einem Musiktempo von 130 bpm, führen zu identischen Beanspruchungsreaktionen wie Stephöhen von 20,5 cm und einer Musikgeschwindigkeit von 120 bpm.
- Diese Gleichung gilt sowohl für Mixed-Impact-Ausführungen als auch für Low-Impact-Ausführungen.

- Trainingsempfehlungen für eine bestimmte Konstellation der Parameter Stephöhe, Musiktempo und Ausführungsintensität nur unter Berücksichtigung des Leistungsstands und des Alters von Teilnehmern gegeben werden dürfen.
- für untrainierte und ältere Teilnehmer, aber auch für Einsteiger gilt: niedriger Step, geringes Musiktempo und motorisch wenig komplexe Choreografien in Low-Impact-Ausführung.

Zusammenfassung

Ausdauertraining durch Step-Aerobic hat zahlreiche Vorteile:

Ausdauertraining ist gewissermaßen eine Sauerstoffdusche für Herz und Kreislauf, bekämpft zahlreiche Risikofaktoren, wie Stoffwechselstörungen, Herz-Kreislauf-Erkrankungen, Bluthochdruck und Demenzerkrankungen, wirkungsvoll. Ausdauertraining senkt den Blutfettspiegel, vergrößert den positiven HDL-Anteil des Cholesterins, beugt Osteoporose vor, verbessert die Gehirndurchblutung, die Konzentration und die Gedächtnisleistung, stärkt die Leistungsfähigkeit von Herz und Kreislauf, führt zu einer besseren Fließeigenschaft des Blutes, beschleunigt die Regenerationsfähigkeit und führt insgesamt zu einer besseren körperlichen Leistungsfähigkeit. Auch die Psyche wird wirkungsvoll unterstützt: Ausdauertraining baut Stress und Ängste ab und steigert das Selbstbewusstsein sowie die psychische Belastbarkeit.

Ein regelmäßiges und systematisches Ausdauertraining ist weitergehend ein wichtiger Bestandteil in Bewegungsprogrammen für Übergewichtige und Adipöse. Ein entsprechendes Programm wird in Kap. 7.2 vorgestellt.

2.2 Kraft

Step-Aerobic verspricht, die Kraftfähigkeit zu verbessern und damit vor allem Funktionen des aktiven und passiven Bewegungs- und Haltungsapparats zu erhalten oder zu verbessern. Hierfür ist es jedoch unabdingbar, dass die Plattform nicht mehr nur als Schrittstufe genutzt wird. Ein systematisches Krafttraining wird mittels funktioneller Übungen durchgeführt. Hierfür kann die Plattform ein wichtiges Hilfsgerät darstellen.

Unter *Kraft* wird die Fähigkeit verstanden, durch Muskelanspannung Widerstände zu überwinden, Widerständen nachgebend entgegenzuwirken oder Widerstände zu halten. Eine gute Kraftfähigkeit ist nicht nur Grundlage für jede muskuläre Mobilität, sondern garantiert auch eine gute Körperhaltung. Ohne ein Training der Kraftfähigkeit verliert der Mensch zwischen dem 20sten und 70sten Lebensjahr 30-40 % seiner Muskelmasse, wobei sich gleichzeitig die Qualität der Muskelzellen ungünstig verändert.

Zur Verbesserung der Kraftfähigkeit können *statische* und *dynamische Methoden* eingesetzt werden. Beim *statischen* Krafttraining wird die Muskulatur gegen einen unüberwindbaren Widerstand (z. B. der eigene Körper, Partner, spezielle Kraftgeräte, Materialien) angespannt. Dabei muss die Intensität der Anspannung 30 % der individuellen Muskelkraft übersteigen. Der optimale Bereich liegt bei einer Intensität von 50-70 %. Statische Kräftigungsübungen sind insbesondere bei einem Training der Rumpfmuskulatur zu empfehlen, da diese neben der Bewegungsfunktion auch Haltefunktion hat. Beim statischen Krafttraining muss eine fehlende Koordinationsschulung in Kauf genommen werden.

Im Gegensatz dazu bietet das *dynamische* Krafttraining den zusätzlichen Vorteil der Koordinationsschulung, denn hier erfolgt die Kräftigung der Muskulatur durch Bewegung. Dynamische Kräftigungsübungen können mit dem eigenen Körpergewicht oder – eine übliche Form in der Aerobic – mit Latex- oder Gummibändern (z. B. Dynabands) ausgeführt werden. Bei einem fitness- und gesundheitsorientierten Training sollten 2-3 Serien mit 15-20 Wiederholungen bei ca. 6-8 Übungen durchgeführt werden (Buskies & Boeckh-Behrens, 2009).

Gekräftigt werden sollte grundsätzlich der ganze Körper. Besonders zu berücksichtigen sind dabei die zur Abschwächung neigenden Muskelgruppen. Dies sind große Teile der Rückenmuskulatur, die Bauchmuskulatur, die Gesäßmuskulatur und die vordere Oberschenkelmuskulatur (Freiwald, 1991; Boeckh-Behrens & Buskies, 2005).

Aktuelle Untersuchungen im Rahmen eines gesundheitsorientierten Fitnesstrainings zeigen, dass die einzelne Serie nicht bis zur Erschöpfung austrainiert werden sollte, d. h. nicht bis zur maximal möglichen Wiederholungszahl (kein Ausbrennen oder Burn-out!). Eine gute Kraftentwicklung kann auch erzielt werden, bevor der Muskel vollständig erschöpft ist (Boeckh-Behrens & Buskies, 2005; Pauls, 2011). Auch beim Krafttraining kann die Höhe der Belastung über das subjektive Anstrengungsempfinden eingeschätzt werden (vgl. „Messlatte der Anstrengung", Abb. 2). Die wahrgenommene Anstrengung sollte nach einer Serie „mittel" bis „schwer" sein, keinesfalls darüber liegen (Buskies & Boeckh-Behrens, 2009).

Zusammenfassung

Die Wirkungen eines Krafttrainings liegen in einer Belastungsanpassung des passiven und aktiven Bewegungsapparats. So werden z. B. die Knochen stabiler und härter, der Muskelquerschnitt vergrößert sich und die Muskelfaserzusammensetzung verändert sich. Dies wirkt sich wiederum positiv auf die Körperhaltung aus. Körperliche Beschwerden, wie z. B. Rückenschmerzen, Wirbelsäulenbeschwerden oder Gelenksyndrome, können gelindert oder sogar vermieden werden. Darüber hinaus verändert sich die Figur, da die Körperproportionen weniger durch Fetteinlagerungen, sondern mehr durch eine funktionsfähige Muskulatur bestimmt werden. Gerade für ein Krafttraining hat sich in den letzten Jahren die Stepplattform als Trainingsgerät bewährt. Wir zeigen in Kap. 4 eine Reihe von Kraftübungen, die mit und an der Plattform ausgeführt werden können. In Kap. 7 wird darüber hinaus ein Programm vorgestellt, das auf Rückenpatienten zugeschnitten ist.

2.3 Beweglichkeit

Unter *Beweglichkeit* wird die Fähigkeit verstanden, Bewegungen mit einer großen Schwingungsweite in einem oder mehreren Gelenken ausführen zu können. Leistungsbegrenzende Faktoren der Beweglichkeit sind die Gelenkstruktur und die Dehnfähigkeit von Muskeln, Sehnen, Bändern und Haut. Das Maximum der Dehnfähigkeit ist bereits zwischen dem 11. und 14. Lebensjahr erreicht. Ohne konsequentes Training der Beweglichkeit erfolgen danach sehr schnell Rückbildungen.

Beweglichkeit wird durch Dehnübungen erreicht, d. h. durch Übungen, bei denen vor allem die Muskulatur verlängert wird. Grundsätzlich kann dies mittels zweier Methoden oder Techniken geschehen: das *statische Dehnen* und das *dynamische Dehnen*.

Für die erste Dehntechnik hat sich in der Sportpraxis die Bezeichnung *Stretching* durchgesetzt. Bei diesem *statischen Dehnen* werden eine oder mehrere Muskelgruppen bis zum individuellen Maximum gedehnt und dann etwa 15-30 s lang in dieser Dehnposition gehalten. Diese Art des Dehnens sollte je Muskel mehrfach wiederholt werden. Es existieren mittlerweile unterschiedliche Varianten des statischen Dehnens, wobei sich die Methode der *Dauerdehnung* und die Methode der *Anspannungs-Entspannungs-Dehnung* in der Praxis durchgesetzt haben.

Beim *dynamischen Dehnen* wird die maximal mögliche Bewegungsamplitude eines oder mehrerer Gelenke in zwei oder auch mehreren Richtungen ausgeschöpft. Auch beim dynamischen Dehnen sollten mehrere Wiederholungen ausgeführt werden. Vorgeschlagen werden nach subjektivem Empfinden 20-30 Wiederholungen pro Serie, bei 1-2 Serien. In den letzten Jahren galt diese Form des Dehnens als verpönt. Aktuelle Untersuchungen haben jedoch die Wirksamkeit dieser Methode eindrucksvoll belegt. Bei kontrollierter Ausführung – d. h. vor allem dem Vermeiden einer ruckartigen und zerrenden Bewegungsausführung – ist diese Methode durchaus zu empfehlen (Buskies & Boeckh-Behrens, 2009; Hohmann, Lames & Letzelter, 2010).

Beim Dehnen sollten alle wichtigen Muskelgruppen erfasst werden, zu berücksichtigen sind jedoch auch hier vor allem potenzielle Schwachstellen. Das bedeutet, dass insbesondere die zur Verkürzung neigenden Muskeln gedehnt werden müssen. Dies sind die Rückenmuskulatur im Hals- und Lendenwirbelsäulenbereich, die Brustmuskulatur, die vordere Hüftmuskulatur, die innere Hüftmuskulatur, die vordere Oberschenkelmuskulatur, die hintere Oberschenkelmuskulatur und die hintere Unterschenkelmuskulatur (Freiwald, 1991).

Zusammenfassung

Beweglichkeitstraining bewirkt gesundheitlich bedeutsame Anpassungen des aktiven und passiven Bewegungsapparats. Die Dehnbarkeit der Muskeln wird verbessert und die Elastizität der Sehnen, Bänder und Gelenkkapseln bleibt erhalten oder nimmt sogar zu. Dies wiederum fördert die Funktionstüchtigkeit und Belastbarkeit des Haltungs- und Bewegungsapparats und beugt möglichen Beschwerden in diesen Bereichen, z. B. schmerzhaften Verspannungen im Schulterbereich und Rückenschmerzen, vor. Dehnübungen werden deshalb auch in den Programmen und Kurskonzepten des Steptrainings eingebaut. Der Leser wird ebenfalls Beschreibungen für spezifische Übungen in Kap. 4 vorfinden.

2.4 Koordination

Step-Aerobic verspricht, die koordinativen Fähigkeiten zu verbessern. Unter Koordination wird das Zusammenspiel des Zentralnervensystems und des Bewegungsapparats verstanden. Je flüssiger sich dieses Zusammenspiel gestaltet, desto eleganter, besser, schneller und zielgerichteter erscheint uns die Ausführung einer Bewegung.

Koordinationsfähigkeit ist ein abstraktes Konstrukt, das sich nur in beobachtbaren Bewegungen und sportlicher Leistung nachweisen und beschreiben lässt. Es handelt sich um Fähigkeiten und Fertigkeiten, die vor allem die Prozesse der Bewegungssteuerung beeinflussen. Nach Meinel und Schnabel (2007) bedeutet Koordination im sportlichen Bereich das harmonische Zusammenwirken von Sinnesorganen, peripherem und zentralem Nervensystem sowie der Skelettmuskulatur innerhalb eines gezielten Bewegungsablaufs. Hohmann, Lames und Letzelter (2010) verstehen unter dem Terminus „Koordination" eine Sammelbezeichnung einzelner Elemente von koordinativen Fähigkeiten.

Eine weitestgehende Einigkeit besteht in der Literatur darin, dass *„koordinative Fähigkeiten vorrangig für die Schnelligkeit und die Genauigkeit der Aneignung motorischer Fertigkeiten sowie für ihre Konstanz (Festigkeit, Störungsanfälligkeit) im Zustand des Könnens von Bedeutung sind."* Gut ausgeprägte koordinative Fähigkeiten haben einen erheblichen Einfluss auf die Ausnutzung konditioneller Potenziale und, obwohl sie auf entsprechenden genetischen Anlagen basieren, im hohen Maße trainierbar sind, sodass sie gezielt bis zu Höchstleistungen geschult werden können. Koordinative Fähigkeiten stimmen Dynamik und Rhythmik bei komplexen Bewegungsabläufen aufeinander ab, sodass dieselben Bewegungsabläufe in unterschiedlichen Anwendungssituationen gezielt gesteuert werden können (Roth & Winter, 1994).

In der Sportwissenschaft ist die Einteilung der koordinativen Fähigkeiten ein umstrittenes Thema und die Meinungen gehen darüber auseinander, welche Elemente dazuzählen.

Nach dem Greifswalder Modell von Hirtz (1985) gibt es *„fünf fundamentale koordinative Fähigkeiten für den Schulsport"*, wozu er die *„kienästhetische Differenzierungsfähigkeit, räumliche Orientierungsfähigkeit, komplexe Reaktionsfähigkeit, Gleichgewichtsfähig-*

keit und Rhythmusfähigkeit" zählt. Nach dem Leipziger Modell für den Nachwuchsleistungssport werden den koordinativen Fähigkeiten sieben Elemente zugeschrieben, welche auch vorwiegend in der Literatur zu finden sind:

- die **Reaktionsfähigkeit** – ist die zweckentsprechende Einleitung und Ausführung kurzfristiger Bewegungshandlungen und aktueller Anreizsituationen,
- die **Gleichgewichtsfähigkeit** – umfasst das Halten und Wiederherstellen des Gleichgewichts bei wechselnden Situationen und das Lösen von motorischen Aufgaben bei labilen Gleichgewichtsverhältnissen,
- die **Orientierungsfähigkeit** – bestimmt die Lageveränderung in Raum und Zeit und ist damit die Fähigkeit zur raumzeitorientierten Antizipation,
- die **Rhythmusfähigkeit** – umfasst das Erfassen, Speichern und Darstellen von vorgegebenen bzw. in der Bewegung selbst enthaltenen zeitlich-dynamischen Strukturen,
- die **Differenzierungsfähigkeit**, die das Erreichen genauer Feinabstimmungen einzelner Bewegungsphasen möglich macht und Kraft-, Raum- und Zeitparameter innerhalb eines Bewegungsvollzugs präzise unterscheidet,
- die **Kopplungsfähigkeit** – koordiniert Teilkörper- und Einzelbewegungen (z. B. Teilbewegungen der Extremitäten, des Rumpfs oder Kopfs) zu einer zielgerichteten Gesamtbewegung und
- die **Umstellungsfähigkeit** – stellt die Grundlage, bei Situationsveränderungen das Handlungsprogramm den neuen Gegebenheiten anzupassen.

Diese Basisfähigkeiten lassen sich jeweils unter drei motorischen Fähigkeitssituationen realisieren:

- Koordinationsfähigkeit unter Präzisionsdruck (Genauigkeitsaspekt),
- Koordinationsfähigkeit unter Zeitdruck (Schnelligkeitsaspekt),
- Koordinationsdruck unter Variabilitätsdruck (Flexibilität)
- (Meinel & Schnabel, 2007; Hohmann, Lames & Letzelter, 2010).

Zusammenfassung

Mit dem Begriff der *Koordination* wird also eine ganze Summe von Eigenschaften beschrieben, die auch als *koordinative Fähigkeiten* bezeichnet werden. Zahlreiche dieser Fähigkeiten werden auch beim Steptraining gebraucht und können gleichzeitig durch das Training entwickelt und geschult werden. Je abwechslungsreicher dabei ein Programm gestaltet wird, desto größer sind die Chancen, dem altersbedingten Nachlassen solch zentraler Faktoren wie Anpassungs-, Gleichgewichts- und Reaktionsfähigkeit entgegenzuwirken. Da sich die koordinativen Fähigkeiten insbesondere im Kindes- und Jugendalter herausbilden, sollte zu dieser Zeit eine gezielte Schulung stattfinden. Diesen Gedanken aufgreifend, findet sich in Kap. 8 ein Beispiel für eine entsprechende Unterrichtseinheit für diese Altersgruppe.

2.5 Sich-Wohlfühlen im Hier und Jetzt

Step-Aerobic verspricht positive Auswirkungen auf das emotionale Wohlbefinden. Langfristig wird damit auch die Lebenszufriedenheit verbessert.

Über positive Effekte auf das psychische Befinden durch sportliche Aktivität wird spätestens seit den 1970er-Jahren berichtet. Zu dieser Zeit dokumentierten amerikanische Studien positive Stimmungsveränderungen bei und nach sportlicher Aktivität und umschrieben diesen Tatbestand mit solch einprägsamen Bezeichnungen wie „Feel Better Phenomenon" und „Runner's High". Mit diesen Begriffen wurden eine allgemeine gehobene Stimmung bzw. euphorische oder sogar tranceartige Zustände umschrieben, die sich bei Ausdauerbelastungen – insbesondere beim Laufen – einstellen können. Die Forscher konnten zudem feststellen, dass sich nach einer sportlichen Aktivität auch Spannungsgefühle und Angstgefühle abbauen ließen.

In Deutschland haben Andrea Abele und Walter Brehm umfassende Erkenntnisse zum Wohlbefinden bei sportlicher Aktivität vorgelegt. Erkenntnisse, die auch für die Step-Aerobic von Bedeutung sind. In zahlreichen Studien auf dem Sektor der Fitnessaktivitäten – untersucht wurden in diesem Kontext Laufen, Schwimmen, Aerobic, Jazzgymnastik, Konditionstraining, Krafttraining an Maschinen – konnten die Autoren nachweisen, dass die Stimmung unmittelbar im Anschluss an die sportliche Aktivität in der Regel signifikant besser ist als vor der Aktivität. Dabei reduzieren sich die negativen Stimmungsanteile und die positiven Stimmungsanteile werden unterstützt.

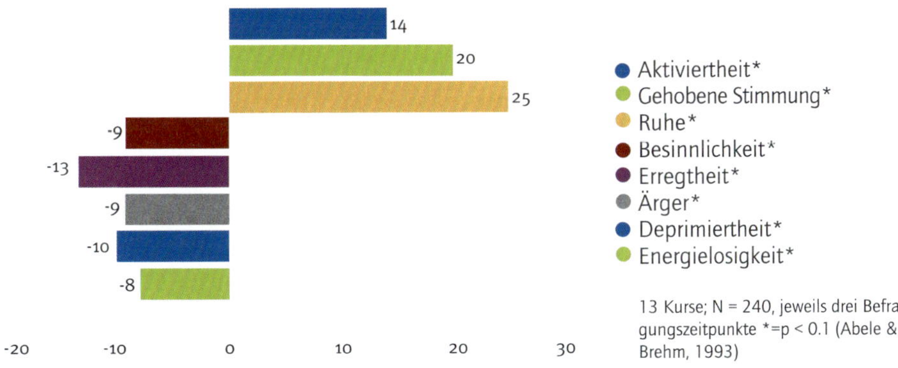

Abb. 6: Wohlbefinden bei Fitnessaktivitäten

2

Die Sporttreibenden fühlen sich nach der Fitnessaktivität aktivierter, in einer gehobeneren Stimmung und ruhiger. Gleichzeitig haben sie das Gefühl, weniger erregt, weniger ärgerlich, weniger energielos und weniger deprimiert zu sein als vorher (Abele & Brehm, 1993).

Stimmungsverbesserungen treten jedoch nicht immer und im Rahmen jeder sportlichen Aktivität auf. Sie sind vielmehr von verschiedenen Rahmenbedingungen abhängig. Bedingungen, die zum einen beim Trainierenden selbst zu suchen sind, aber auch die Gestaltung eines Fitnesstrainings betreffen. Die nachfolgende Zusammenstellung veranschaulicht, welche Faktoren die Stimmung positiv beeinflussen können, unter welchen Bedingungen dies geschieht und welche Konsequenzen Übungsleiter und Trainer für ihre Unterrichtspraxis ziehen sollten (Brehm & Pahmeier, 1992; Brehm, 2006).

Tab. 4: Faktoren der positiven Stimmungsbeeinflussung

Faktoren	Bedingungen	Didaktische Konsequenzen
Stimmungslage	Das Ausgangsniveau der Stimmung beeinflusst die Stimmungsveränderung. Personen mit eher schlechter Stimmung profitieren mehr als Personen mit guter Stimmung. Die Bewusstheit der Stimmung ist wichtig.	Die Aufmerksamkeit am Stundenbeginn sollte kurz auf das aktuelle Befinden gelenkt werden.
Belastung	Die eigene Anstrengung muss als mittlere Belastung erlebt werden. Sich anzustrengen, ist zwar wichtig, man darf sich aber keinesfalls überfordert oder erschöpft fühlen.	Darauf achten, dass sich die Teilnehmer weder unterfordern noch überfordern. Hohe konditionelle und koordinative Beanspruchungen vermeiden.
Rhythmisierung	Sportliche Aktivitäten müssen möglichst häufig rhythmisiert sein. Hierzu gehört auch, dass die Trainingseinheiten Abwechslung beibehalten müssen.	Rhythmisierungshilfen, z. B. in Form von Musik, geben und über längere Zeit aufrechterhalten. Variation der Stundeninhalte und Einbau neuer und abwechslungsreicher Übungen.

Faktoren	Bedingungen	Didaktische Konsequenzen
Abschalten/ Entspannen	Es muss möglich sein, zwischenzeitlich in der sportlichen Aktivität zu versinken, ohne auf das Umfeld achten zu müssen.	Einplanen von Stundenanteilen, in denen sich die Teilnehmer ganz auf den eigenen Körper und die eigene Bewegung konzentrieren können, Aufmerksamkeitslenkung betreiben.
	Auch die bewusste Entspannung fördert das Wohlbefinden.	Entspannungsübungen einsetzen.
Motive	Als vorteilhafte Motivstruktur hat sich eine Überlagerung von langfristig erfüllbaren Motiven (z. B. gesünder und fitter werden, eine gute Figur bekommen) und kurzfristig erfüllbaren Motiven (z. B. sich anstrengen) erwiesen.	Auf kurzfristige Motive aufmerksam machen, solche Motive ansprechen und bei den Teilnehmern stärken.
Erlebnis/Spaß	Die Programminhalte müssen den Erlebnis- und Freudeaspekt fördern.	Positives Erleben und Freude fördern, z. B. durch Kommunikation, gute Laune, rhythmische Belastung.
Zufriedenheit	Die Sporttreibenden müssen mit sich und ihrer Leistung zufrieden sein, wobei sich der Maßstab der Zufriedenheit am internen guten Körpergefühl ausrichten sollte.	Zufriedenheit mit sich selbst fördern.

An der Universität Bayreuth wurde erstmals eine Studie zu den psychischen Effekten von Step-Aerobic-Training durchgeführt. 103 Teilnehmer (99 Frauen und vier Männer) aus acht Fitnessstudios im Alter von 16-53 Jahren nahmen an der Untersuchung teil (vgl. Abb. 7). Gefragt wurde nach den Auswirkungen des Steptrainings auf das Wohlbefinden (Friedrich, 1995; Brehm, 1995).

Die positiven Anteile des Wohlbefindens verbessern sich im Schnitt um 9 % und 10 %. Konkret bedeutet dies, dass sich die Teilnehmer nach dem Steptraining aktivierter, in gehobenerer Stimmung und ruhiger fühlen. Gleichzeitig reduzieren sich die negativen Stimmungsanteile. Deutlich sinkt beispielsweise die Energielosigkeit um 10 % und die Erregtheit um 9 %. Nach dem Steptraining fühlen sich die Teilnehmer demnach weniger energielos und erregt, sie fühlen sich weniger besinnlich, deprimiert und ärgerlich. Die Ergebnisse stimmen mit den Untersuchungen zum Fitnesstraining allgemein gut überein, wobei die Höhe der Veränderung nach dem Steptraining relativ hoch ausgeprägt ist. Dies spricht für eine große psychische Wirksamkeit des Trainings.

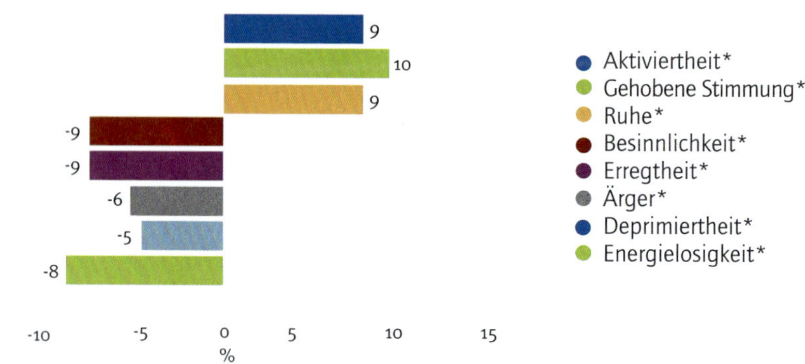

*Abb. 7: Wohlbefinden bei Step-Aerobic (drei verschiedene Studios; N = 103, *= p <.01)*

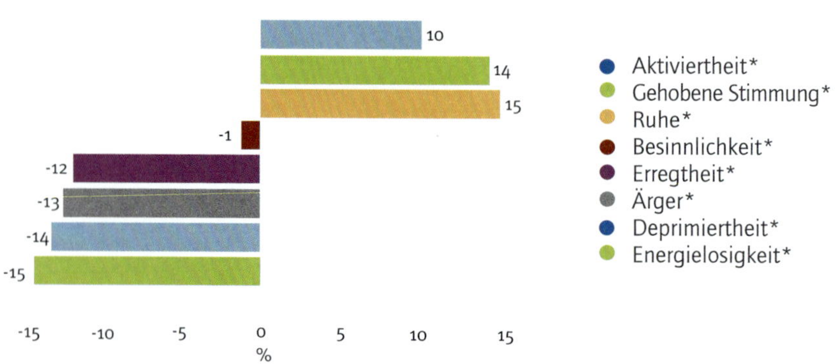

*Abb. 8: Wohlbefinden bei Step-Aerobic-Kursen (N = 46, *= p< .01)*

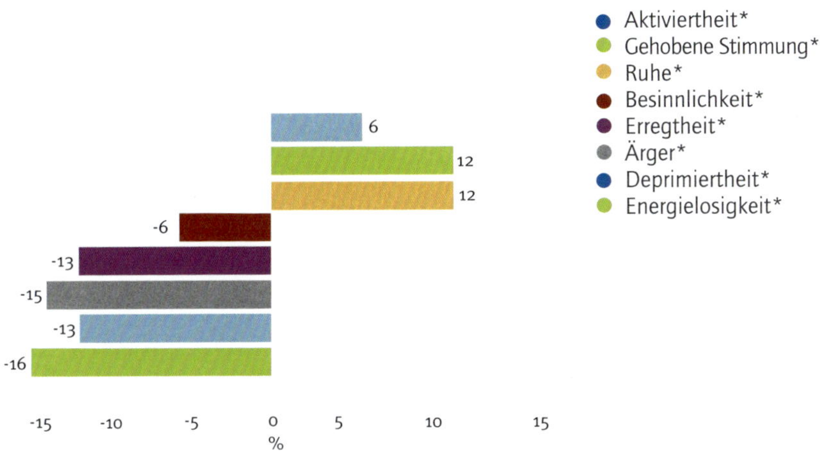

*Abb. 9: Wohlbefinden bei Aerobic-Kursen (N = 49, *= p <.01)*

Noch deutlicher fallen die Stimmungsveränderungen aus, die in einer eigenen Studie erhoben wurden. Gemessen wurde das kurzfristige Wohlbefinden bei vier Fitnessaktivitäten: Step-Aerobic (N = 46), Aerobic (N = 49), Cardiotraining an Geräten (N = 60) sowie Krafttraining an Geräten (N = 60). Die Abb. 8 und 9 zeigen die prozentualen Veränderungen der positiven und negativen Stimmungsanteile in den beiden Aerobic-Workout-Gruppen. Bei den Teilnehmern der Step-Aerobic steigt die Aktiviertheit um 10 %, die gehobenen Stimmung um 14 % und die Ruhe um 15 % im Vergleich zum Ausgangsniveau zu Beginn einer Stunde. Sehr deutlich fallen zudem die Veränderungen der negativen Stimmungsanteile aus, wobei am deutlichsten die Energielosigkeit (15 %) und die Deprimiertheit (14 %) absinken. Tendenziell gleiche Veränderungen, jedoch nicht ganz so hoch für den positiven Bereich, werden für die Veränderungen bei den Teilnehmern an regulären Aerobicstunden gemessen.

2

Zusammenfassung

Insgesamt zeigen die Ergebnisse, dass das Step-Aerobic-Training messbar die kurzfristige Stimmung positiv verändert als auch negative Stimmungsanteile verbessern kann – das Sich-Wohlfühlen im Hier und Jetzt kann damit uneingeschränkt bejaht werden.

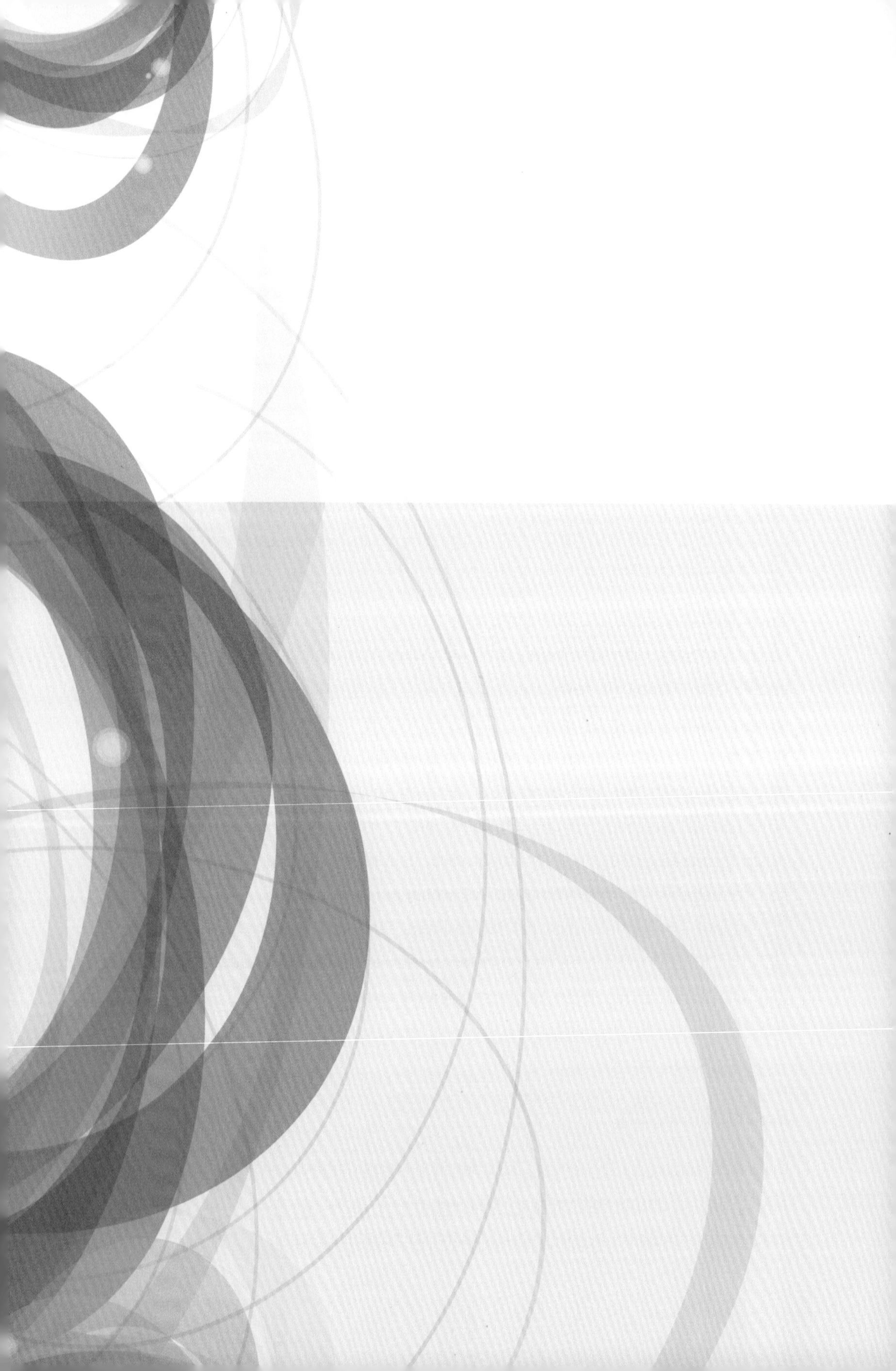

KAPITEL 3

Kapitel 3

STEP-AEROBIC FÜR AUSGEWÄHLTE, GESUNDHEITSORIENTIERTE ZIELGRUPPEN

Mit Beginn des Booms der Step-Aerobic haben sich besonders junge Erwachsene von diesen Angeboten ansprechen lassen. Bei etwa 50 % der Besucher lag das Alter zwischen 20 und 30 Jahren, bei etwa 20 % zwischen 30 und 40 Jahren (Brettschneider & Bräutigam, 1990; Kamberovic & Hase, 1994). In Sportvereinen zeigte sich ebenfalls, dass die starke Ausweitung der Fitnessangebote auf die zunehmende Nachfrage und Teilnahme Erwachsener jenseits der 20 Jahre zurückzuführen ist. Dabei waren und sind es insbesondere die erwachsenen Frauen, die sich von entsprechenden Fitnessangeboten angesprochen fühlen. Ihre Teilnehmerzahlen liegen deutlich über 50 %. Dem Reiz, neue Zielgruppen anzusprechen und als Mitglieder zu gewinnen, haben sich auch die traditionellen Sportorganisationen nicht verschlossen.

Aktuell werden Formen der Step-Aerobic aber weiterreichend eingesetzt. Dies wird durch gravierende Veränderungen und Einflüsse im Hinblick auf „Gesundheit" und den expandierenden Gesundheitsmarkt forciert. Neue Standards, vor allem in der kommerziellen Fitnessbranche, sind die Folge. Hierzu zählt auch die zunehmende Qualitätssicherung des Personals einerseits und des Angebots andererseits. Betreuung und Kundenorientierung sind wichtige Schlagworte, zumal vor dem Hintergrund der Akquirierung neuer Zielgruppen 40+, 50+, 60+ und älter (Dilger, 2008).

Vor diesem Hintergrund werden die Inhalte und die Stepplattform attraktiv. Die Plattform als Trainingsgerät wird zunehmend in der Rehabilitation oder in Gesundheitssportkursen genutzt. Aber auch die Bewegungsform des zyklischen Auf- und Absteigens und damit einer guten Kontrolle von Bewegung einerseits und Belastungsbeanspruchung andererseits macht das Steptraining insbesondere für den Reha- und Gesundheitssport interessant.

Wir zeigen in diesem Kapitel zwei Zielgruppen auf – dies sind Menschen mit Übergewicht (Kap. 3.1) und Menschen mit (unspezifischen) Rückenschmerzen (Kap. 3.2) –, für die regelmäßiges funktionelles Training für die Bewältigung ihrer Beschwerden unabdingbar ist. Gleichzeitig bietet die Step-Aerobic über ein sehr abwechslungsreiches Training, die innovativen Organisationsbedingungen sowie die Lernformen eine hervorragende Möglichkeit, die Motivation der Teilnehmer für ein nachhaltiges Training, sprich die Aufrechterhaltung der sportlichen Aktivität, zu stabilisieren.

Neben diesen ausgewählten erwachsenen Zielgruppen fokussiert das Buch auf Jugendliche. In der Diskussion um zeitgemäße Inhalte des Schulsports finden derzeit heftige Debatten über die Umsetzung von modernen Sport- und Bewegungstrends in die schulsportliche Praxis statt (Balz et al., 1994; Schulz, 1994). Auch diese Zielgruppe der Schülerinnen und Schüler (Kap. 8) werden wir stärker in den Vordergrund rücken.

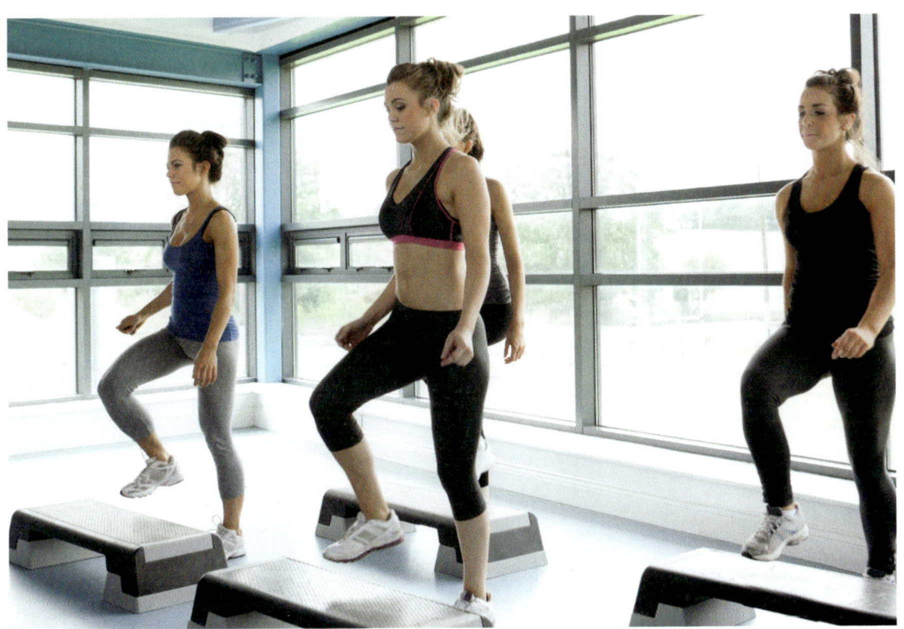

3.1 Zielgruppe: Übergewicht und Adipositas

Wir leben in den westlichen Industrienationen in einem Schlaraffenland, zumindest, was das Nahrungsangebot betrifft. Jeder kann sich zu moderaten Preisen satt essen. Der Nahrungsüberfluss hat dazu geführt, dass viele Menschen viel zu viel essen und als Folge übergewichtig sind. *Übergewicht* zählt zu den gravierendsten Zivilisationskrankheiten der heutigen Zeit. Jeder zweite Bundesbürger ist laut dem Institut für Ernährungsmedizin und Diätetik übergewichtig, 15 % sind stark bis extrem übergewichtig und gelten als adipös (Bergmann & Mensink, 1999).

Übergewicht führt nicht nur zu einer Kettenreaktion von Gesundheitsstörungen, wie Atemnot bei Belastung, rascher Ermüdung, verringerter Leistungsfähigkeit, verstärktem Schwitzen oder Schmerzen in den überbelasteten Gelenken. *Adipositas* ist der gemeinsame Nenner für Folgeerkrankungen wie Dyslipidämie, Hypertonie, Diabetes II und metabolisches Syndrom (Bramlage, Böcking & Kirch, 2006). Neuere Untersuchungen zeigen eine nachweislich verringerte Lebensdauer der Betroffenen aufgrund der langfristigen Folgen des Syndroms, wie das vermehrte Auftreten von kardiovaskulären Ereignissen. Dies könnte sogar dazu führen, dass sich der in den letzten Jahrzehnten beobachtete Trend zu einer verlängerten Lebenserwartung in den kommenden Jahren umkehren könnte (Peeters, Barendregt, Willekens, Mackenbach, Al Mamun & Bonneux, 2003). Neben der Gefährdung der physischen Gesundheit stellt Übergewicht jedoch auch eine ernst zu nehmende Gefahr für das psychische und soziale Wohlbefinden dar. Adipöse sind häufig Opfer von Vorurteilen und Diskriminierungen (Wirth, 2000; Stroebe, 2002).

Die Folgen des Übergewichts sind jedoch nicht nur aus Sicht der einzelnen Person bedenklich, sondern betreffen in besorgniserregender Weise das soziale Netz. Allein die medizinische Behandlung von Übergewicht und dessen Folgekrankheiten verschlingt jährlich 10 Milliarden Euro (WHO, 2000). Die aus medizinischer und volkswirtschaftlicher Sicht richtige Problemlösestrategie heißt deshalb: Abnehmen!

Die herkömmliche Behandlungsform des Übergewichts liegt in der Durchführung von Diäten. Ärzte und Ernährungswissenschaftler zweifeln jedoch zunehmend am Erfolg solcher Reduktionskostkuren. Jüngste Veröffentlichungen bescheinigen, dass kurzfristig durchgeführte, gewichtsreduzierende Diäten allein (und dies gilt für alle Diätformen) keinen dauerhaften Erfolg aufweisen. Aktuell werden zwei potenzielle Nebenwirkungen von kalorienreduzierten Diätprogrammen diskutiert:

1. negative Gesundheitsfolgen von wiederholten Gewichtsverlusten („Weight-Cycling" oder „Jo-Jo-Effekt"; siehe Atkinson & Stern, 1998, Ayyard & Andersen, 2000);
2. die Möglichkeit, dass die chronische Besorgtheit um das eigene Körpergewicht zur Entwicklung von Essstörungen beiträgt (z. B. Killen, Taylor, Hayward, Haydel et al., 1996).

Der Forschungsstand in den letzten Jahren hat zudem ergeben, dass der sportlichen Bewegung ein immer größerer Stellenwert in der Behandlung des Übergewichts zugesprochen wird. Regelmäßige Sportaktivität sorgt dabei nicht nur für eine Erhöhung des Kalorienverbrauchs, sondern führt auch zu einer Verbesserung der Fitness. Dieser Tatbestand ist deshalb so zentral, da bislang unklar ist, inwieweit die Folgeerkrankungen von Übergewicht nicht eine indirekte Folge der Tatsache sind, dass Adipöse sich weniger bewegen (Weinsier, Hunter, Heini, Goran & Sell, 1998). Laut Miller (1999) ist in diesem Zusammenhang auch nicht die Gewichtsreduktion, sondern die Fitness der entscheidende Faktor für die Gesunderhaltung.

Wer erfolgreich abnehmen will und sein „Wohlfühlgewicht" dauerhaft erhalten möchte, muss zweierlei tun:

1. Die bisherige Menge an Energiezufuhr muss verändert werden, d. h., der kalorische Input ist zu reduzieren. Die Hauptregeln zusammengefasst lauten dabei:

- Langsam abnehmen! Als vernünftiges, weil gesundheitlich angemessenes Ziel gilt: pro Kilogramm Fettverlust zwei Wochen einplanen.
- Richtig essen! Die Deutsche Gesellschaft für Ernährung (DGE) empfiehlt eine vollwertige Ernährung: wenig Fleisch und Fett, wenig Zucker, viel Gemüse und Obst (frisch und saisonbedingt) sowie Vollkornprodukte.

- Anders essen! Übergewicht kommt nicht nur durch den Konsum von zu viel und zu viel falschen Lebensmitteln zustande, sondern wird auch durch Ernährungsgewohnheiten geprägt: essen aus Langeweile, aus Stress, aus Kummer.

2. Die bisherige Menge an Energieabfuhr muss verändert werden, d. h., der kalorische Output ist zu vergrößern. Dies geschieht durch ein angemessenes Maß an sportlicher Bewegung und Fitnesstraining. Die Hauptregeln zusammengefasst lauten dabei:

- Regelmäßig trainieren!
- Die Ausdauerfähigkeit trainieren! Ein regelmäßiges Ausdauertraining verbessert das Herz-Kreislauf-System, kurbelt den Stoffwechsel an und erhöht den Kalorienverbrauch.
- Die Kraftfähigkeit trainieren! Ein regelmäßiges Krafttraining führt zum Erhalt der Muskelmasse, zu einem hohen Grundumsatz, zu einer Körperfettreduktion und zu einer positiven Umstrukturierung des Körpers (Boeckh-Behrens & Buskies, 2002).

Alle bislang vorliegenden wissenschaftlichen Studien dokumentieren durchgehend die Überlegenheit eines solchen kombinierten Vorgehens. Ernährungsumstellung bei gleichzeitiger Durchführung eines Fitnesstrainings sowohl im Prozess des Abnehmens selbst als auch für die Zeit danach garantiert die langfristige Stabilität des Abnehmerfolgs (Wirth, 1998). Der Vorteil dieser Vorgehensweise ist darüber hinaus, dass neben Gewichtseffekten auch eine deutliche und dauerhafte Reduktion der gesundheitlichen Risikofaktoren und der Aufbau physischer Schutzfaktoren (körperliche Fitness) und psychischer Schutzfaktoren (positive Gesundheitszufriedenheit, positives Körperselbstbild) zu verzeichnen ist (Miller, 1999).

Bislang gibt es kaum wissenschaftliche Studien, die die Wirkung eines systematischen Fitnesstrainings auf Übergewicht und Adipositas nachweisen. Im Rahmen des Kombinationsprogramms „Actiweight", das seit ca. 10 Jahren in einer Reihe von Fitnessstudios angeboten wird, ist ein systematisches Steptraining fester Bestandteil der Interventionsmaßnahme. Die nachfolgenden Daten wurden im Rahmen einer Evaluationsstudie mit 65 Teilnehmerinnen über einen Zeitraum von einem Jahr mittels dreier Messzeitpunkte erhoben. Neben einer Reihe weiterer Erkenntnisse konnten wir zeigen, dass

- sich das Gewicht um durchschnittlich 5 % des Ausgangsgewichts verringert;
- sich der BMI um durchschnittlich 7 % des Ausgangswerts verringert;
- sich der Körperfettanteil um durchschnittlich 5,1 % des Ausgangswerts verringert;
- sich die Ausdauerleistungsfähigkeit (erfasst über den PWC-Test) signifikant um eine Bewertungsstufe positiv verändert;
- sich die Zufriedenheit mit der Gesundheit und dem eigenen Körperkonzept signifikant verbessert.

Bei einem regelmäßigen (1-2 x wöchentlich) und dauerhaften (mindestens ein Jahr) Step-Aerobic-Training können die positiven Veränderungen verstetigt werden. Dies ist aus gesundheitlicher Sicht besonders relevant (Pahmeier & Schröder, 2009).

Kap. 7.2 wird veranschaulichen, unter welchen Bedingungen und mit welchen Inhalten entsprechende Programme für die Zielgruppe „Übergewicht/Adipositas" arrangiert werden sollen, um entsprechende Effekte zu erzielen.

3.2 Zielgruppe: Rückenbeschwerden

Prävalenz, Charakteristika, Folgen und Ursachen

Rückenschmerzen gehören in Deutschland zu den häufigsten und kostenträchtigsten Leiden. Nach den Daten der Rückenschmerzstudie des Deutschen Forschungsverbundes Rückenschmerz (DFRS) geben 35 % der Männer und 39 % der Frauen im Alter von 18 bis 75 Jahren an, „heute" Rückenschmerzen zu haben (Punktprävalenz). In den letzten 12 Monaten (Jahresprävalenz) haben rund drei Viertel (75 % der Männer und 77 % der Frauen), im Laufe ihres bisherigen Lebens (Lebenszeitprävalenz) etwa 85 % aller Erwachsenen (85 % der Männer und 86 % der Frauen) unter Rückenschmerzen gelitten. Bezüglich des Schweregrades der wahrgenommenen Schmerzen zeigt die DFRS-Rückenschmerzstudie, dass leichte Rückenschmerzen im Alter eher seltener, schwere dagegen häufiger werden (Schmidt, Kohlmann, Lange, Pfingsten, Hasenbring, Basler, Eich & Raspe, 2005; Schmidt, Raspe, Pfingsten, Hasenbring, Basler, Eich & Kohlmann, 2007; ebenso Robert Koch-Institut [RKI] & Statistisches Bundesamt, 2006, S. 34-35). Auch in repräsentativen Erhebungen zum Beschwerdestatus der Bevölkerung werden Rückenschmerzen (30 % bei Hessel, Geyer, Schuhmacher & Brähler, 2002) und Kreuz-, Glieder- und Nackenschmerzen (ca. 80 % bei Gunzelmann, Schuhmacher & Brähler, 2002) am häufigsten aufgeführt.

Charakteristisch für Rückenschmerzen ist, dass sie in den meisten Fällen (bei 80-90 % der Betroffenen) zunächst spontan, d. h. auch ohne spezielle Behandlung, wieder abklingen. Rund zwei Drittel der Personen mit Rückenschmerzen erleidet allerdings in der Folgezeit weitere Schmerzepisoden. Aus diesem Grund werden frühere Rückenschmerzen auch als der wichtigste Risikofaktor für das künftige Auftreten von Rückenschmerzen angesehen (Lühmann, Müller & Raspe, 2004; Lühmann & Schmidt, 2007).

Rückenschmerzen gelten als besonders kostenintensiv für das Gesundheitssystem. So stellen Rückenschmerzen einen der häufigsten Gründe für Arztbesuche sowie für stationäre Heilbehandlungen dar. Ferner entfällt etwa ein Viertel aller Arbeitsunfähigkeitstage auf die Gruppe der Muskel-Skelett-Erkrankungen, und davon wiederum mehr als die Hälfte allein auf Rückenleiden (Badura, Schröder & Vetter, 2009; RKI, 2006). Des

Weiteren sind Rückenleiden auch eine häufige Ursache für Frühberentung aufgrund von Berufs- oder Erwerbsunfähigkeit (RKI, 2006). Muskel-Skelett-Erkrankungen und speziell Rückenleiden zählen damit zu den „teuersten" Krankheiten überhaupt. Im Jahr 2006 beliefen sich die Krankheitskosten (Ausgaben für Prävention, Behandlung, Rehabilitation und Pflege) in diesem Bereich auf 26,6 Milliarden Euro (dies entspricht 11 % der gesamten Krankheitskosten). Die allein im Zusammenhang mit Rückenschmerzen (Dorsopathien) entstandenen Kosten betrugen dabei 8,3 Milliarden Euro (Statistisches Bundesamt, 2008).

Obwohl weit verbreitet und mittels modernster Untersuchungsverfahren gut untersucht, bleiben die eigentlichen Ursachen für Rückenschmerzen häufig unklar. Eindeutige organische Befunde, wie Bandscheibenvorfälle, rheumatische Erkrankungen, Infektionskrankheiten oder Frakturen, werden nur selten – in weniger als 20 % aller Fälle – diagnostiziert. Der weitaus größte Teil der Betroffenen leidet unter sogenannten *unspezifischen Rückenschmerzen*, bei denen sich keine begründende Diagnose und kein zentraler Pathomechanismus finden lassen (Lühmann, Kohlmann & Raspe, 1998; Lühmann & Schmidt, 2007). Nach heutigem Kenntnisstand wird die Entstehung bzw. Chronifizierung unspezifischer Rückenschmerzen von einem komplexen, noch weitgehend unerforschten Zusammenspiel einer Vielzahl sehr unterschiedlicher Faktoren, wie beispielsweise soziale, individuelle, psychologische, arbeitsplatzbezogene Parameter, beeinflusst. Für sich allein betrachtet, besitzen diese Faktoren nur einen geringen Erklärungswert (Lühmann & Schmidt, 2007).

Intervention

Da Rückenschmerzen in Deutschland, ähnlich wie in anderen Industrienationen, „epidemisch" verbreitet sind, können sie praktisch jeden einmal in seinem Leben betreffen. Eine echte Primärprävention ist deshalb kaum möglich. Präventive Interventionen und Konzepte, aber auch tertiärpräventive Maßnahmen sollten deshalb vielmehr darauf ausgerichtet sein, eine Chronifizierung von Rückenschmerzen zu verhindern und die Ausbildung adäquater individueller Strategien zum Umgang mit bzw. zur Bewältigung von Rückenschmerzen fördern (Lühmann & Schmidt, 2007; Pfeifer, 2007).

Als eine zentrale Behandlungssäule unspezifischer Rückenschmerzen hat sich Bewegung und sportliche Aktivität herauskristallisiert.

Vuori (2001) wertete 330 Artikel (29 Reviews, 45 kontrollierte Studien und 78 andere Untersuchungen) zum Lumbalrückenschmerz (LRS; Low Back Pain) aus. Regelmäßige körperliche Aktivität ist danach insbesondere bei chronischem, nicht jedoch bei akutem LRS effizient. Dabei lassen sich noch keine zuverlässigen Aussagen zum Dosis-Wirkungs-Zusammenhang treffen. Halteübungen (statisch) und langsame Bewegungen scheinen ineffektiv, Kraftübungen dagegen effektiv bei der Prävention und Behandlung von LRS zu sein. In einem bewertenden Überblick von van Tulden und Koes (2001) bescheinigen die Autoren „physical exercise" eine Überlegenheit gegenüber passiven Interventionen (wie z. B. Entspannungstraining, Massagen, Elektrostimulation), allerdings gleich effizient wie physiotherapeutische Maßnahmen. Tiemann, Buskies und Brehm (2009) und Tiemann (2010) zeigen positive Auswirkungen systematischer und zielgerichteter Rückensportprogramme auf die Beschwerdewahrnehmung und die Abnahme von Rückenschmerzen nach jeweils dreimonatiger Bewegungsintervention.

Funktionsgymnastische Übungen zur Kräftigung mit und an der Stepplattform eignen sich in besonderer Weise für eine zielgerechte Prävention und Beeinflussung von Rückenbeschwerden und -schmerzen. In Kap. 7.3 wird ein entsprechendes Programm vorgestellt.

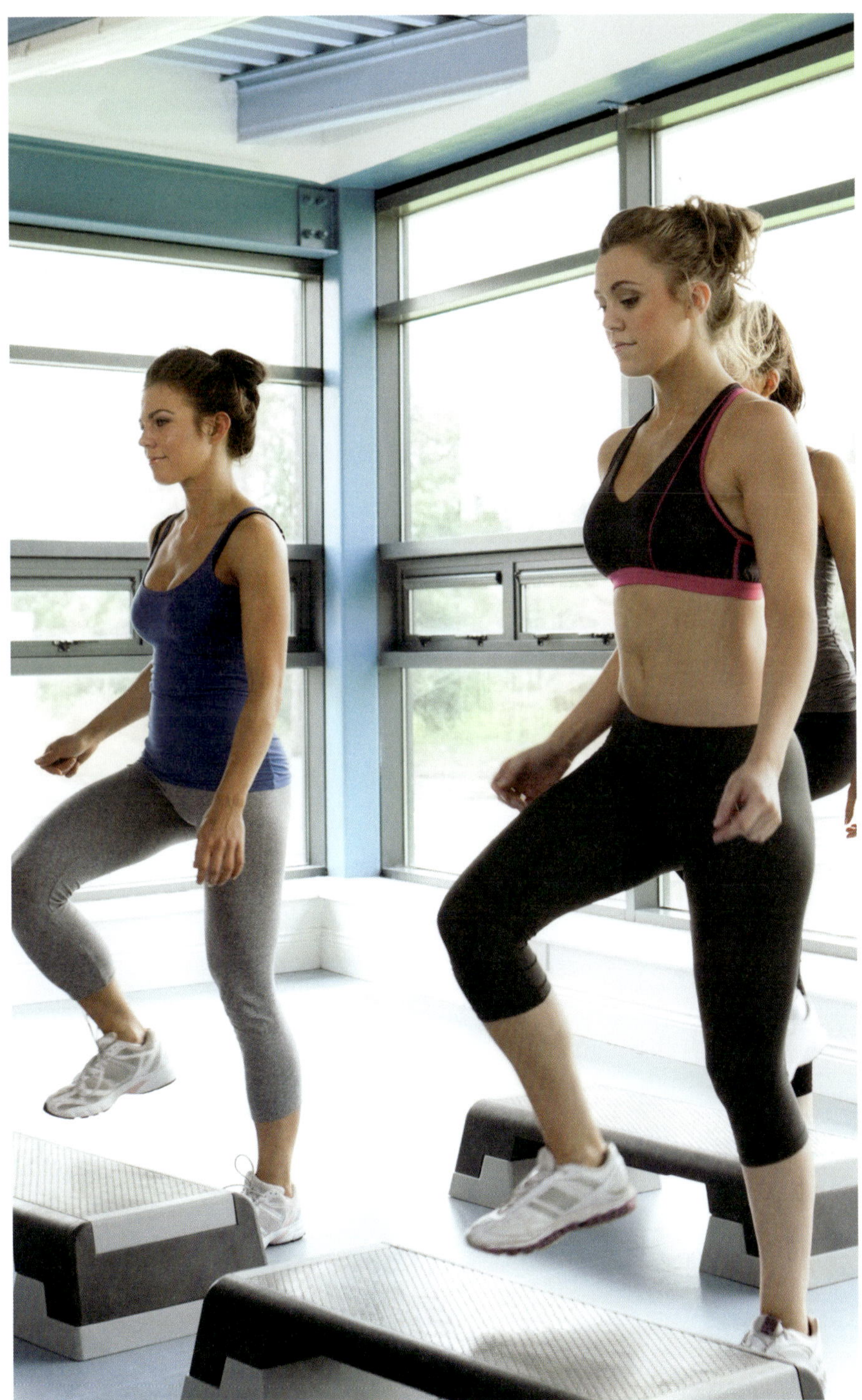

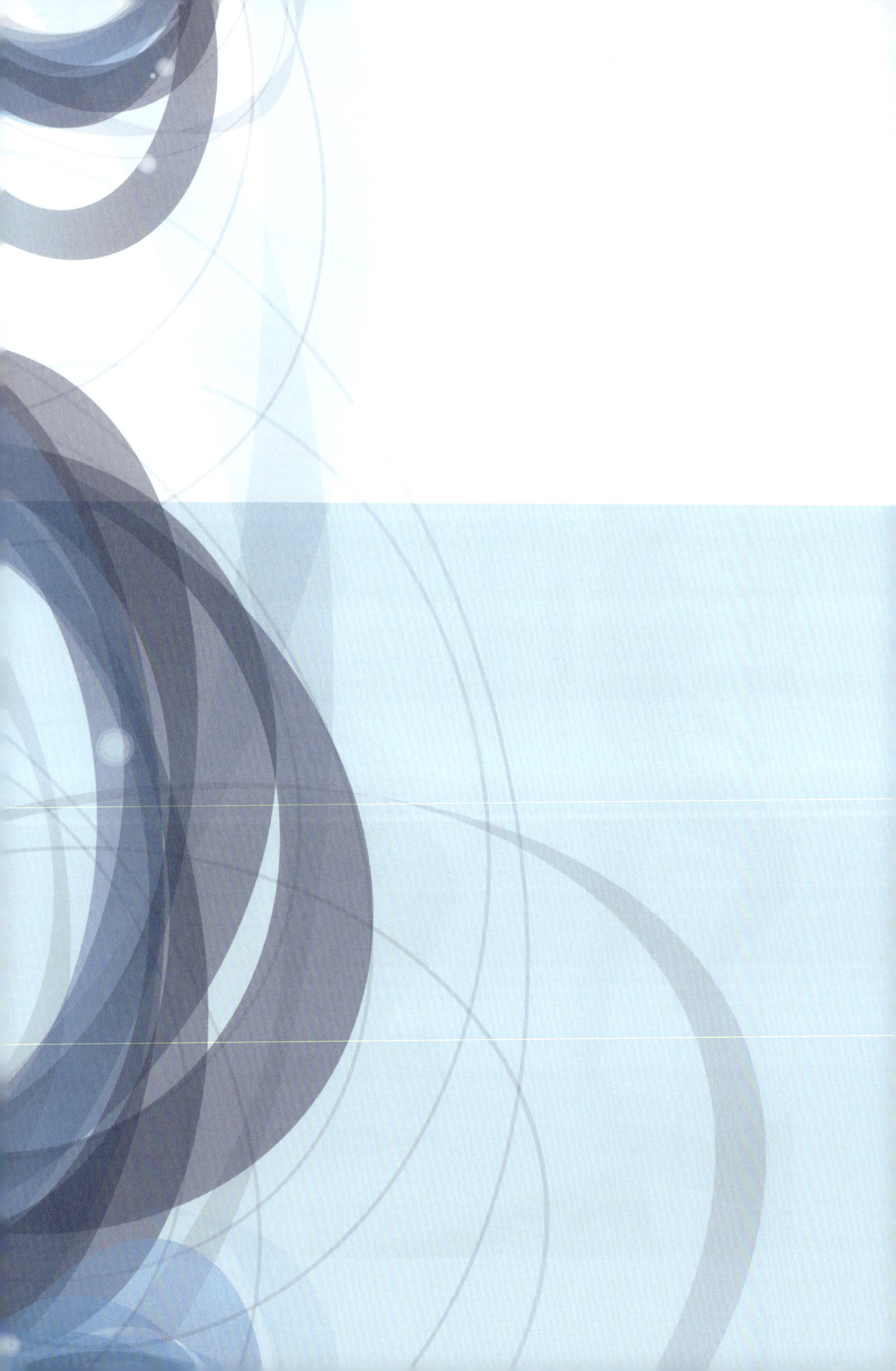

KAPITEL 4

Kapitel 4

INHALTE UND TECHNIKEN

Heute könnte beim aufmerksamen Beobachter der schnelllebigen Fitnessszene oftmals der Eindruck entstehen, als jage ein Trend den anderen. Bei genauerem Hinsehen lässt sich jedoch feststellen, dass für den Aerobicsport und seine varianten- und facettenreichen Ausläufer feststehende und definierte motorische bzw. technische Ausführungselemente (z. B. Bein- und Armbewegungen) entwickelt worden sind. Es gibt festgelegte Programmfolgen, der Einsatz von Musik ist ein unverzichtbarer Bestandteil jeder Aerobicstunde und es kristallisieren sich verbindliche Lehr- und Vermittlungsmethoden heraus.

Von dieser Entwicklung hat auch die Step-Aerobic profitiert, denn wesentliche Aspekte der allgemeinen Aerobic finden in der Step-Aerobic ihren Niederschlag (Slomka et al., 2008).

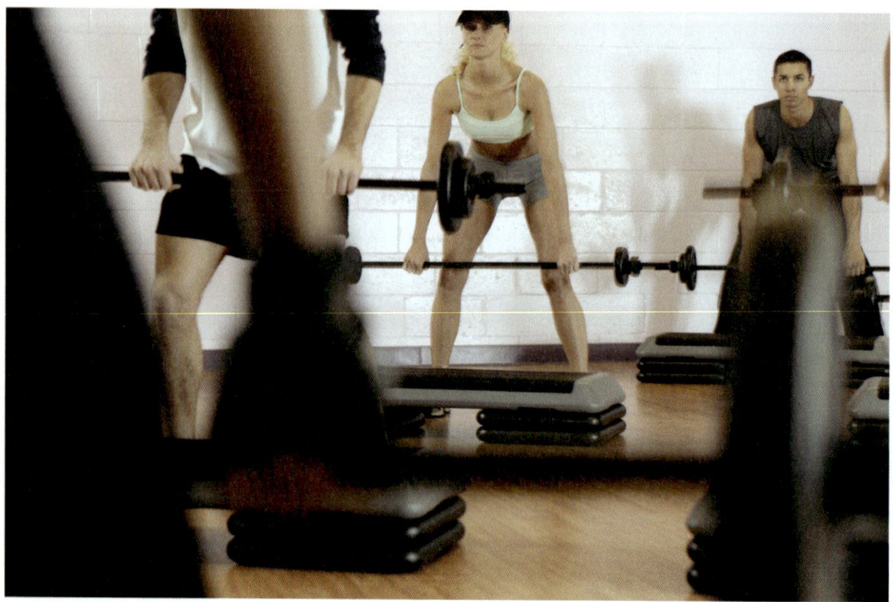

4.1 Das Trainingsgerät: Die Stepplattform

Die Holzkiste als Trainingsgerät hat die Step-Aerobic zumindest im kommerziellen Bereich weit hinter sich gelassen. Da sich in den vergangenen Jahren eine Reihe von Anbietern der Vermarktung des Produkts „Step" gewidmet haben, findet sich heute eine vielfältige Angebotspalette von sehr preiswerten bis zu sehr teuren Stepgeräten.

Die Einzelteile des Systems bestehen aus rutschfestem und elastischem Kunststoff. Die Plattform variiert je nach Modell in der Länge und in der Breite (z. B. Reebok-Step: 100 cm x 40 cm x 15 cm). Die Höhe kann durch das Unterbauen von Supports variiert werden. Mit jeweils einem Support an jedem Ende erhöht sich die Plattform auf ca. 20,5 cm, mit jeweils zwei Supports auf ca. 25,5 cm.

Für das Stepausdauertraining wird an beiden Seiten des Steps die gleiche Anzahl von Supports verwendet. Im Rahmen des Muskelkrafttrainings, d. h. im Floorworkout, wird mit und am Stepgerät im Sitzen oder Liegen gearbeitet. Hier besteht die Möglichkeit, die Seiten des Steps unterschiedlich hoch aufzustellen, sodass eine schräge Plattform entsteht.

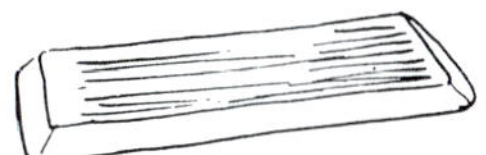
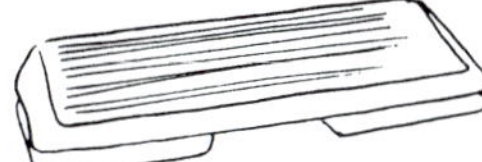
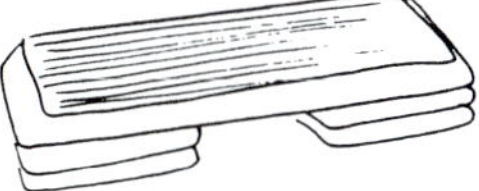

Abb. 10: Das Stepgerät

Gerätealternativen für die Schule

Übungsleiter im Verein, aber auch Lehrer in der Schule, die Step-Aerobic durchführen möchten, stehen zumeist vor dem (finanziellen) Problem der Anschaffung etablierter Stepgeräte. Ein Steptraining muss jedoch nicht am Fehlen marktgerechter Geräte scheitern. Wir haben hier eine Reihe von Ideen und Vorschlägen zusammengetragen, um trotz fehlender Geräte, Step-Aerobic zu unterrichten.

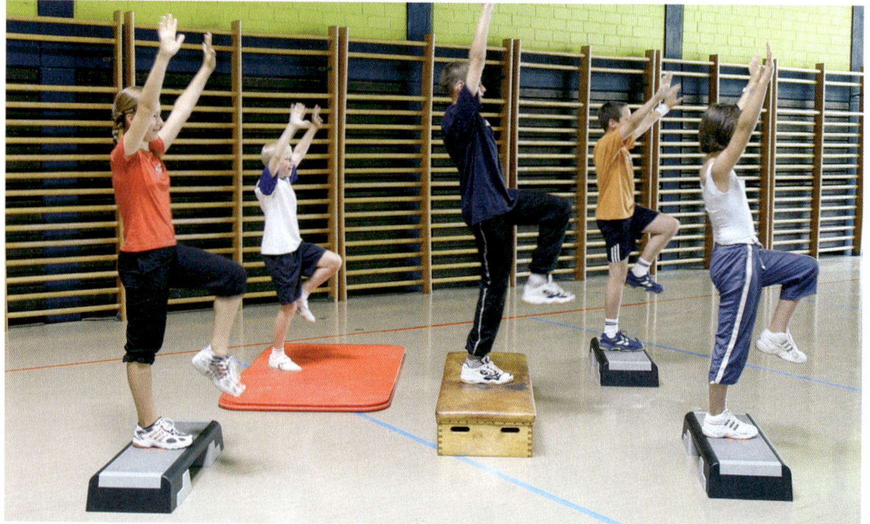

Abb. 11: Turngeräte als Stepgeräte

1. Funktionieren Sie vorhandene Turngeräte zu Stepgeräten um

In jeder Turn- oder Sporthalle finden sich Turnmatten. Stapeln Sie, je nach Leistungsniveau Ihrer Schüler und Teilnehmer, mehrere dieser Matten übereinander. Sie sollten allerdings darauf achten, dass die Matten nicht zu weich sind. (Weichböden sind aufgrund der erhöhten Verletzungsgefahr nicht zu empfehlen.) Diese Mattenanlagen sind so groß, dass zumeist zwei Teilnehmer gleichzeitig daran trainieren können. Auch die Oberteile der großen Turnkästen eignen sich gut als Stufe. Ihr einziger Nachteil besteht darin, dass sie in der Höhe nicht verstellbar sind. Vielfach gebietet es die Sicherheit, rutschfeste, dünne Gummimatten unter die Kastenteile zu legen. Eine dritte Funktionsvariante sind ineinandergeschobene Sprungbretter. Leider ist dies nicht mit allen Fabrikaten möglich.

2. Bauen Sie Stepgeräte aus Holz

Erinnern Sie sich?! Gin Miller hat ihre Grundidee an der guten alten Holzkiste entwickelt. Den nachfolgenden Vorschlag für den Eigenbau von Stepgeräten aus Holz hat uns eine engagierte Übungsleiterin aus Bayern zugesandt. Die Stufe besteht aus einer 2 cm dicken, 30 cm breiten und 60 cm langen Holzplattform. Dieses Brett wird auf drei Stützen geschraubt und verleimt, die 6 cm dick und 17 cm hoch sind. Die beiden äußeren Fußstützen müssen mit dem oberen Brett bündig abschließen, damit die Treppe nicht kippen kann. Die Treppe braucht zudem eine dünne Gummiunterlage, damit sie auf dem Hallenboden nicht wegrutschen kann (Sicherheit!).

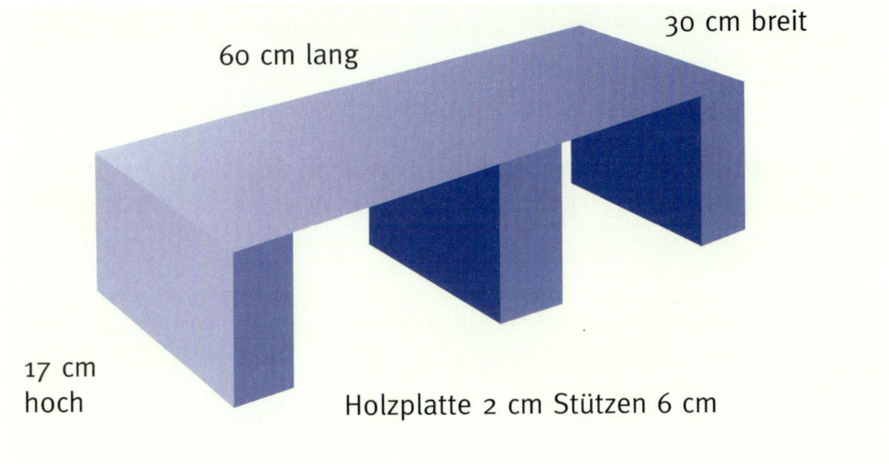

Abb. 12: Stepgeräte aus Holz

Anfertigen kann die Treppe jeder Schreiner, Zimmermann oder Tischler. In der Schule bietet sich für den Bau von Holzgeräten eine Kooperation mit dem Kunst- oder Werklehrer an.

4

3. Leihen Sie Stepgeräte aus einem Fitnessstudio

Dieses zugegebenermaßen etwas aufwendige Verfahren bietet sich insbesondere für Vereine an, die Demonstrations- oder Schnupperkurse für Step-Aerobic anbieten möchten. Ein kooperationswilliges Studio ist hier Voraussetzung.

4.2 Körperhaltung und Bewegungstechnik

Bevor Körperhaltung und Bewegungstechnik thematisiert werden, zunächst einige Anmerkungen zu den Voraussetzungen dafür: Step-Aerobic wird in Sportschuhen durchgeführt. Auf keinen Fall sollten Teilnehmer und Schüler barfuß oder mit leichten Gymnastikschuhen ein Training absolvieren. Die Auswahl eines geeigneten Trainingsschuhs ist ein wichtiges Kriterium, um das Verletzungsrisiko bei Step-Aerobic auf ein Minimum zu reduzieren. Beim Kauf eines angemessenen Schuhs sollte auf folgende Eigenschaften geachtet werden:

- gute Stoßdämpfung im Vorderfußbereich,
- gegebenenfalls Fersenerhöhung (Entlastung der Achillessehne),
- rutschfeste Schuhsohle,
- feste Schnürung zur Stabilisierung des Fußes,
- atmungsaktive und leichte, bequeme Passform (auch DTB, 1994).

Eine gute Körperhaltung während des Steptrainings ist wichtig, um Fehlhaltungen zu vermeiden und Verletzungen vorzubeugen. An einer anatomisch und physiologisch guten Körperhaltung kann man bewusst arbeiten. Auf folgende Aspekte sollte dabei geachtet werden:

- Die Beine stehen etwa hüftbreit auseinander und sind leicht nach außen gedreht.
- Die Knie sind über den Füßen ausgerichtet (Knie-Fuß-Einstellung).
- Die Beine sind immer leicht gebeugt, sodass sich das Becken gut aufrichten kann.
- Das Brustbein ist angehoben, die Schulterblätter werden nach hinten und tief gehalten und die Halswirbelsäule ist gestreckt.

Auch eine richtige Bewegungs- und Schritttechnik hilft, das Verletzungsrisiko zu mindern und erhöht die Sicherheit am Step. Gleichzeitig fördert eine korrekte Technik die Körperhaltung und fördert damit die motorischen Fähigkeiten. Wodurch zeichnet sich eine gute Bewegungsausführung aus?

Bevor Sie mit dem Steptraining beginnen, stellen Sie fest, dass das Stepgerät den Sicherheitsvorkehrungen entspricht. Stepgeräte, die Supports besitzen, müssen eingerastet sein. Die Plattform darf nicht seitlich überstehen.

Halten Sie immer ein Handtuch bereit, um Schweiß von der Plattform zu wischen. Versuchen Sie, möglichst einen Abstand von 20 cm zum Gerät einzuhalten. Der Spiegel wird dazu genutzt, kontinuierlichen Blickkontakt mit der Plattform zu halten.

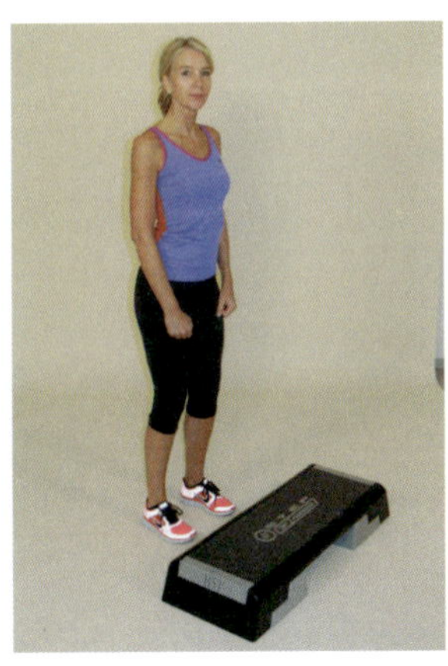

Ausgangsposition und korrekt aufgebauter Step

Der Fuß wird beim Hinaufsteigen mittig auf die Plattform gesetzt, die ganze Fußsohle wird aufgesetzt. Wichtig ist, dass sich auch jetzt wieder das Knie über dem Fußgelenk befindet. Der gesamte Körper ist beim Steptraining leicht vorgeneigt, die Rumpfmuskulatur ist fest angespannt, der gesamte Körper wird von der Fußsohle aus nach vorn gegen den Step gelehnt. Beim Herabsteigen wird zuerst der Ballen aufgesetzt, danach wird die Ferse auf den Boden gepresst. Dies geschieht möglichst nah am Gerät.

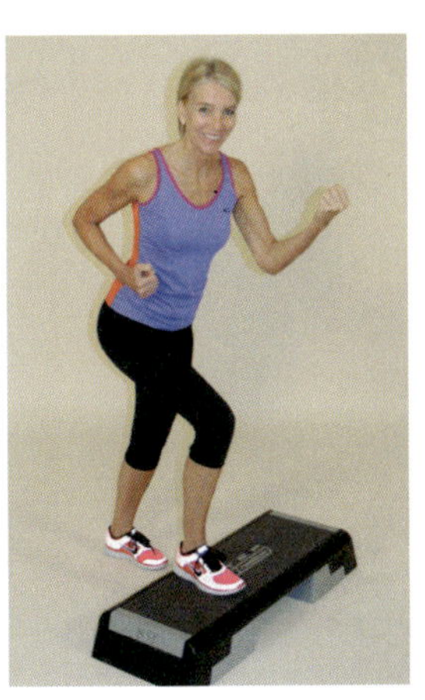

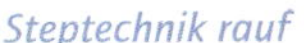

Steptechnik rauf

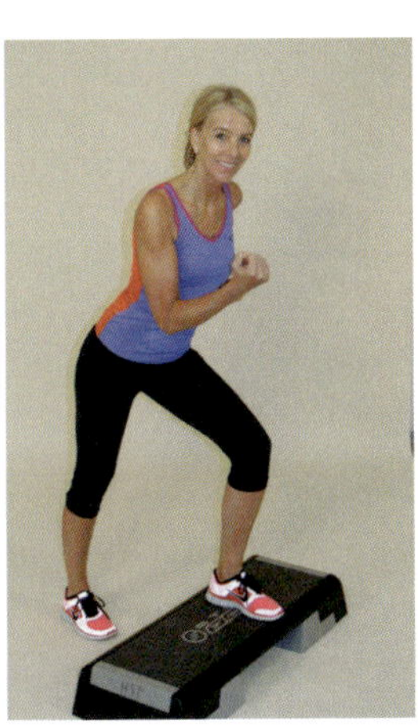

Steptechnik runter

Nachfolgend werden die häufigsten Fehler knapp skizziert:

- Es sollte niemals rückseitig auf das Stepgerät hinauf- bzw. herabgestiegen werden.
- Der Fußballen oder die Fußferse darf nie über den Steprand kommen.
- Auch während der Ausführung von Schritten sollten die Beine leicht gebeugt sein. Eine Beugung des bewegungsführenden Beins über 90° ist zu vermeiden. Vermieden werden sollten insgesamt Überstreckungen der Gelenke, dies betrifft insbesondere die Wirbelsäule. Kleinere Teilnehmer sollten gegebenenfalls die Stephöhe verringern.
- Drehbewegungen auf dem Bein, das das Körpergewicht trägt, sind zu vermeiden (Fox, 1991; Reebok Manual, 1990).

Übungsleiter und Trainer sollten ihre Teilnehmer immer wieder auf Körperhaltung und die richtige Bewegungsausführung beim Steptraining hinweisen.

Rückengerechtes Heben und Tragen des Stepgeräts

Auch beim Auf- und Abbauen des Stepgeräts ist auf eine rücken- und gelenkschonende Körperhaltung zu achten.

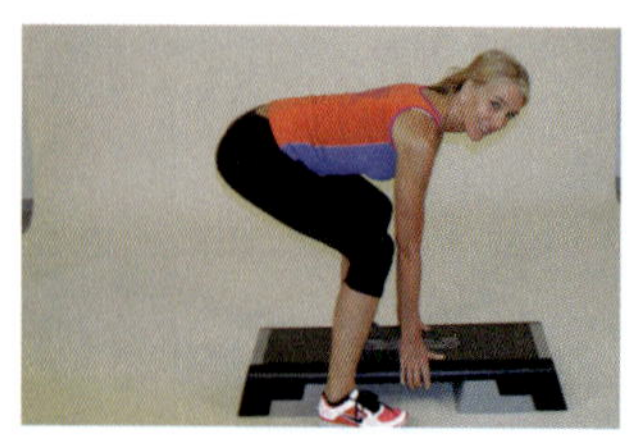

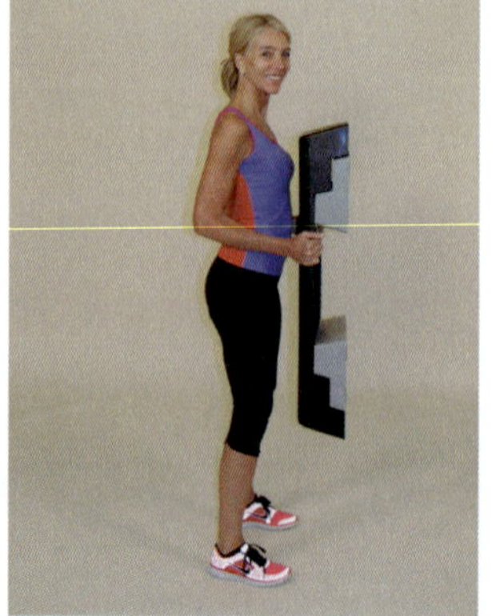

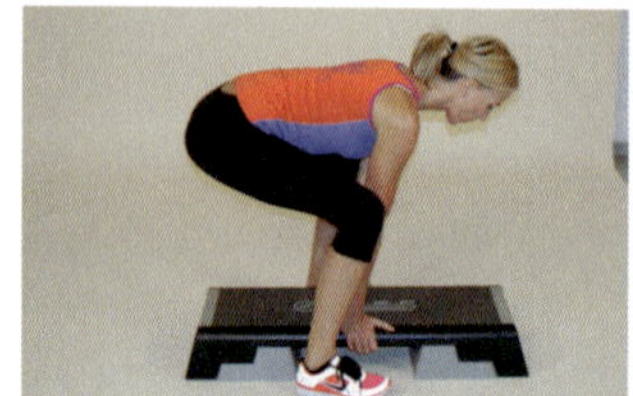

Rückengerechtes Heben und Tragen

4.3 Kleine Vokabelkunde

Da Step-Aerobic aus den USA kommt, hat sich eine Trainingssprache mit englischen Fachbegriffen entwickelt. Eine deutsche Übersetzung ist direkt oft nicht möglich, vielfach auch wenig prägnant. In der Bewegungspraxis haben sich die englischen Fachbegriffe durchgesetzt. Auch in diesem Buch verwenden wir englische Begriffe. Für viele Übungsleiter, Trainer und Lehrer heißt es deshalb erst einmal: „Vokabeln lernen".

Was bedeutet eigentlich ...?

Step up:	Aufsteigen auf den Step mit einem Fuß
Step down:	Herabsteigen vom Step mit einem Fuß
Step:	Schritt
Tap:	Auftippen des Fußballens mit anschließendem Wechsel des bewegungsführenden Beins
Tap free:	Reibungsloser Schrittwechsel ohne Tipbewegung
Touch:	Standbeinfernes Auftippen des Ballens
re oder right Side:	Rechts oder rechte Seite
li oder left Side:	Links oder linke Seite
Walk/March:	Gehen am Ort
Walk in:	Gehen in der geschlossenen, parallelen Position
Walk out:	Gehen in der geöffneten Position
Step Touch:	Seitschritt eines Fußes mit Heransetzen des anderen Fußes auf zwei Zählzeiten (ZZ)
Double Step Touch:	Zwei Seitschritte auf 4 ZZ
Grapevine:	Seitschritt mit re, links kreuzt hinter re, Seitschritt mit re und Tap mit li (4 ZZ)

Side to Side:	Aus der schulterbreiten Beinposition Belastungswechsel durch die tiefe Mitte von einem auf das andere Bein (4 ZZ)
Step Lift & March:	Schritt mit einem Fuß auf die Plattform, das andere Bein folgt mit einem Knee-lift oder Legcurl oder Side-Leg-Lift oder Front-Leg-Lift oder Back-Leg-Lift und setzt dann mit zwei Schritten am Boden ab
Hop Scotch:	Aus der weiten/geöffneten Beinposition auswärts wird im Wechsel der re und li Unterschenkel angewinkelt (= Bein-curl)
Squat:	Seitlicher Ausfallschritt auf 2 ZZ
Jumping Jack:	Aus der hüftbreiten, parallelen Position parallel in die schulterbreite, geöffnete Position springen und zurück in die Ausgangsposition springen (2 ZZ)
Lunge Back:	Aus der hüftbreiten, parallelen Position das rechte und linke Bein im Wechsel weit nach hinten setzen und zurück an das Standbein führen (4 ZZ)
Lunge Side:	Aus der hüftbreiten, parallelen Position das rechte und linke Bein als Spielbein unbelastet auswärts setzen und an das Standbein zurückführen (4 ZZ)
Repeater:	Drei- oder fünfmalige Wiederholungen einer Bewegung innerhalb eines Zeitraums von zwei oder drei Takten
Propulsion:	Intensitätssteigerung einer Bewegung (z. B. eingesprungener Schritt)
Pattern:	Schrittmuster oder -formen
Transitions:	Übergänge
Bridge:	Übergang von einem Stepende zum anderen mit zwei Schritten

4.4 Ausgangspositionen und Standpositionen

Step-Aerobic kennt unterschiedliche Ausgangspositionen, aus denen heraus trainiert werden kann oder Stepchoreografien begonnen werden können. Die bevorzugte Standortposition ist dabei frontal vor dem Step stehend (from the Front). Ein klassisches Warm-up wird beispielsweise immer aus dieser Position begonnen.

Tab. 5: Stand- und Ausgangspositionen

Position	
From the Front: Von vorne (bezieht sich auf die lange Seite des Stepgeräts).	
From the Side: Seitlich herauf- bzw. herabsteigen (bezieht sich auf links- oder rechtsschultrige Ausrichtung zum Step).	
From the End: Vom Ende des Stepgeräts ausgehend	
From the Top: Von oben	
From Astride: Aus der Grätschstellung.	
Beside the End: Seitlich neben einem Ende des Stepgeräts.	

Standpositionen

Die folgenden Erläuterungen und Auflistungen der Basisschritte, Schrittmuster und Armbewegungen sollen auf verständliche und in sich aufbauender Weise dem Leser dargestellt werden. Schätzungen entsprechend, gibt es mittlerweile 250 unterschiedliche Schrittvariationen und der Kreativität von Übungsleitern, Trainern und Instruktoren sind keine Grenzen gesetzt. Das vorliegende Material stellt eine Auswahl dar und berücksichtigt besonders jene Schrittmuster und Armbewegungen, die sehr häufig verwendet werden.

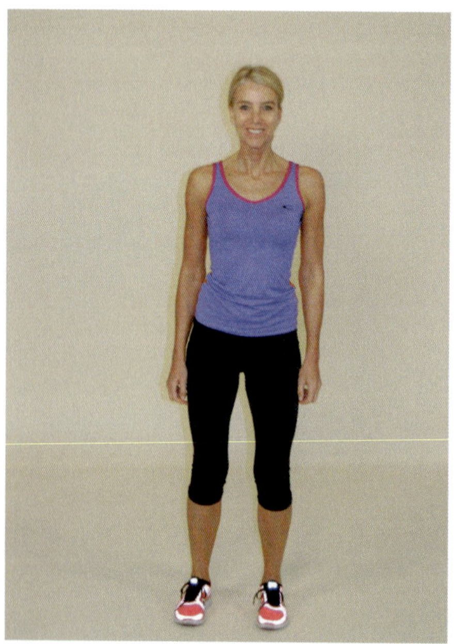

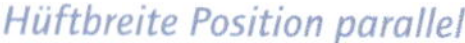

Hüftbreite Position parallel

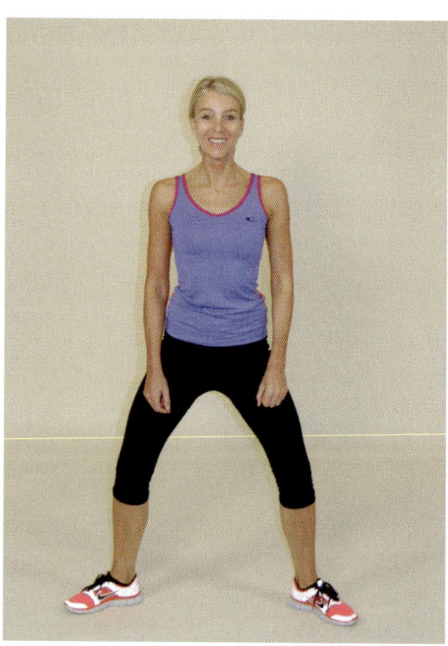

Schulterbreite Position geöffnet

4.5 Schritte in der Step-Aerobic

Die Step-Aerobic unterscheidet grundsätzlich Grundschritte und Schrittvarianten. Den Grundschritten liegt immer das gleiche Schema zugrunde, aus dem heraus sich Varianten ableiten können.

Die Schritte „Basic Step" (das ist der „Single Lead Leg") und „Alternating Step" (Step, Tap & March) können als Basisschritte bezeichnet werden. Aus diesen beiden Schritten setzen sich alle weiteren Schrittmuster zusammen. Ein kompletter Basisschritt besteht aus vier Einzelschritten, die auf 4 ZZ durchgeführt werden.

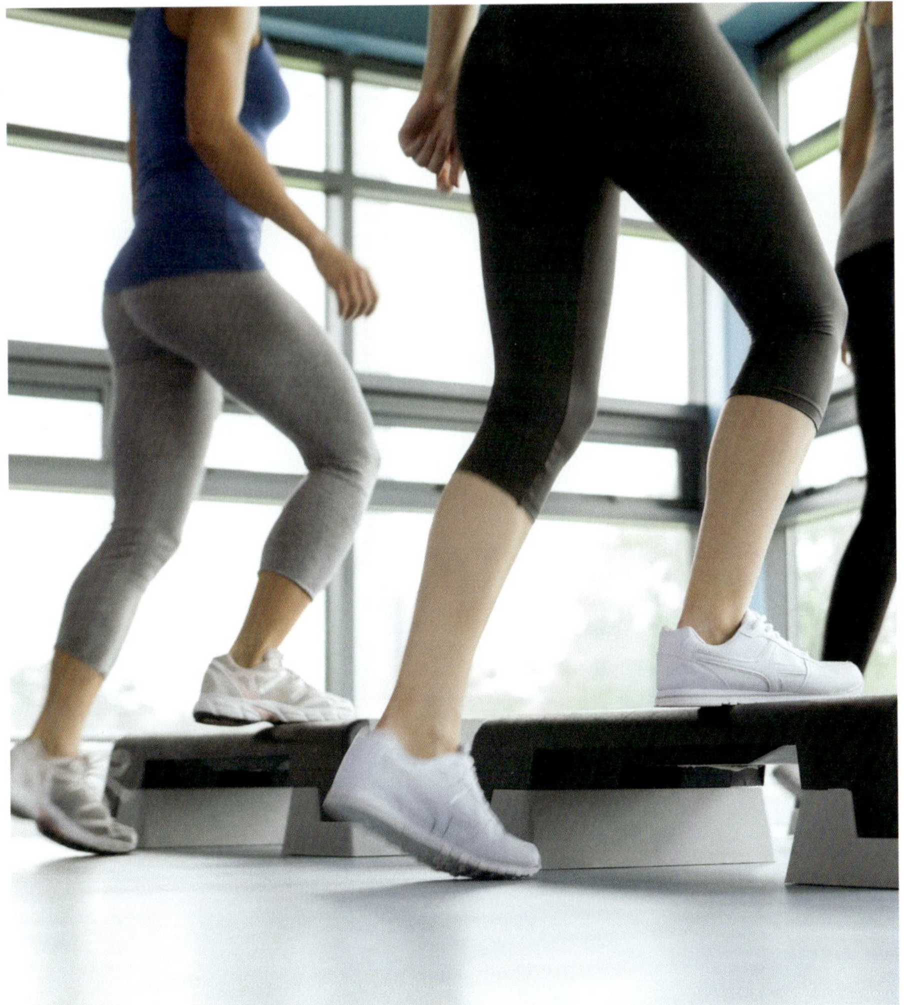

Am Beispiel des Basisschritts, des „Basic Steps", bedeutet das:

Step re up (1), Step li up (2), Step re down (3), Step li down (4).

Hierbei führt immer dasselbe Bein die Bewegung an.

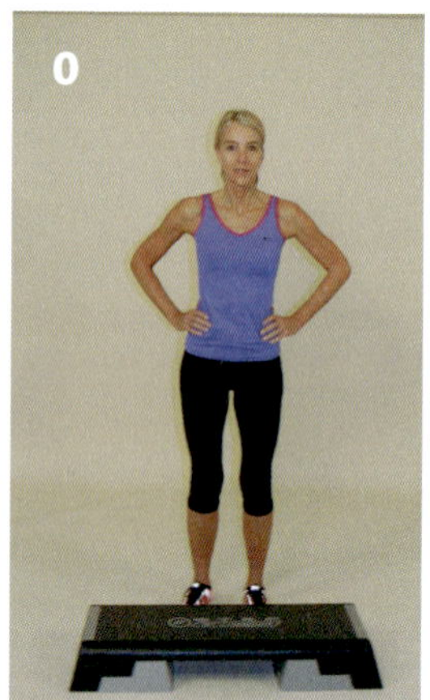

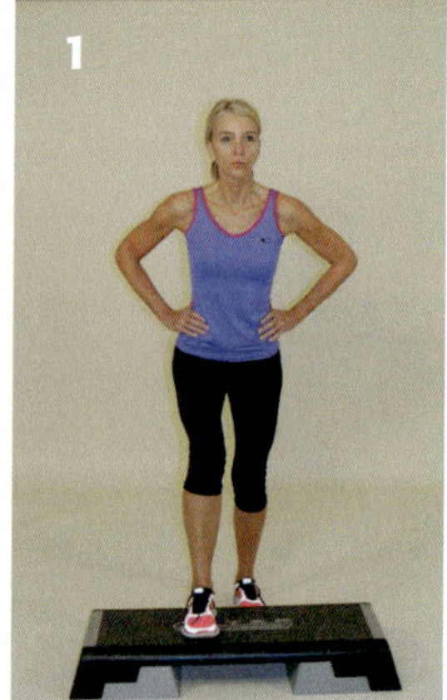

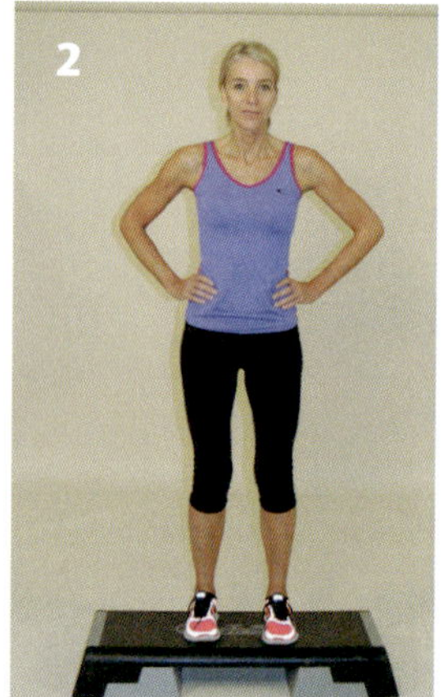

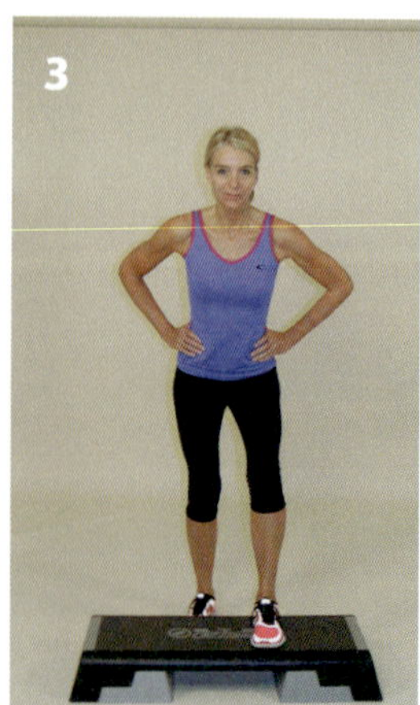

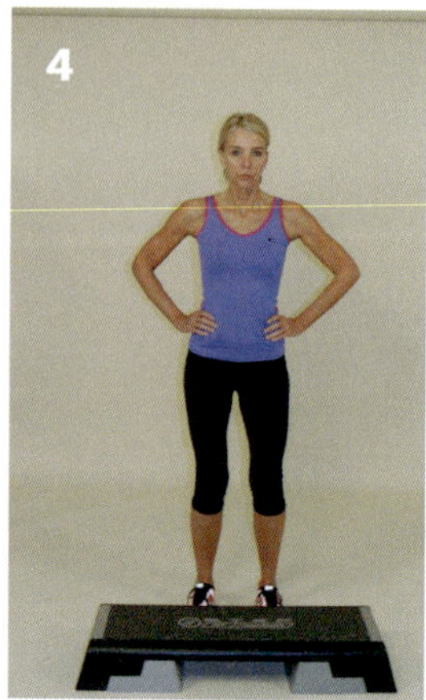

Für den „Alternating Step" heißt das:

Step re up (1), Tap li up (2), Step li down (3), Step re down (4) oder Step re up (1), Step li up (2), Step re down (3), Tap li down (4). Dadurch wechselt das bewegungsführende Bein auf „Tap up" oder auf „Tap down" auf den ZZ 2 bzw. 4.

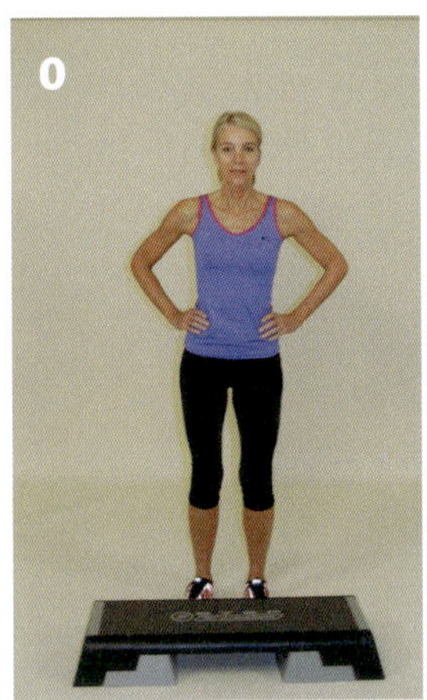

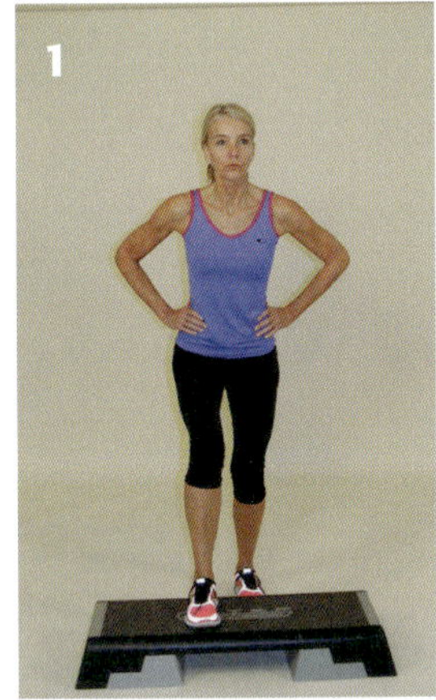

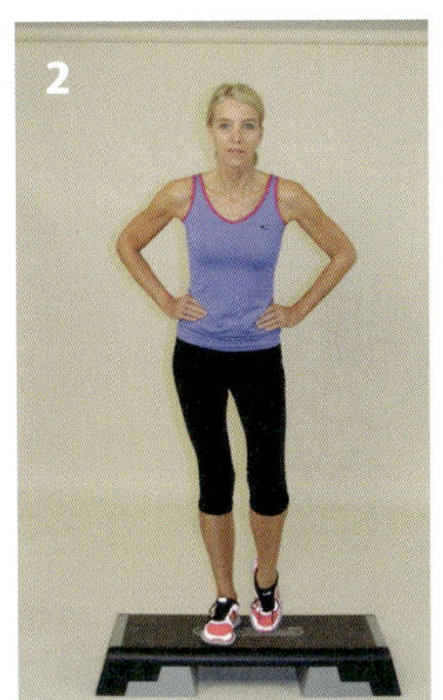

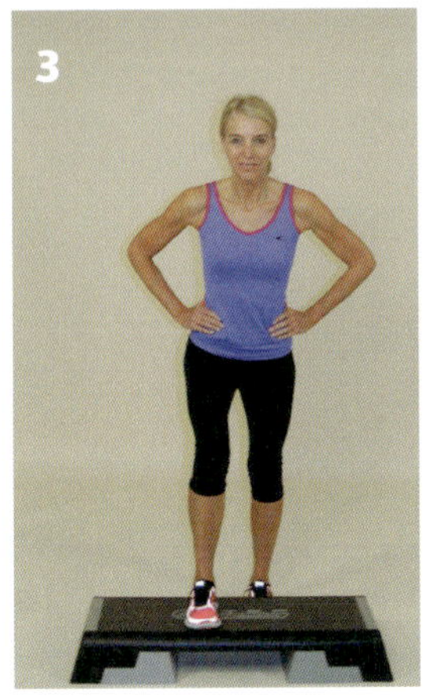

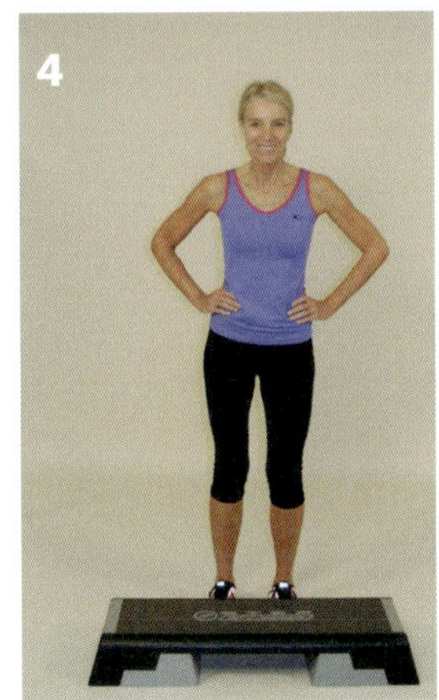

Alternating Step

Achtung

Heute werden zunehmend Tap-down-Bewegungen durch Tap-free-Folgen ersetzt. Hierdurch lassen sich Choreografien in einem reibungslosen Bewegungsfluss aufbauen. Die in Kap. 6 ausgeführten Choreografien geben hierfür Beispiele.

Aus diesen Basisschritten lassen sich grundsätzlich alle weiteren Schrittmuster oder Schrittvariationen ableiten. Bevor diese Variationen ausführlich beschrieben werden, vorab eine kurze Beschreibung und Erläuterung jener Beinbewegungen, die mittlerweile zum Basisrepertoire bzw. zu den Bewegungsgrundtechniken von Aerobicstunden zählen. Alle diese Bewegungen lassen sich aus dem „Tap" entwickeln:

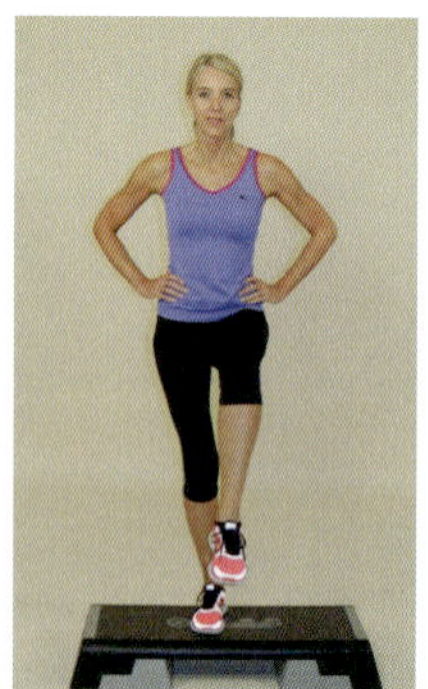

Knee up oder Knee-lift: Knie hochheben, maximal zu einem 90°-WInkel im Hüftgelenk

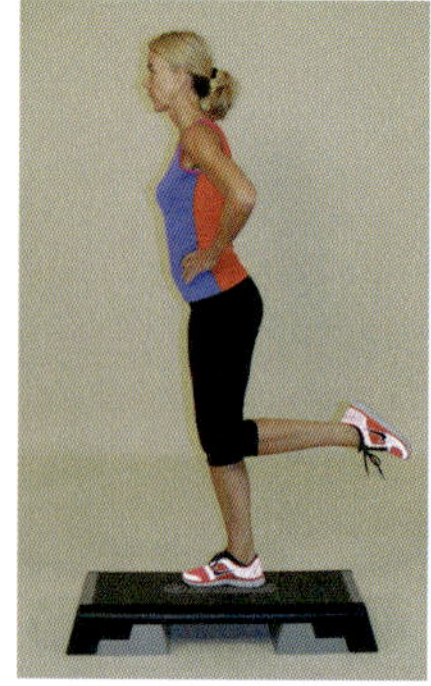

Leg Curl: Anheben der Ferse Richtung Gesäß

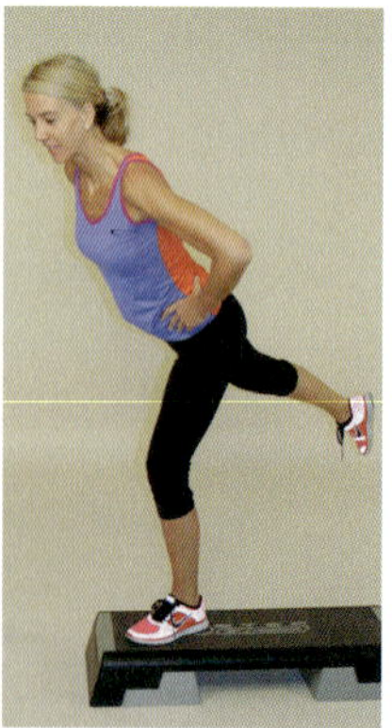

Back-Leg-Lift: Rückwärtiges Abheben eines Beins. Variante Sidelift: Seitliches Abheben eines Beins

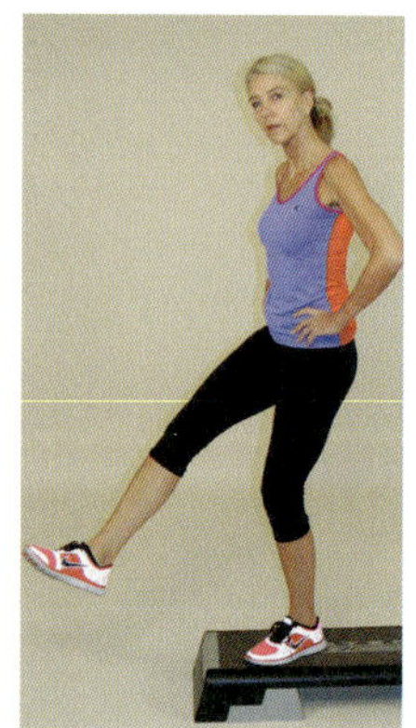

Kick: Wegkicken des Fußes in den freien Raum

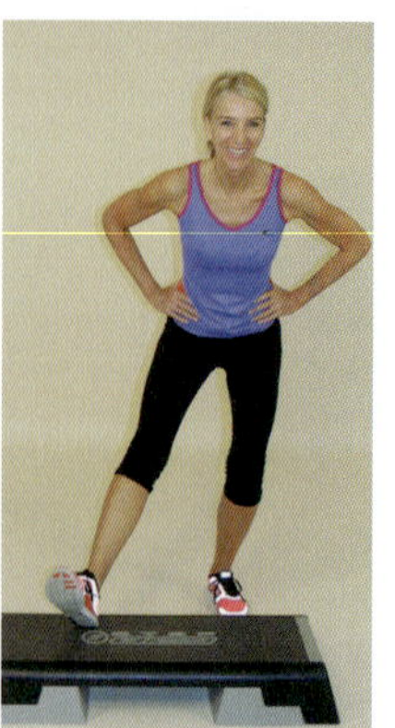

Flex: Anwinkeln des Knie- und Fußgelenks mit Anfersen auf der Stepplattform oder am Boden

Die Schritte im Überblick:

Single Lead Leg up up down down 4 Counts	Alternating Step Up Tap down down Up up down Tap 4 Counts	
Beispiele für Single Lead Legs sind: Basic Step Basic over the Top Basic Step cross Reverse Turn V-Step Pivot Turn Mambo & March Charlston Step	Beispiele für Alternating Steps sind: Step Tap & March Step Knee-lift & March Step Curl & March Step Kick & March Step Backlift & March Step Sidelift & March Step Frontlift & March Step Lift Repeater	Beispiele für Alternating Steps sind: Cha-Cha-Cha & March Pony & March Triple & March Pas de Bourée Step Over the Top Across the Top Corner to Corner Straddle down Turn Step Galopp Step Mambo Cha-Cha-Cha

Die oben genannten Schrittmuster werden nachfolgend beschrieben.

4.6 Schrittmuster und Schrittvarianten

- **Basic Step**

  Step re up, Step li up, Step re down, Step li down.

- **Basic over the Top**

  (begonnen wird „from the Front diagonal") Step re seitlich up (1), Step li up ca. 45° versetzt daneben (2), Step re down hinter dem Step (3), Step li down daneben (4).

- **Basic Step cross**

  (begonnen wird „from the Front diagonal") Step re seitlich up am linken Ende des Steps (1), Step li seitlich neben dem Step am Boden mit Drehung um links (2), Step re down hinter den Step (3), Step li down (4).

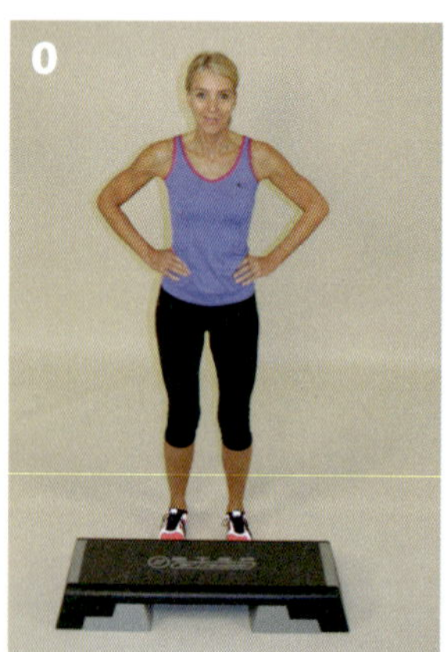

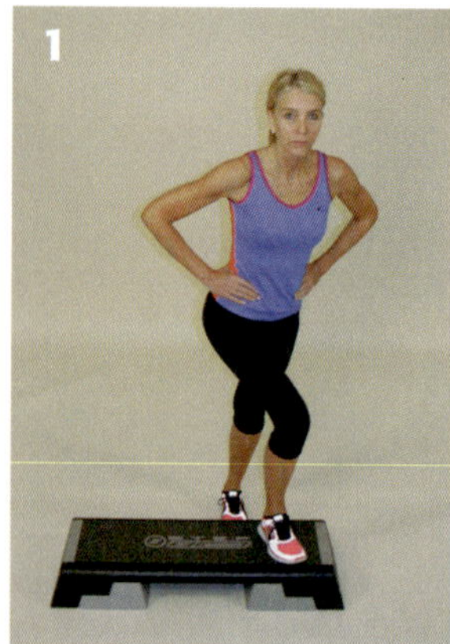

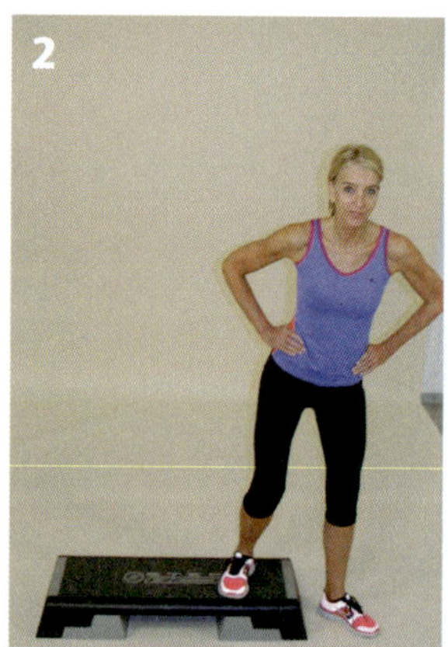

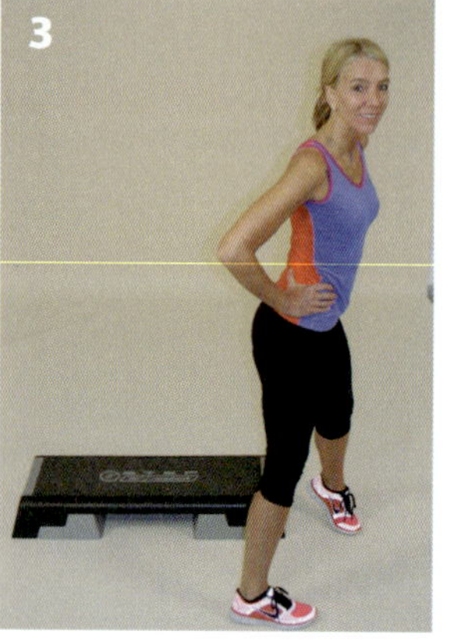

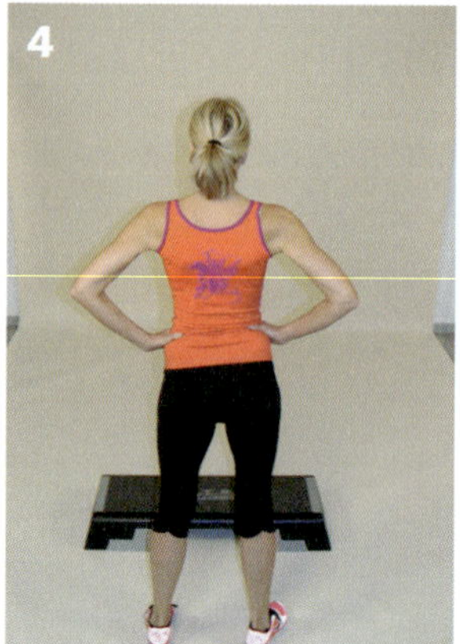

Reverse Turn

Step re up auf das li Ende (1), Step li up auf das re Ende und dabei halbe Körperdrehung linksschultrig (2), Step re down zum re Ende (3), Step li down zum li Ende (4).

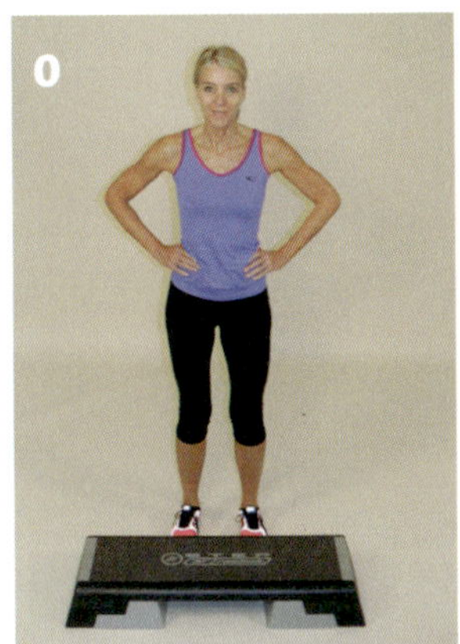

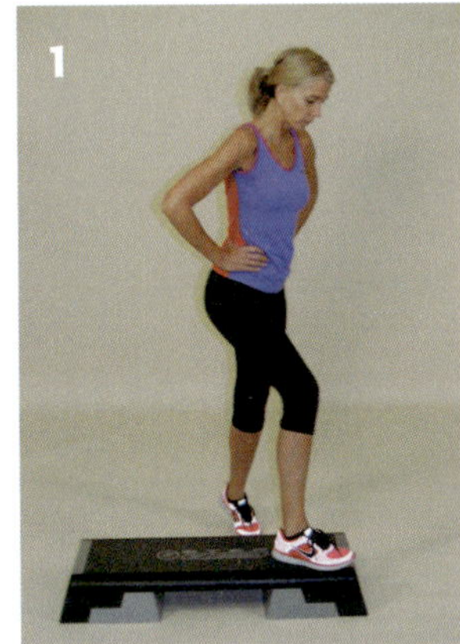

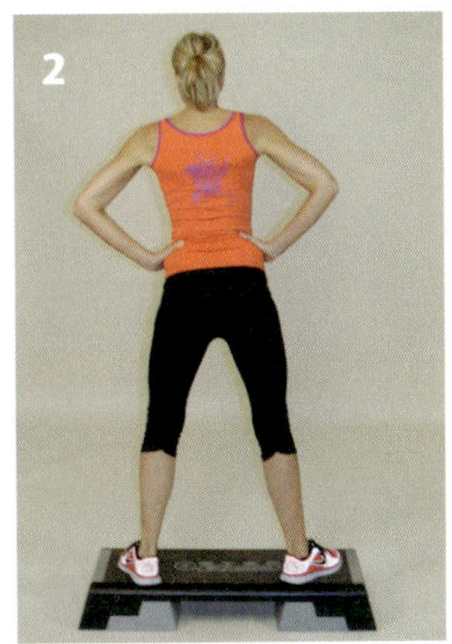

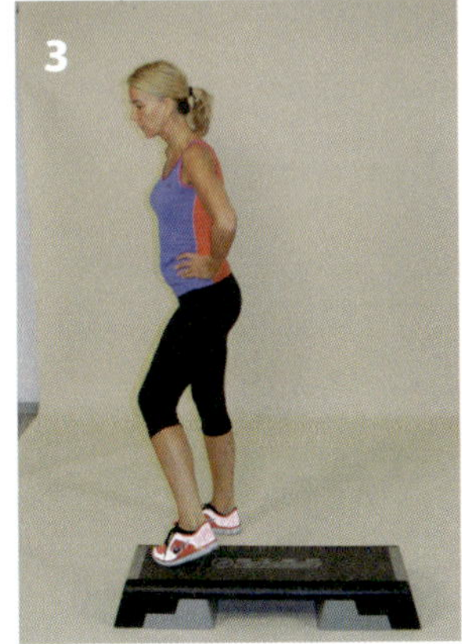

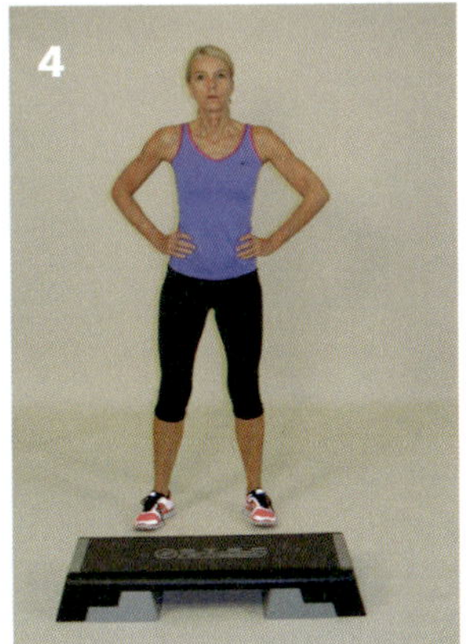

V-Step

(Beschritten werden die Ecken eines Vs und begonnen wird „from the Front".) Step re up zum re Ende (1), wechsle zum li Ende (2), Step re down zur Mitte (3), Step li down zur Mitte (4). Der Richtungswechsel erfolgt über Tap auf ZZ 4.

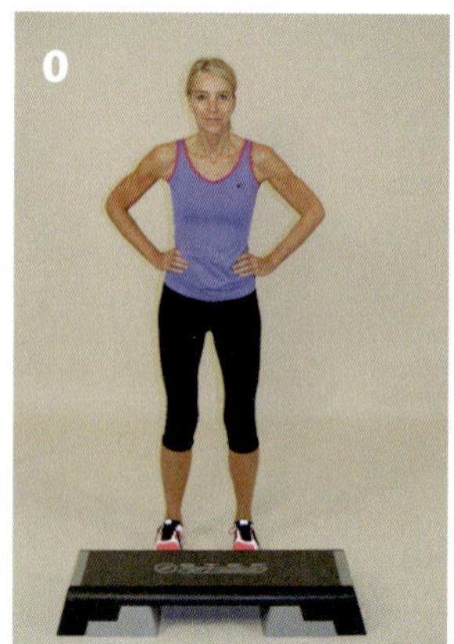

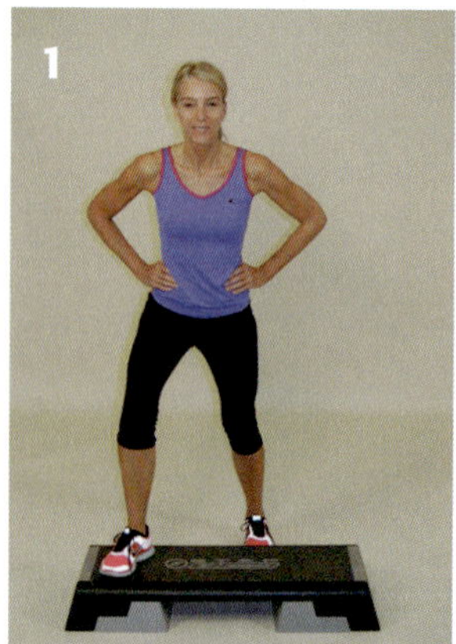

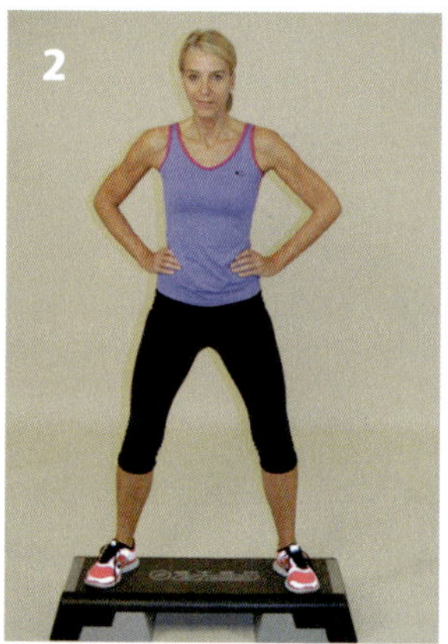

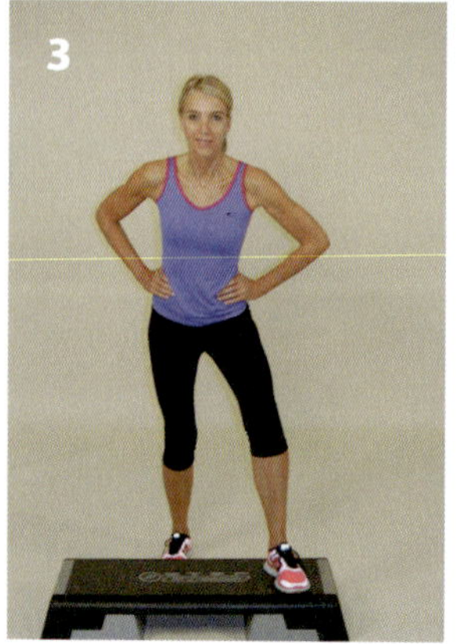

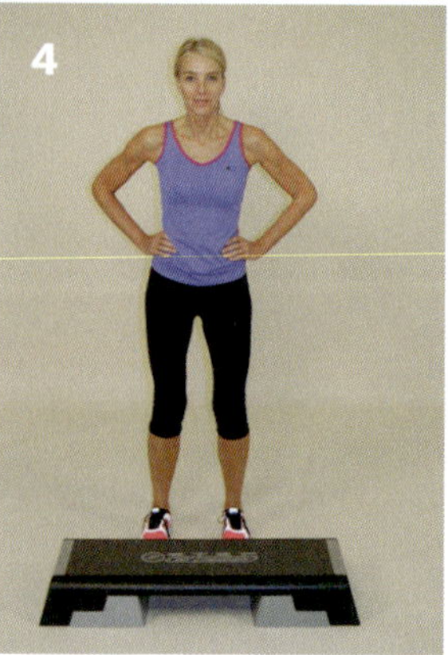

⊙ Pivot Turn Step

(begonnen wird „from the Front") Step re up diagonal (1), Step li bei Drehung über die offene (li) Körperseite zurück, rücklings zum Stepgerät (2), Step re diagonal vor (3), dreh um links zurück zum Stepgerät und setze li nach vorn (4).

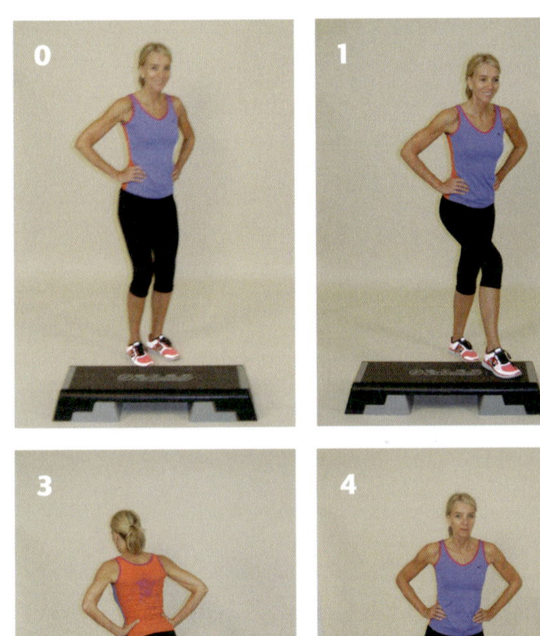

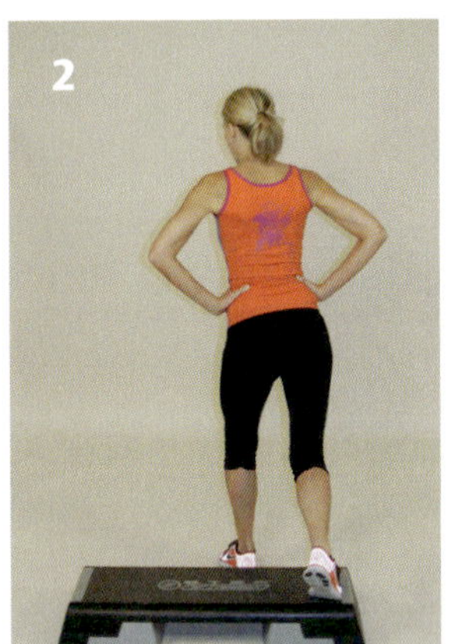

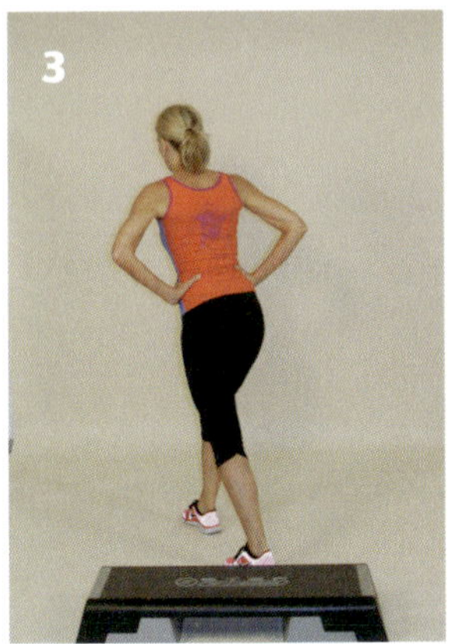

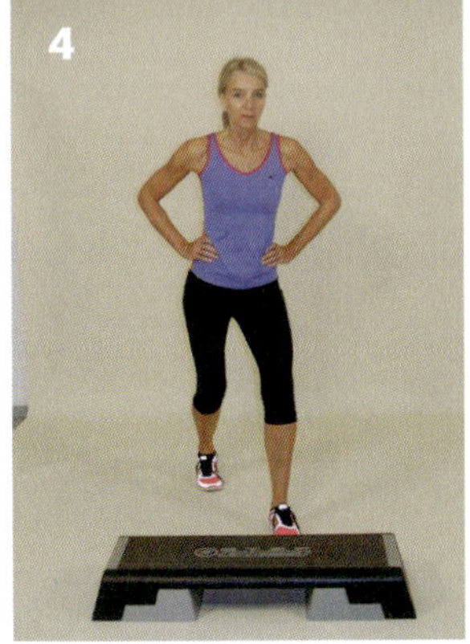

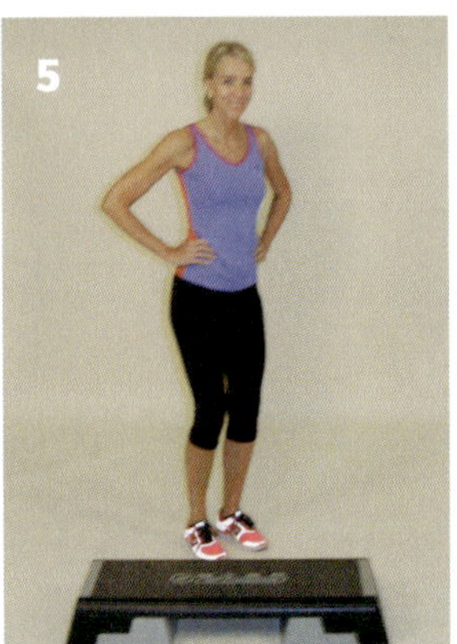

- **Mambo & March**

  (begonnen wird „from the Front") Step re up (1), Step li down zurück (2), March re am Platz (3), March li am Platz (4)

- **Charleston Step**

  Step re up (1), Knee-lift li (2), Step li down (3), Touch back re (4).

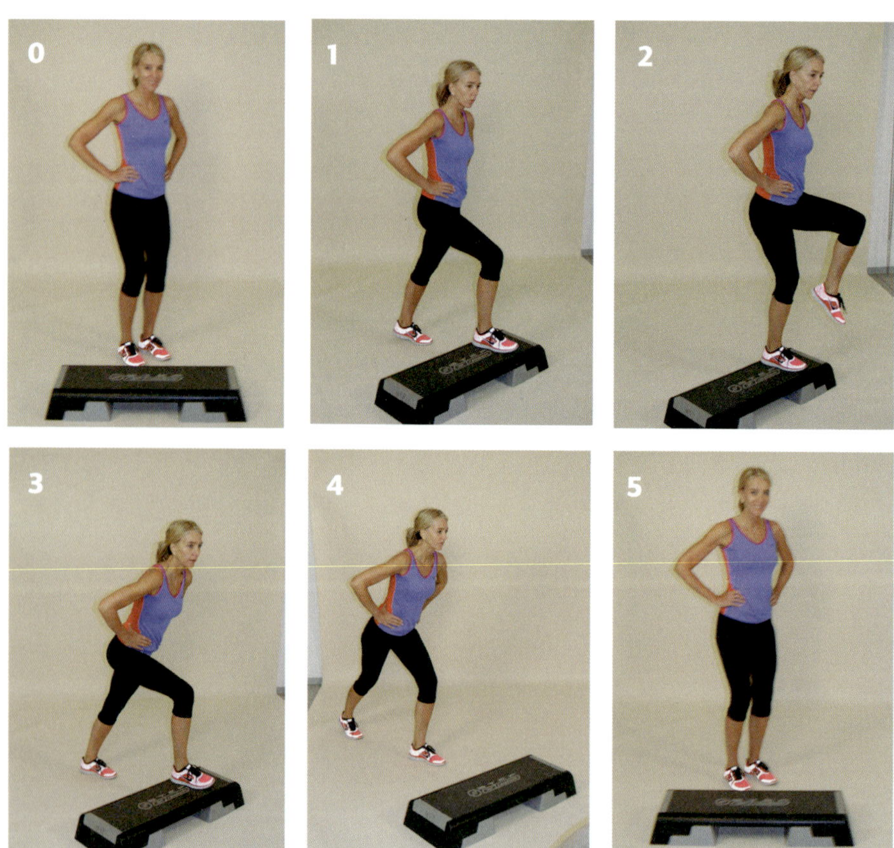

Alternating Steps

- **Step Tap & March**

  Step re up (1), tap (2), Step li down (3), Step re down (4)

- **Step Knee-lift & March**

  Step re up (1), Knee-lift li (2), Step re down (3), Step li down (4) oder Step re up (1), Step li up (2), Step re down (3), Knee-lift li (4).

- **Step Curl & March**

  Step re up (1), Hamstring Curl li (2), Step li down (3), Step re down (4) oder Step re up (1), Step li up (2), Step re down (3), Biceps Curl li (4).

- **Step Kick & March**

  Step re up (1), kick li (2), Step li down (3), Step re down (4).

- **Step Backlift & March**

  Step re up (1), Backlift li (2), Step re down (3), Step li down (4).

Step Sidelift & March

Step re up (1), linkes Bein gestreckt seitlich abheben (2), Step li down (3), Step re down (4).

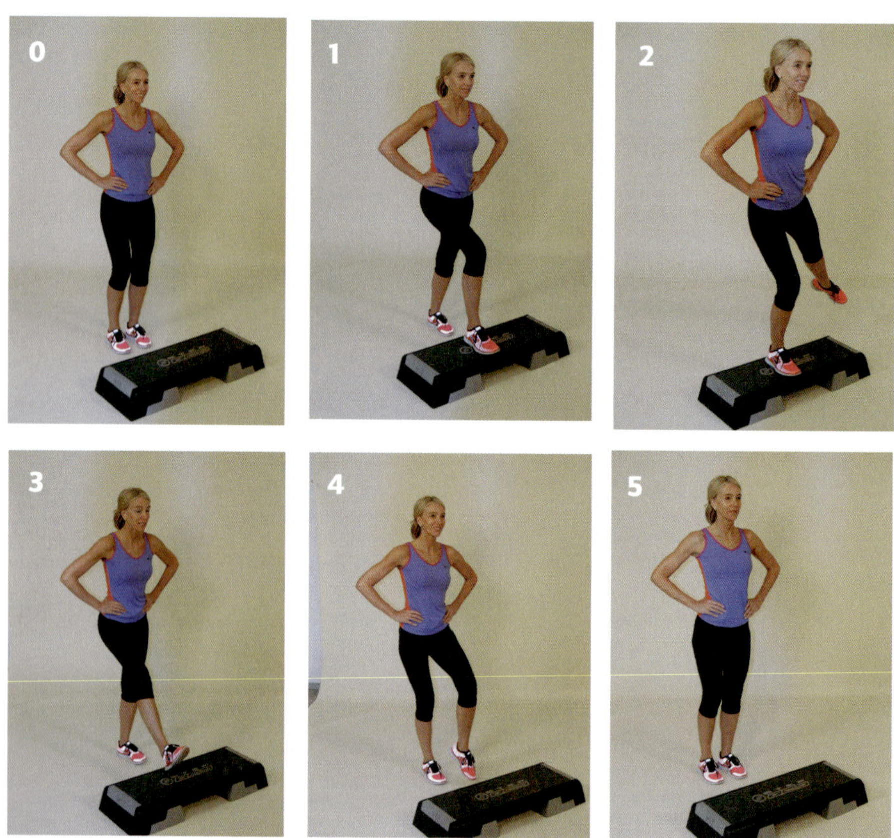

Step Frontlift & March

Step re up (1), Frontlift (2), Step li down (3), Step re down (4).

Step Lift Repeater: am Bsp. Knee-lift – das Knieanziehen erfolgt 3 x nacheinander Step re up (1), Knee-lift li (2), Tap down li (3), Knee-lift li (4), Tap down li (5), Knee-lift li (6), Step down li (7), Step down re (8).

Cha-Cha-Cha & March

(begonnen wird „from the Front diagonal") Übernehme den Rhythmus von Triple & March. Step re up diagonal (1), setze links vor dem Stepgerät schnell ab (und), Step re erneut up diagonal (2), March li vor dem Stepgerät und drehe dich dabei leicht nach rechts (3), March re vor dem Stepgerät (4) – Blickrichtung jetzt „from the Front diagonal" in die andere Richtung.

- **Pony & March**

  Schrittsequenz auf 4 ZZ: Step re up (1) (Foto 1), Step li up und Umspringen auf re Fuß (und 2) (Fotos 2 und 3), Step li down (3), Step re down und Umspringen auf den li Fuß (und 4) (Fotos 4 und 5).

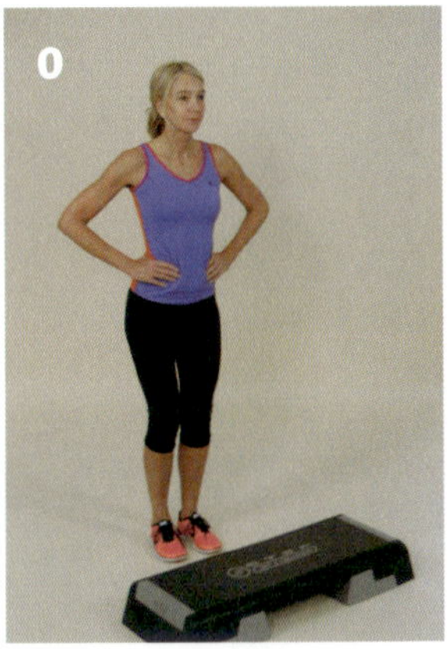

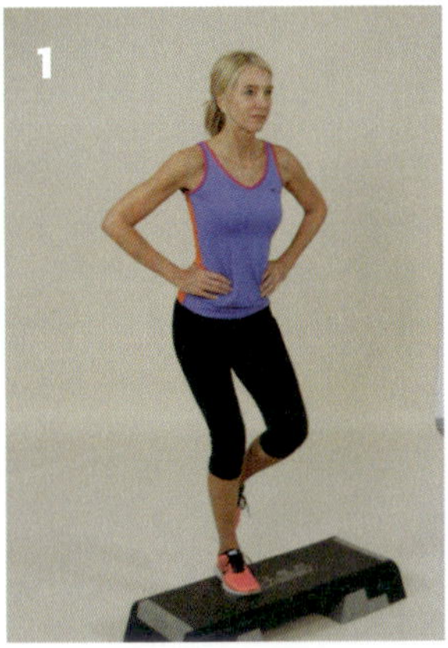

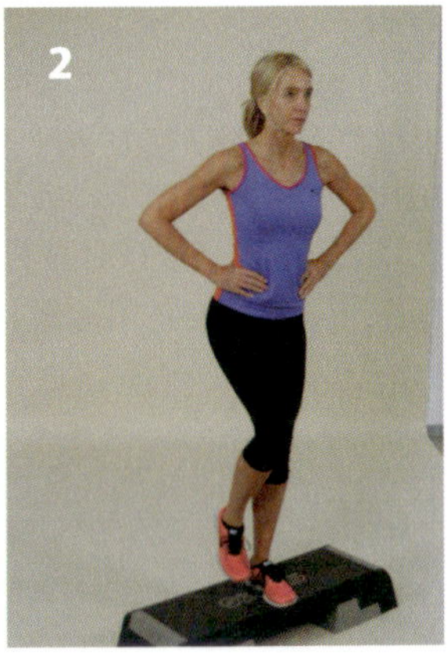

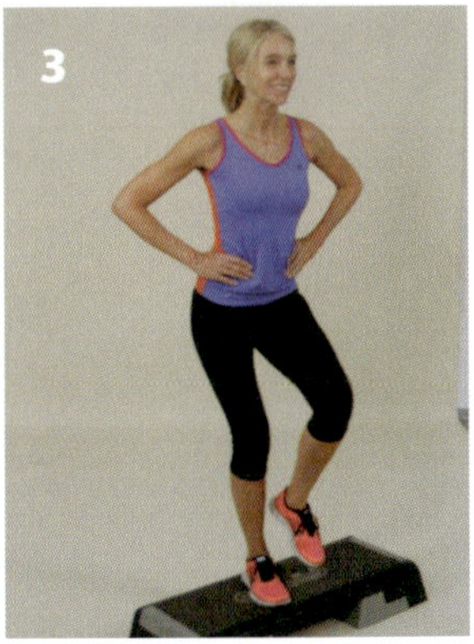

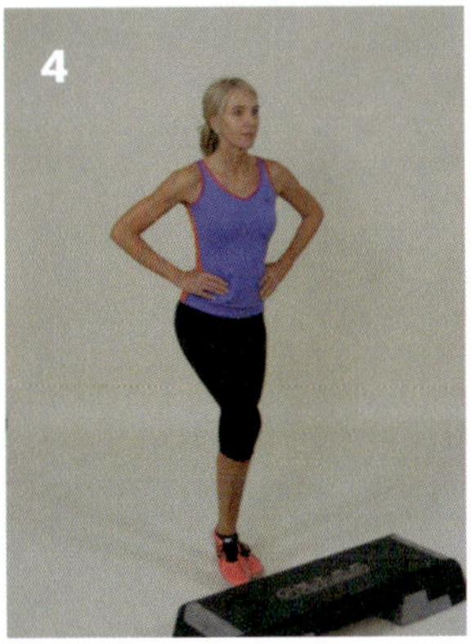

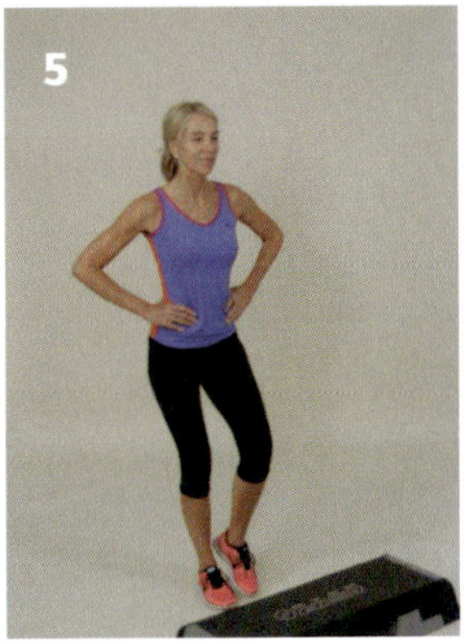

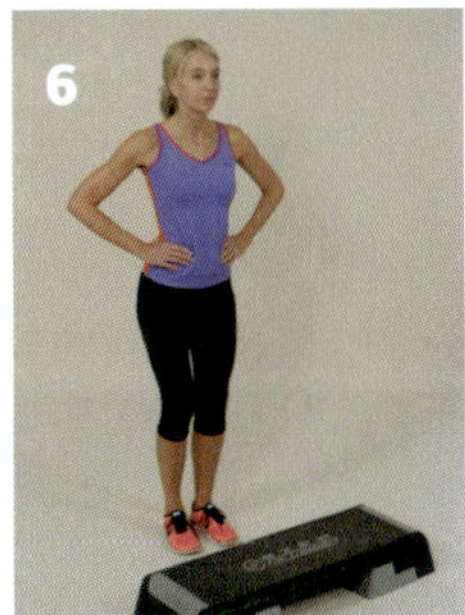

Triple & March

Hier kommt der Offbeat zum Einsatz. Langsame und schnell eingesetzte Schritte wechseln sich ab (1 und 2, 3, 4). Step re up (1), setze links vor dem Stepgerät schnell ab, aber bleibe mit dem Körperschwerpunkt über re (und), Step re erneut up (2), Step li down (3), Step re down (4).

- **Pas de Bourrée Step**

  Tap re up zum li Ende (1), Tap re up zum re Ende (2), Pas de Bourrée mit Drehung rechtsschultrig (3 und 4).

- **Over the Top**

  (Begonnen wird „from the Side".) Step re up (1), Step li up (2), Step re down (3),Tap li down (4).

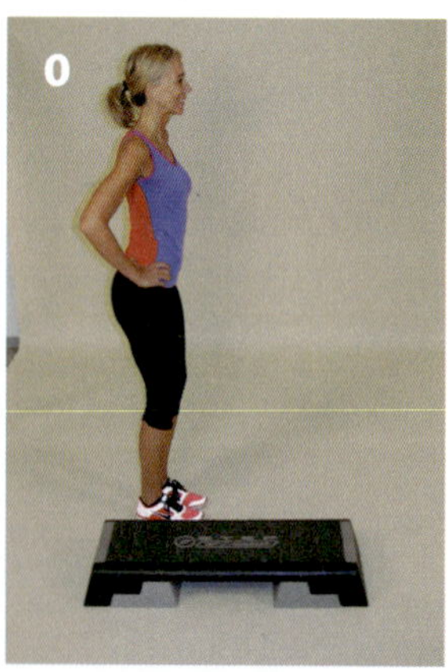

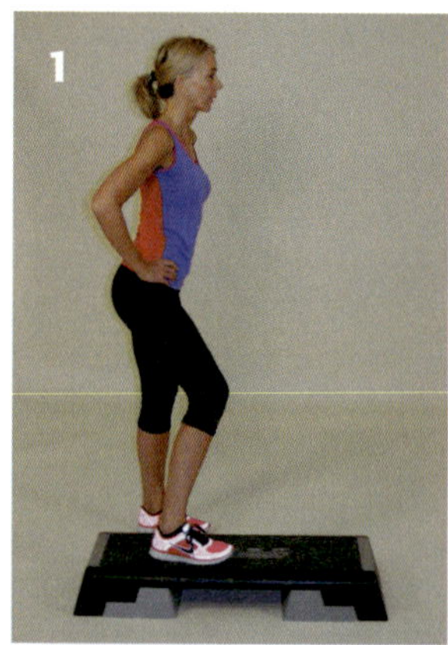

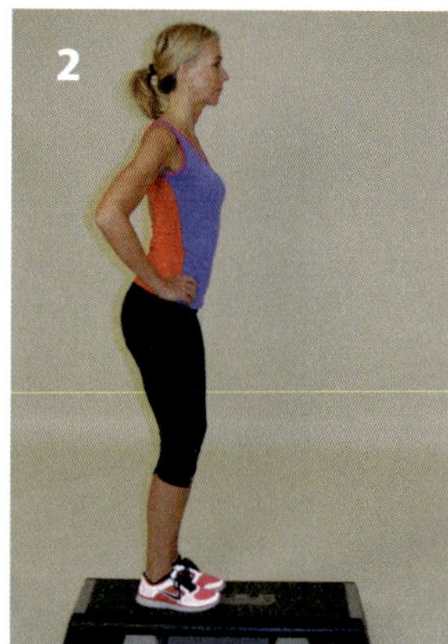

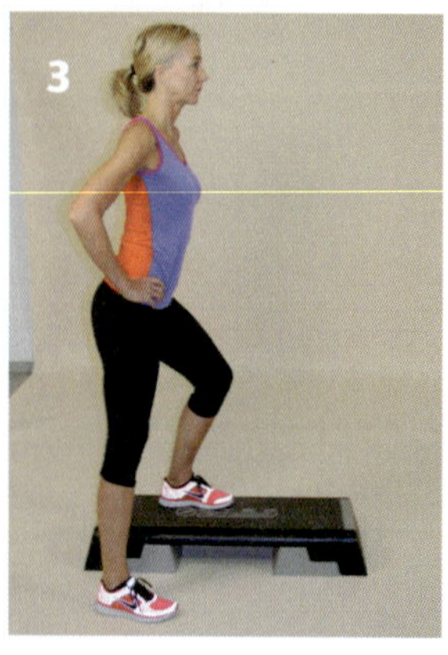

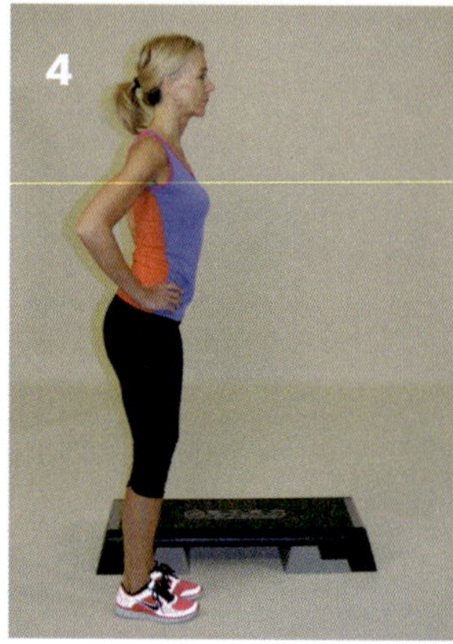

Across the Top

(Begonnen wird „Beside the End".) Step re up (1), Step li up (2), Step re down (3), Tap li down (4) (Bewegungsfolge in einer Richtung längs über den Step, Abfolge wie Up & Over).

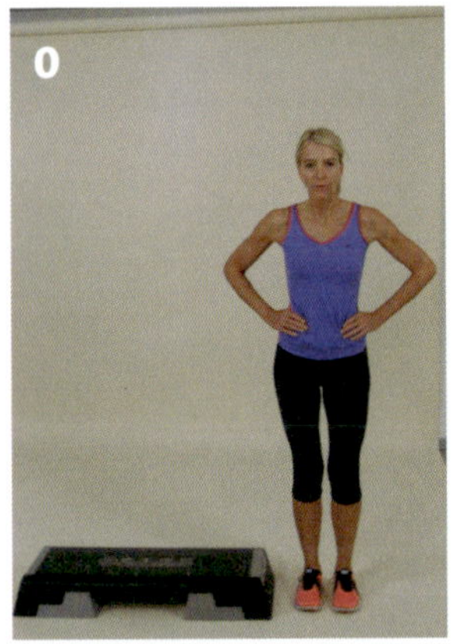

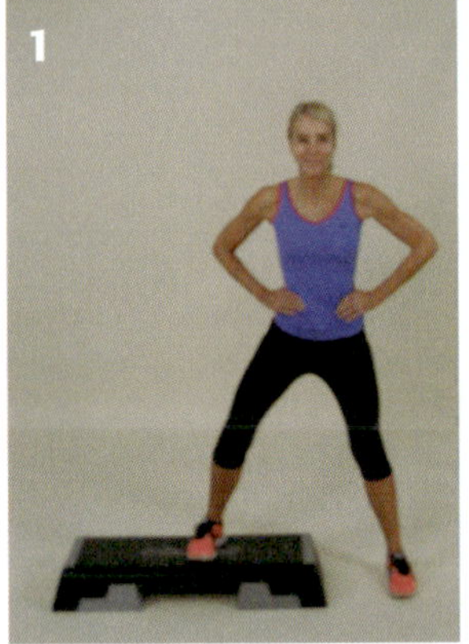

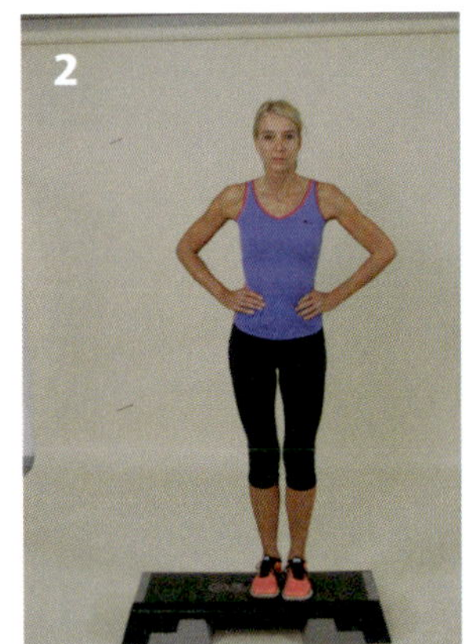

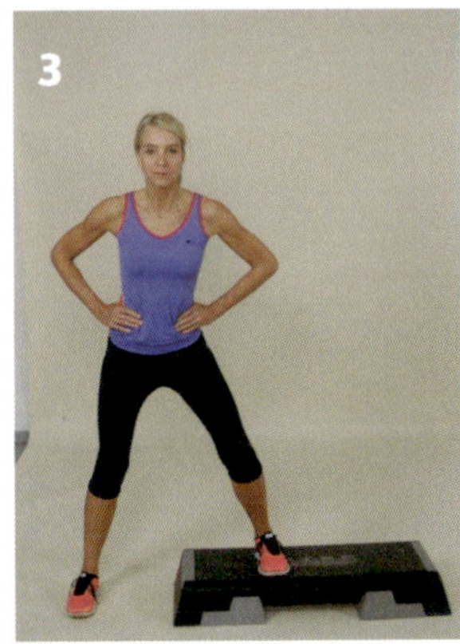

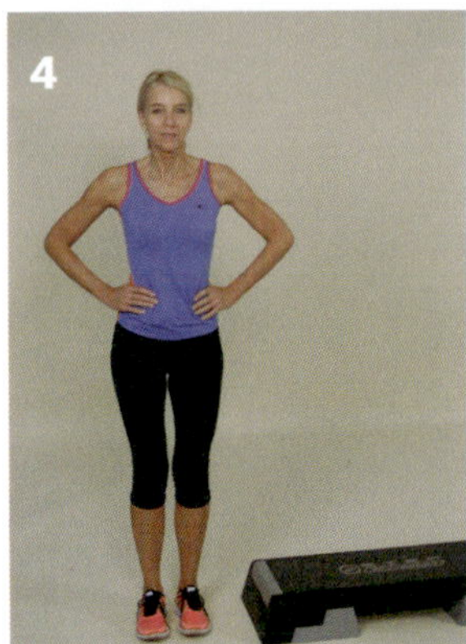

Corner to Corner

(Begonnen wird „from the Side of the Right End of the Step".) Die gleiche Bewegungsabfolge wie bei Across the Top und Up & Over, nur diagonal über den Step.

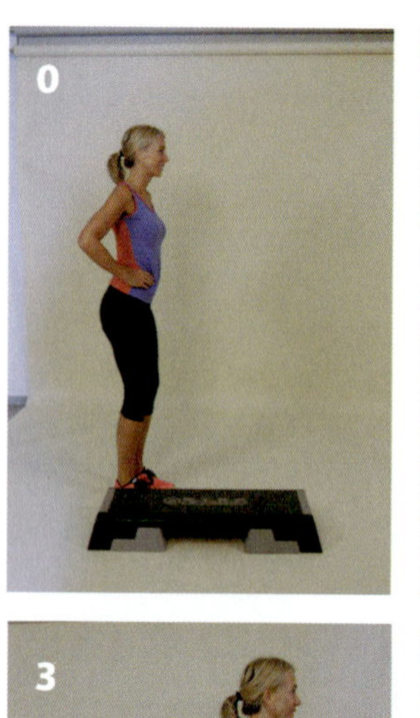

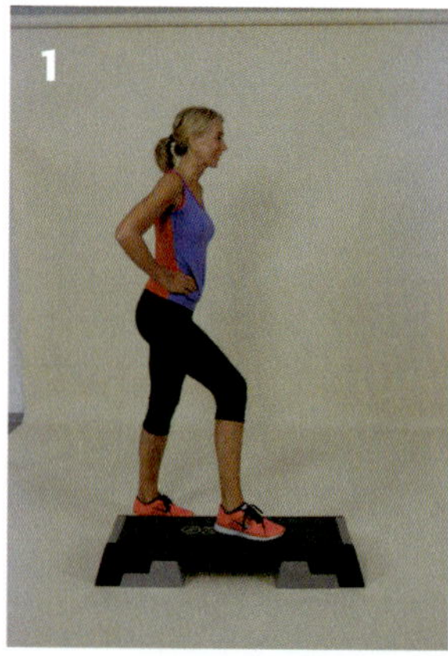

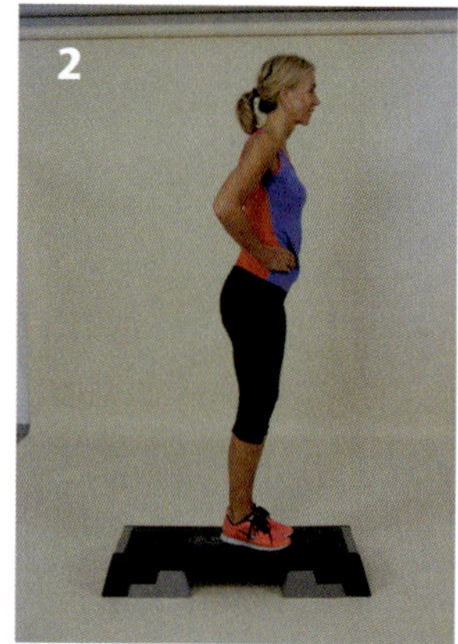

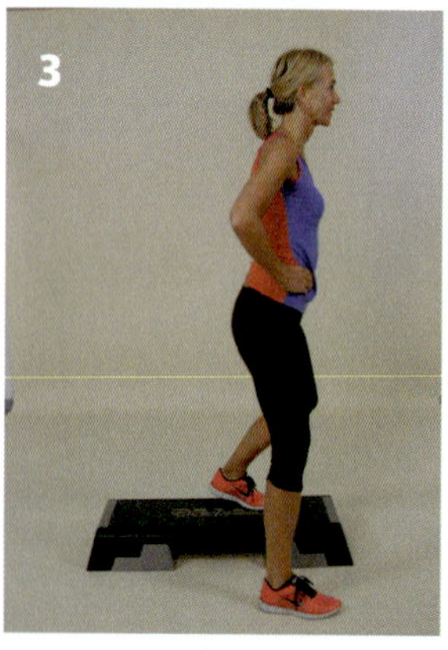

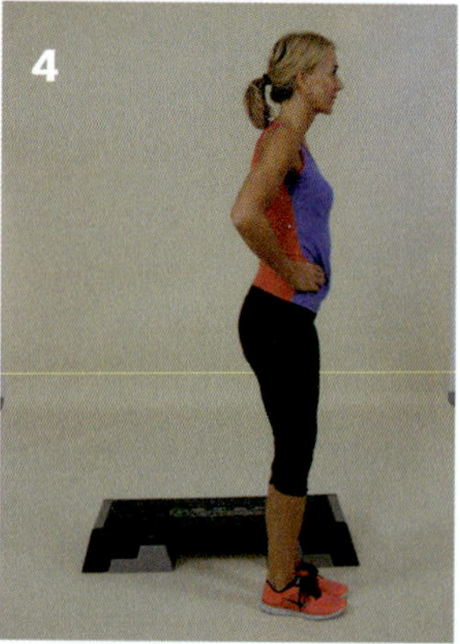

⊙ Step Straddle up

(Begonnen wird „from Astride".) Step re up (1), Step li up (2), Step re down zur re Seite (3), Step li down zur li Seite (4).

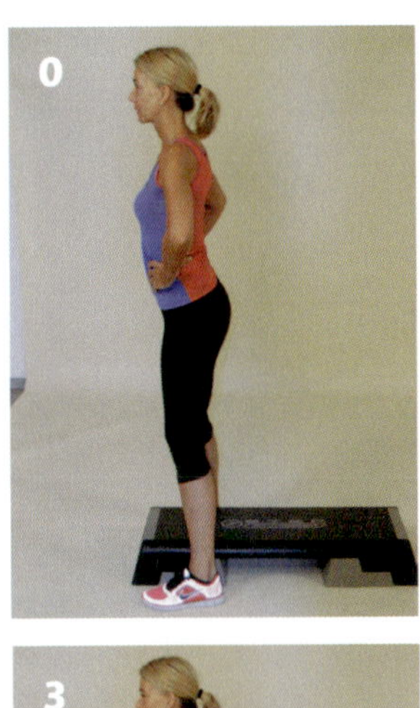

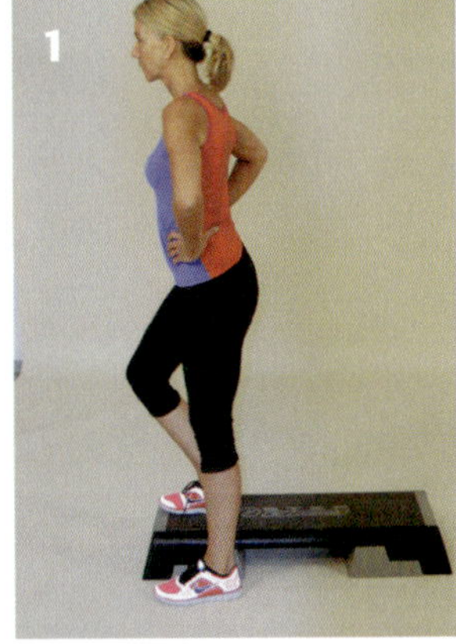

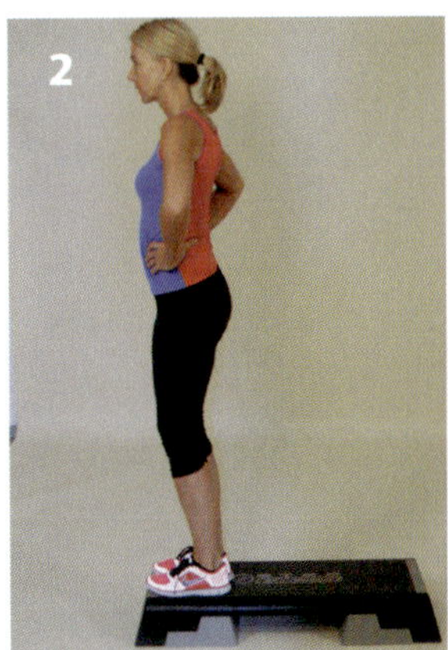

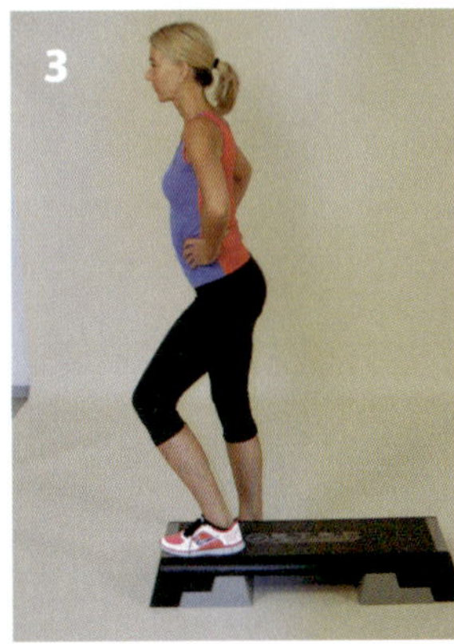

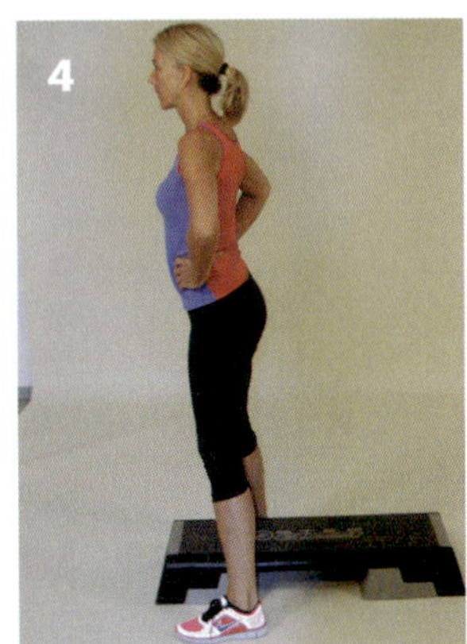

Step Straddle down

(Begonnen wird „from the Top".) Step re down neben das Stepgerät (1), Step li down neben das Stepgerät (2), Step re up auf das Stepgerät (3), Step li up auf das Stepgerät (4).

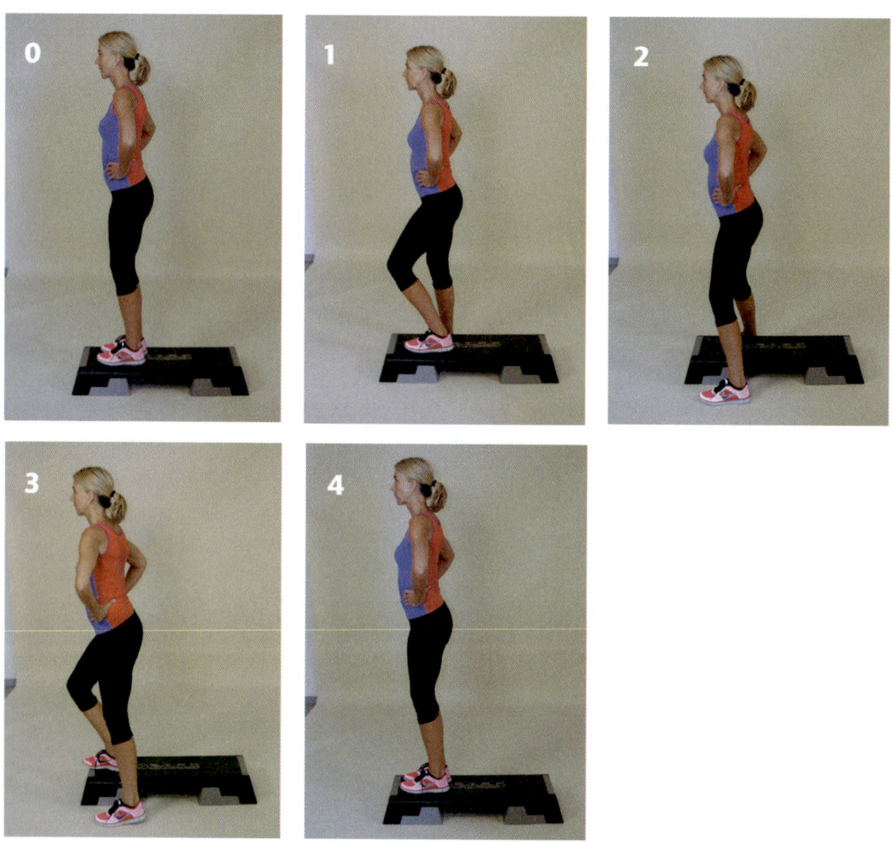

- **Turn Step**

  (Beschritten werden die Ecken eines Us und begonnen wird „von der Seite des re Endes".) Step re up zum re Ende von der Seite mit Vierteldrehung (1), Step over zum li Ende (2), Vierteldrehung nach re und Step re down (3), Tap li down (4).

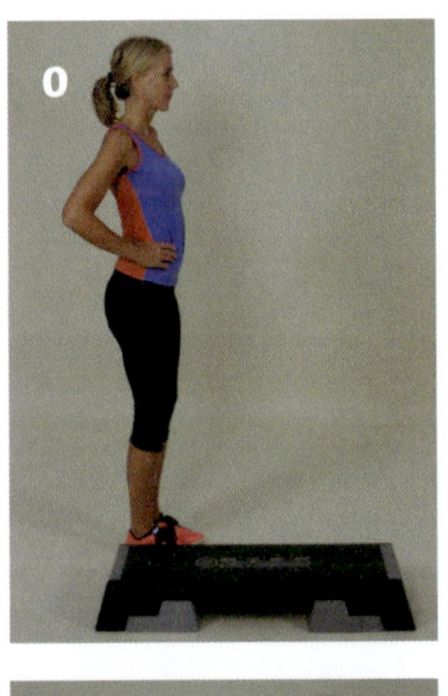

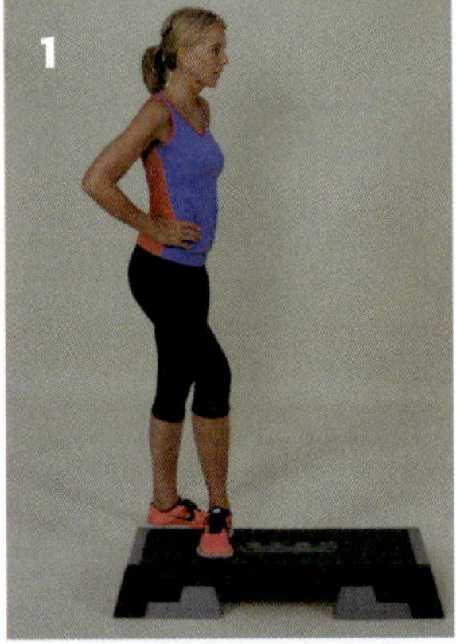

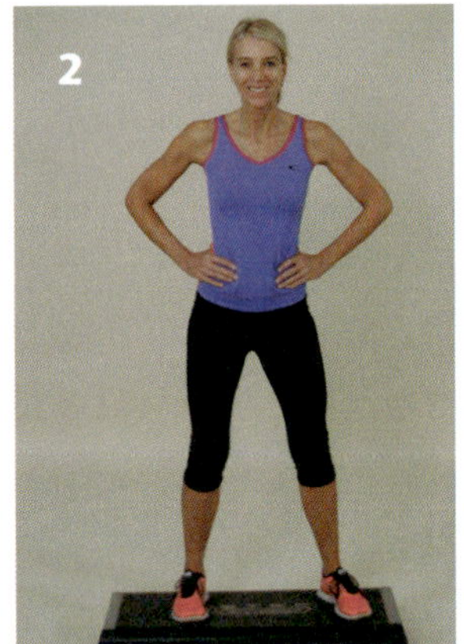

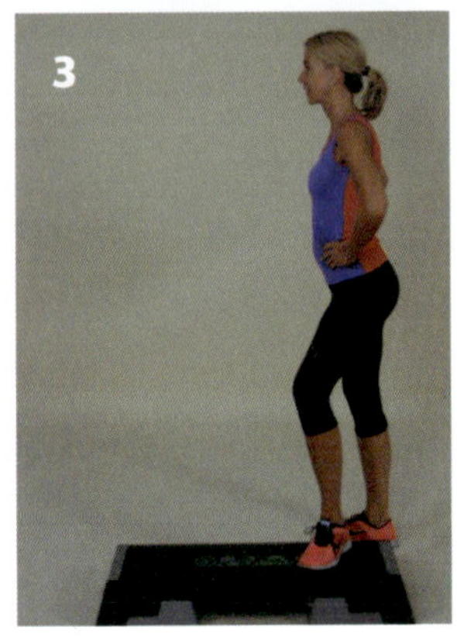

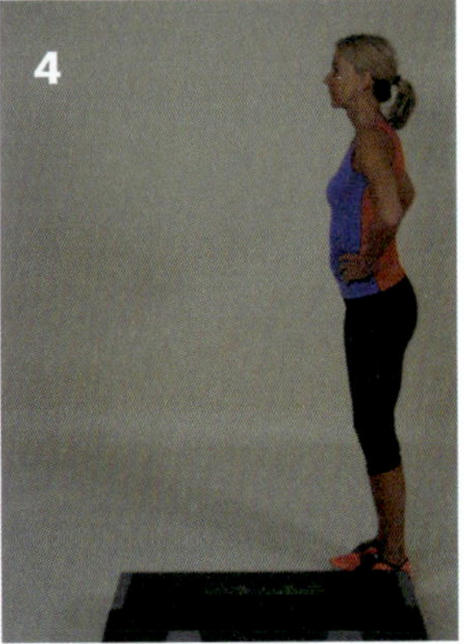

- **Galopp Turn Step**

  (begonnen wird „from the Front diagonal" am rechten Ende des Stepgeräts) Step re up diagonal am rechten Stepende (1), setze links schnell am Boden vor dem Stepgerät ab (und), Step re up diagonal am linken Stepende (2), Step li down bei Drehung um rechts (3), Step li down (4) – Blickrichtung jetzt „from the Front diagonal" in anderer Richtung.

- **Mambo Cha-Cha-Cha**

  (begonnen wird „from the Front diagonal") Step re up (1), verlagere zurück auf li (2), führe nach re einen Wechselschritt aus (3 und 4).

Übergangs- und Verbindungsschritte: Transitions

L-Pattern:

(Begonnen wird „from the Front an der li oder re Seite".) Step li up zum re Ende (1), Tap re up (2), Step re down zur re Seite (3), Tap li down (4).

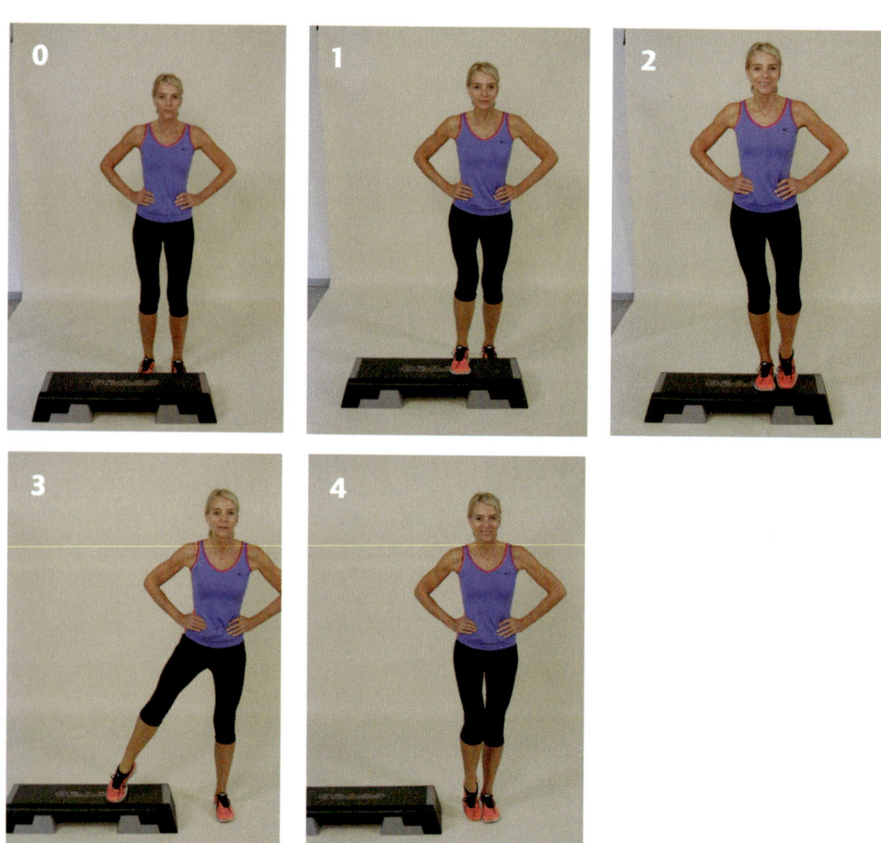

U-Pattern:

Schrittfolge auf 8 ZZ. (Begonnen wird „from the Front" am li oder re Ende.) Start am li Ende: Step re up (1), Tap li up (2), Step li down zurück (3), Step re down zum re Ende (4), Step li up (5), Tap re up (6), Step re down zurück (7), Step li down zum li Ende (8).

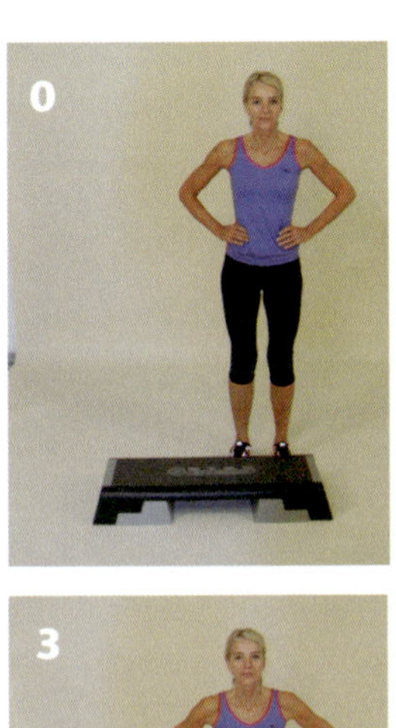
0
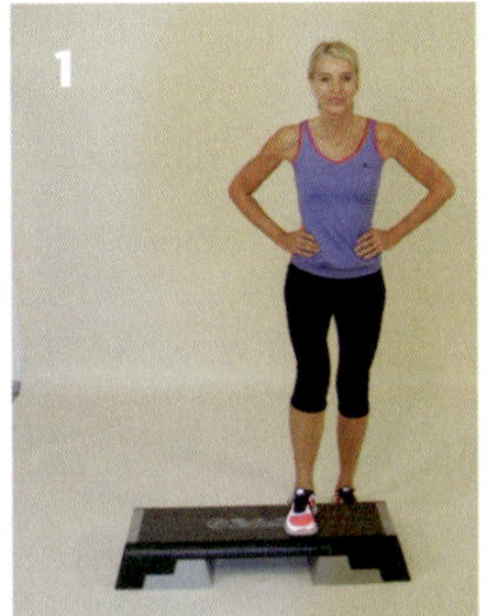
1
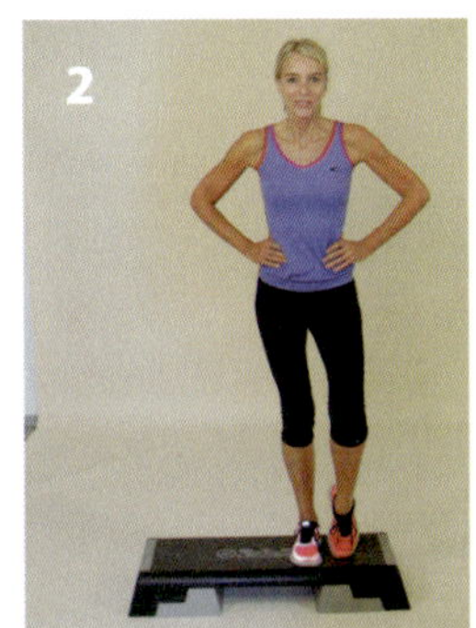
2
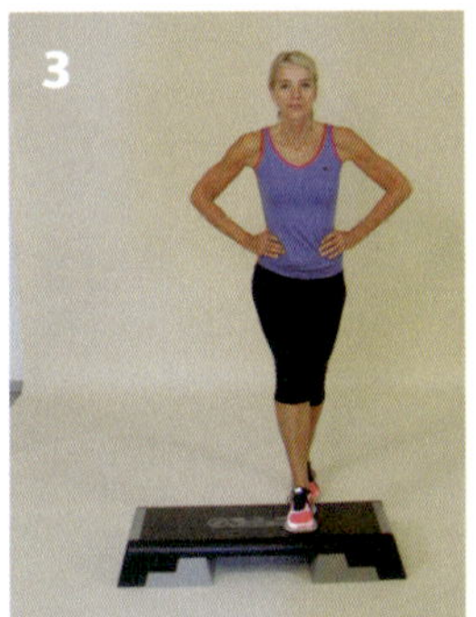
3
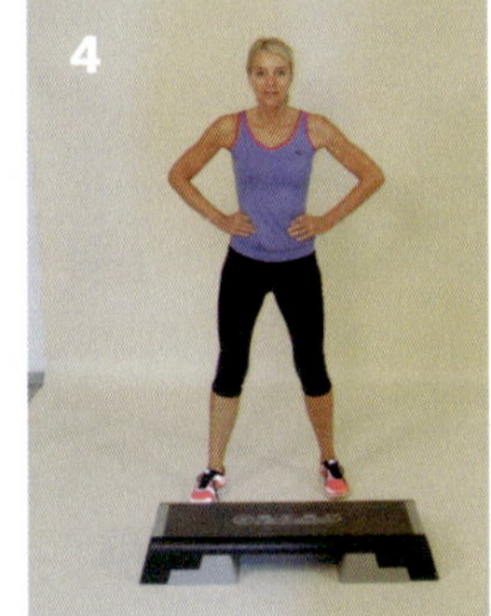
4
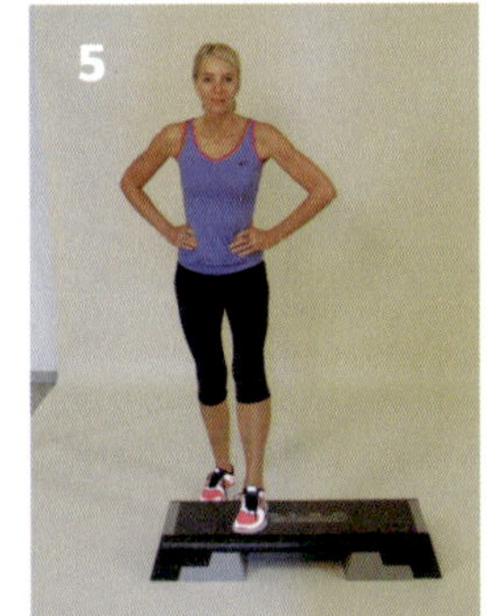
5
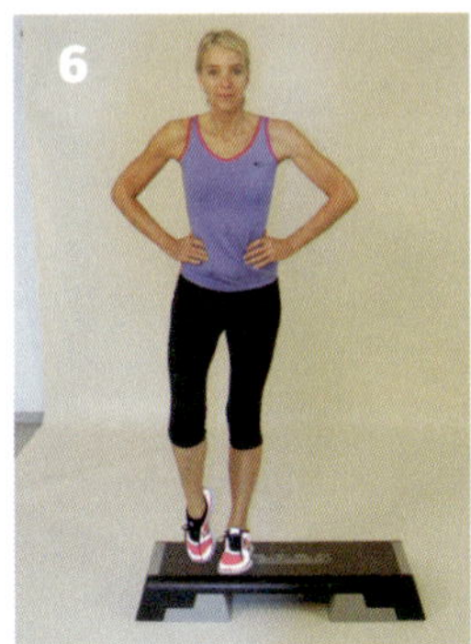
6
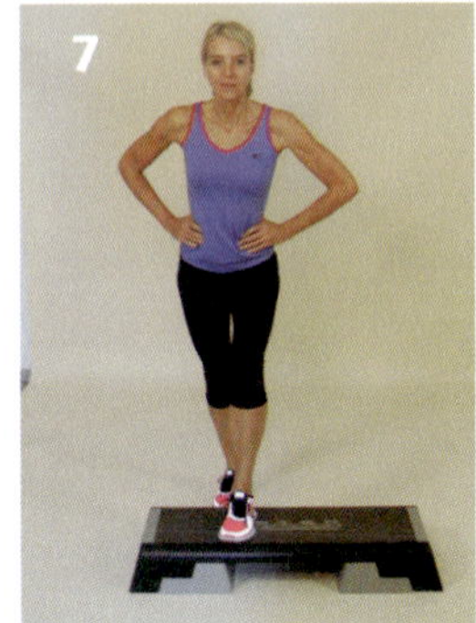
7
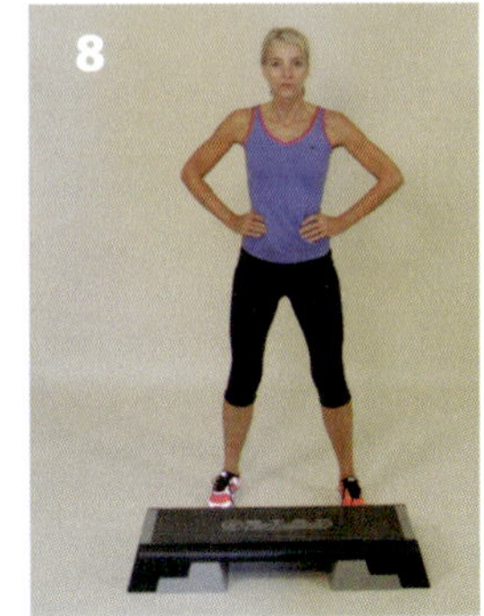
8

4.7 Armarbeit und Armbewegungen

Es gibt verschiedene Möglichkeiten, Armbewegungen zu ordnen und zu typisieren. So lassen sich mindestens sechs Einteilungskategorien unterscheiden:

1. Armbewegungen lassen sich hinsichtlich ihrer Ausführungsmöglichkeiten in (a) Beuge- und Streckbewegungen, (b) Abduktions- und Adduktionsbewegungen und (c) Rotationsbewegungen einteilen.
2. Unterteilt nach „Level" (das Verhältnis des Körpers oder einzelner Körperteile zur Dimension des Raums verstanden), finden sich Armbewegungen (a) unterhalb der Schulterregion, (b) mittig auf Schulterhöhe und (c) oberhalb der Schulterhöhe.
3. Armbewegungen (a) oben und unten, (b) vor und zurück und (c) seitwärts und diagonal beschreiben die Richtungen.
4. Die Qualität der Bewegungsausführung wird durch Kraft/Dynamik und Zeit beschrieben. Armbewegungen können demnach weich und fließend, hart und kraftvoll, schnellkräftig, zeitlich verzögert sein. Sie können auf den Takt, in halbem oder verdoppeltem Tempo ausgeführt werden.
5. Armbewegungen werden spiegelgleich (symmetrisch) oder spiegelungleich (asymmetrisch) ausgeführt.
6. Die „Chronologie" beschreibt die zeitlichen Abläufe von Bewegungen und differenziert zwischen synchronen und asynchronen Verläufen.

Die kleine Vokabelkunde listet häufig in der Praxis zur Anwendung kommende Armbewegungen auf. Vielfach orientieren sich die Bezeichnungen an den primär beteiligten Muskelgruppen.

Kleine Vokabelkunde

Was bedeutet eigentlich ...?

Push:	stoßen
Press:	pressen, drücken
Punch:	schlagen (auch Faustschlag)
Row:	rudern
Pull:	ziehen
Raise:	heben
Pump:	pumpen
Clap:	klatschen

Armbewegungen unterhalb der Schulterregion

Clap Hands:

Vor dem Körper auf Brusthöhe in die Hände klatschen.

Biceps Curl:

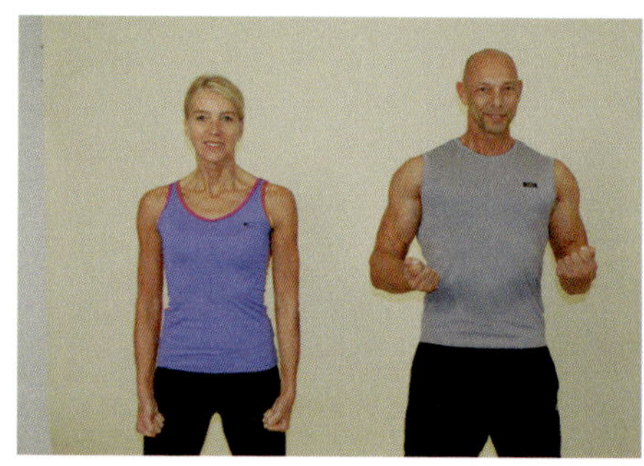

Beide Unterarme werden bei fixierten und seitlich am Rumpf anliegenden Oberarmen, aus der Streckung heraus, nach vorn oben gebeugt. Alternierend auch zur Seite oben und/oder im Wechsel mit dem rechten und linken Unterarm.

Triceps Kick Back:

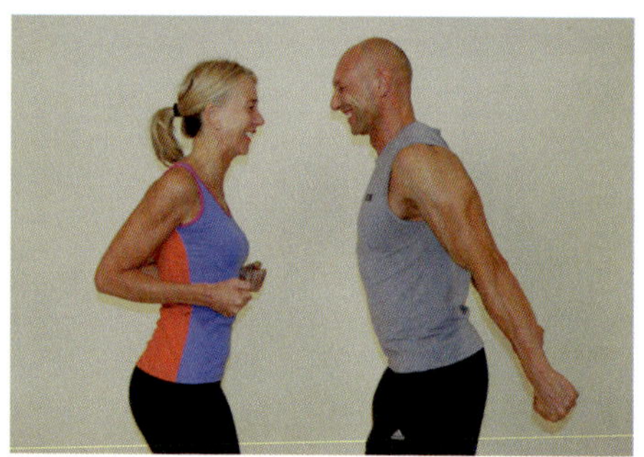

Die Fäuste beider Hände befinden sich links und rechts in der Taille, die Ellbogen beider Arme hinter den Schultern; aus dieser Position heraus werden die Unterarme nach hinten diagonal unten gestreckt und wieder angewinkelt. Alternierend können die Unterarme auch wieder im Wechsel bewegt werden.

Triceps Kick Side:

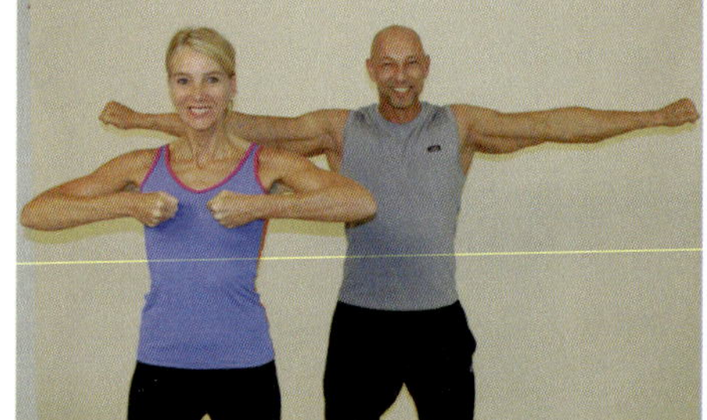

Der Bewegungsablauf entspricht dem des Triceps Kick Backs, nur aus einer anderen Ausgangsposition heraus. Die Bewegung erfolgt in seitlicher Richtung und in eine andere Richtung.

Rolling Arms:

Die Unterarme werden auf Bauchhöhe umeinander gedreht.

Punching Arms:
Ausgehend von der Hüftfassung beider Hände, werden die Arme abwechselnd auf Hüfthöhe nach vorn geschlagen.

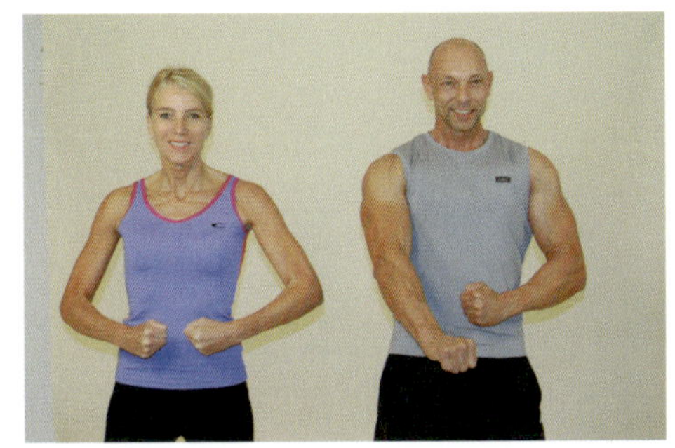

Rowing Arms oder Rudern:
Die nach vorn, in etwa auf Hüfthöhe, gestreckten Arme, werden durch Beugung im Ellbogengelenk an die Taille herangeführt und danach wieder in die Ausgangsposition gebracht. Die Bewegung ähnelt der Ruderbewegung.

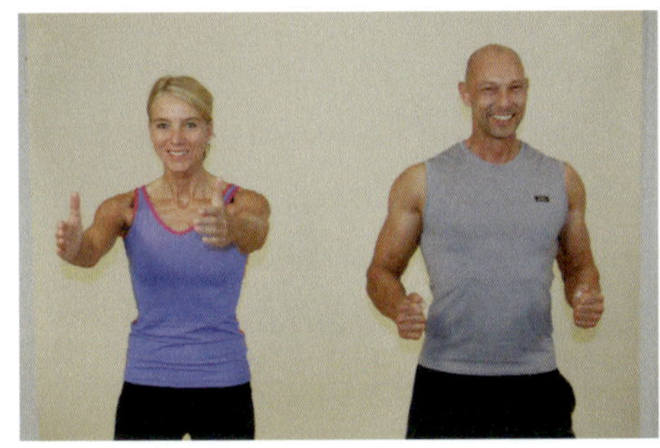

Side Raise:
Beide Oberarme sind seitlich am Rumpf fixiert, die Unterarme durch eine 90°-Winkelstellung im Ellbogengelenk nach vorn gehalten. In dieser L-Formation der Arme werden die Ellbogen über die Seite auf Schulterhöhe gebracht und wieder in die Ausgangsposition gesenkt.

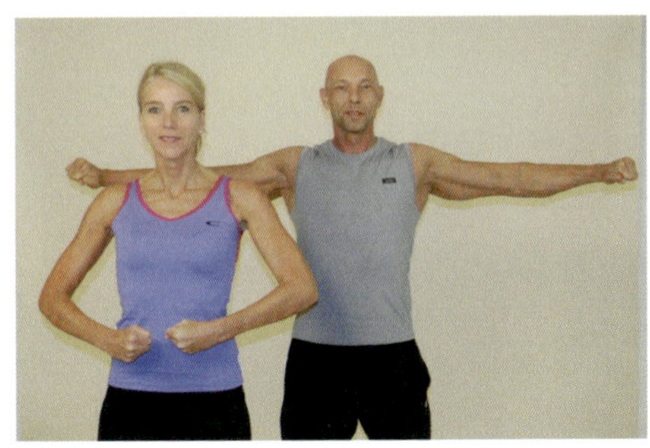

4

Front Raise:
Beide Arme werden, von der Hüfte ausgehend, gestreckt und parallel vor dem Körper auf Brusthöhe gehoben und wieder in die Ausgangsposition gesenkt.

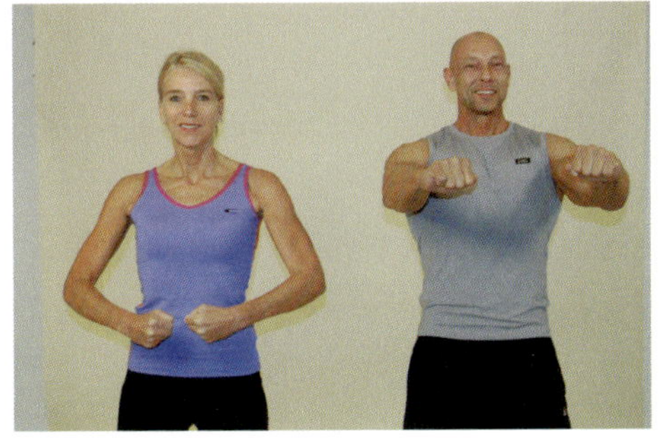

Armbewegungen auf Schulterhöhe

Chest Press:

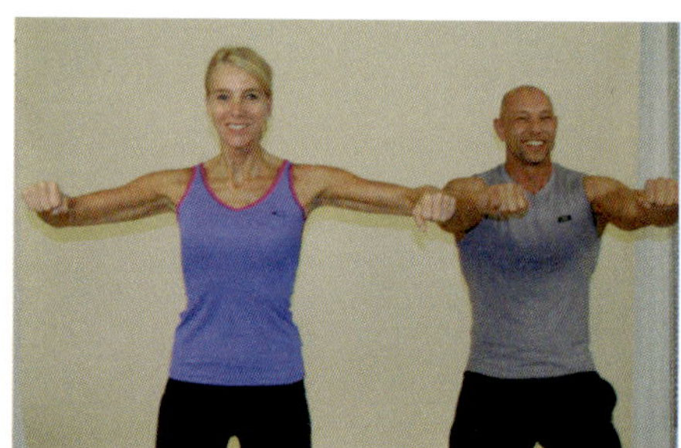

Die Ellbogen befinden sich seitlich auf Schulterhöhe, während die Fäuste beider Hände von den Schultern aus nach vorn gestreckt und wieder zurückgeführt werden.

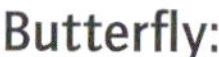

Butterfly:

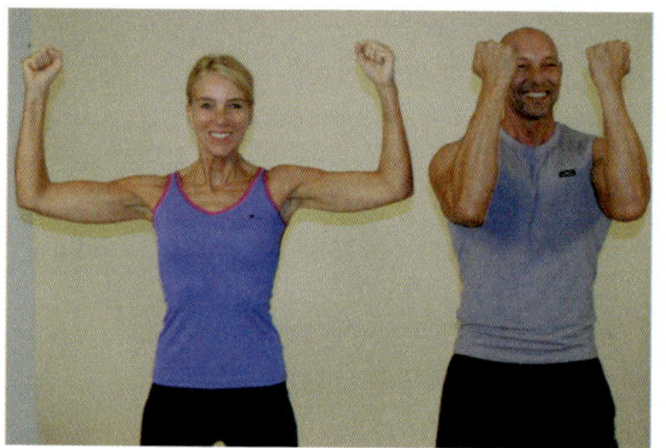

Die Ellbogen werden seitlich auf Schulterhöhe gehalten, während die Unterarme senkrecht nach oben ausgerichtet sind. Aus dieser L-Haltung heraus werden die Unterarme vor dem Gesicht geschlossen und wieder in die Ausgangsposition gebracht.

Reverse Butterfly:

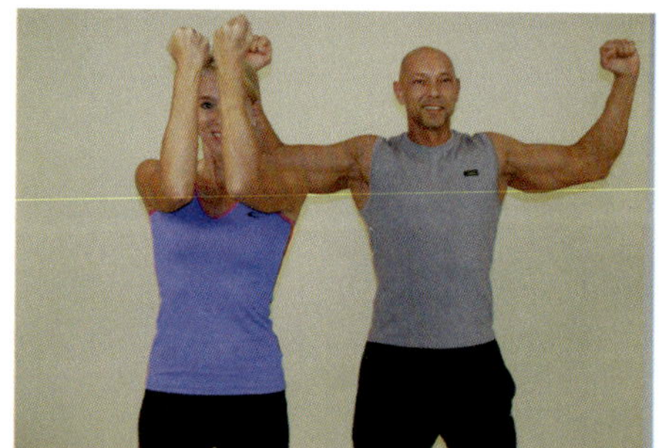

Siehe Butterfly. Bei dieser Ausführung verläuft die Bewegung in umgekehrter Richtung.

Shoulder Pull:

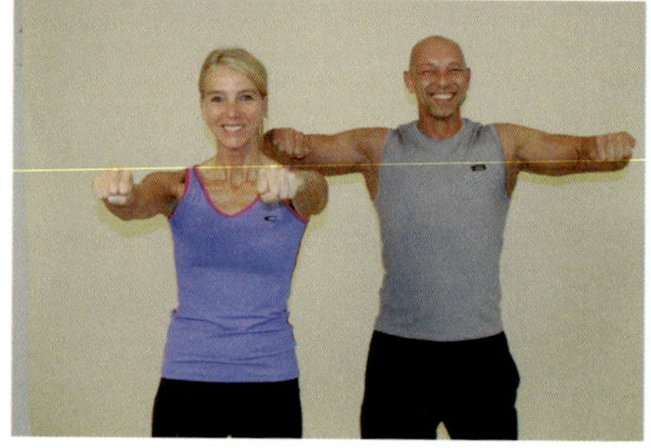

Beide Arme werden auf Schulterhöhe gestreckt vor dem Körper gehalten. Dann werden die Ellbogen seitlich neben die Schultern gezogen, wobei die Ellbogengelenke in eine 90°-Winkelposition gebracht und anschließend zurück in die Streckung geführt werden.

Diagonal Punch:

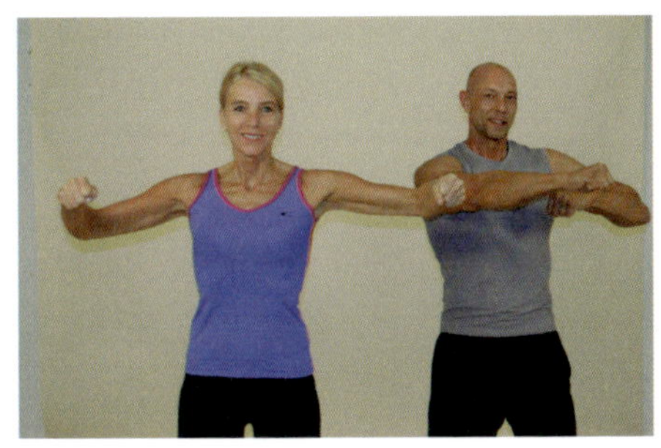

Die Fäuste beider Hände befinden sich vor den Schultern, die Ellbogen jeweils seitlich neben den Schultern. Ein Arm wird diagonal vor den Körper gestreckt, während der andere zur Seite herausgeführt wird. Beide Armbewegungen erfolgen im rhythmischen Seitenwechsel.

Armbewegungen oberhalb der Schulter

Overhead Press:

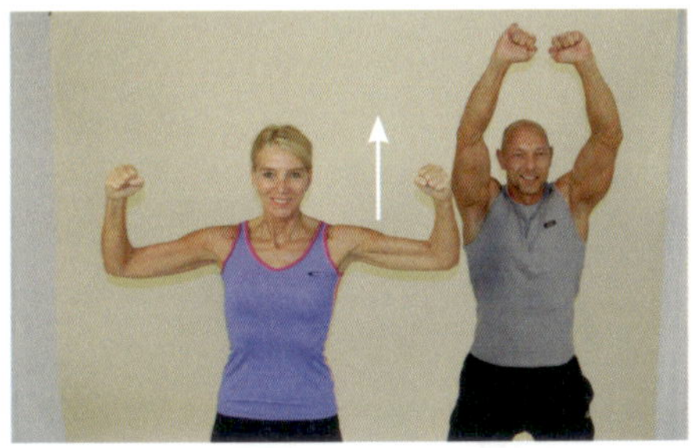

Die Fäuste beider Hände werden von der Schulter aus diagonal nach oben gestreckt und wieder zurück in die Ausgangsposition geführt.

Lateral Pulls (Latzug):

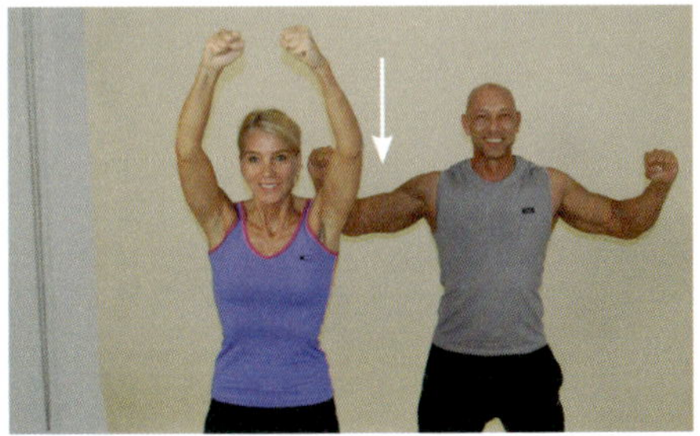

Beide Arme werden bei leicht gebeugten Ellbogengelenken diagonal vor und oberhalb der Stirn gehalten. Von dort aus werden die Arme diagonal nach unten gezogen und wieder hochgedrückt.

Mischformen

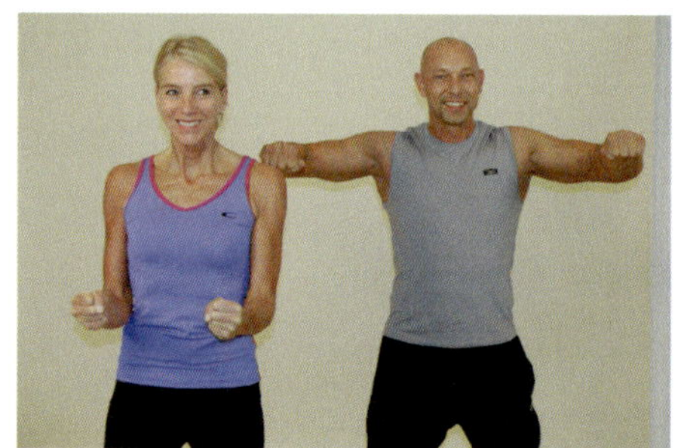

Lateral Raises:

Beide Arme werden aus der seitlichen Rumpfhaltung auf Schulterhöhe geführt und wieder in die Ausgangsposition gebracht.

Circle:

Beide Arme kreisen um 360° vor dem Körper. Beide Bewegungsrichtungen sind möglich.

4.8 Funktionsgymnastische Übungen mit und am Stepgerät

Die nachfolgenden Ausführungen sind als Übungssammlung gedacht.

Dehnübungen werden in den einzelnen Programmen im Warm-up (Pre-Stretch) dynamisch und im Cool-down gehalten eingesetzt. Kräftigungsübungen werden im Workout bzw. in der Kraft- und Beweglichkeitsphase durchgeführt.

Dehnübungen

Muskulatur: Wade (M. soleus, M. gastrocnemius)

D1: Der rechte Fuß steht auf der Plattform, der Ballen des linken Fußes wird auf der Stepkante abgestützt und die Ferse wird Richtung Boden gesenkt.

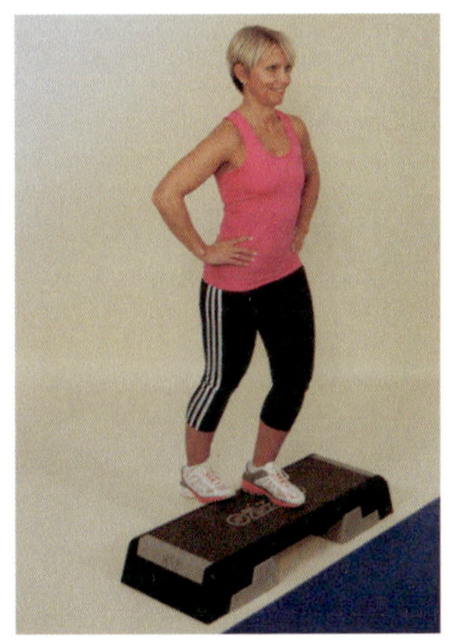

D2: Aus der hüftbreiten, parallelen Position wird das linke Bein gebeugt und das rechte Bein gestreckt im Ausfallschritt zurückgesetzt. Die rechte Ferse wird in den Boden gedrückt.

Beachte: Die Zehenspitzen zeigen nach vorn, rechtes Knie- und Fußgelenk stehen übereinander, der Rücken bildet die Verlängerung des zurückgeführten Beins.

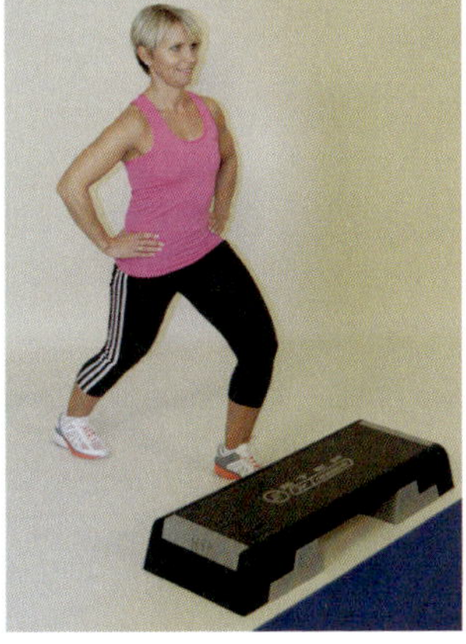

Muskulatur: Oberschenkelrückseite (ischiokrurale Muskelgruppe)

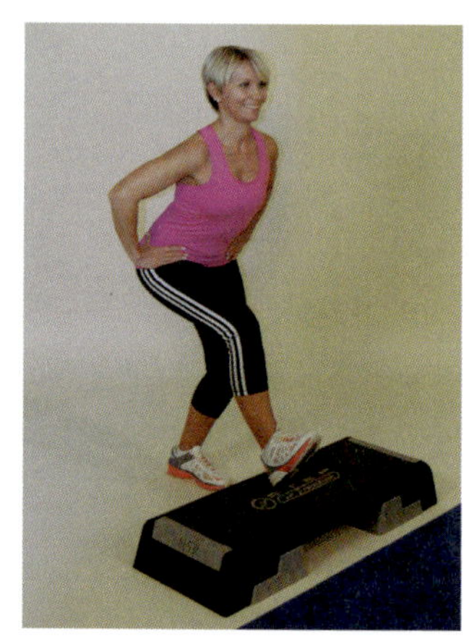

D3: Aus der gebeugten Beinposition wird das Gewicht auf das linke Bein verlagert, das rechte Bein wird bei gebeugtem Fußgelenk vorgestreckt und der Oberkörper mit geradem Rücken vorgeneigt.

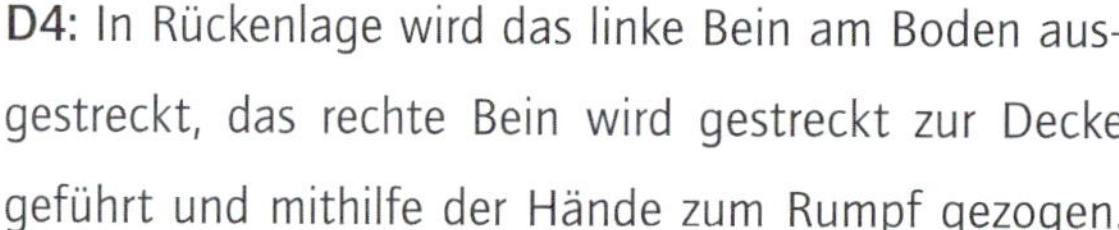

D4: In Rückenlage wird das linke Bein am Boden ausgestreckt, das rechte Bein wird gestreckt zur Decke geführt und mithilfe der Hände zum Rumpf gezogen.

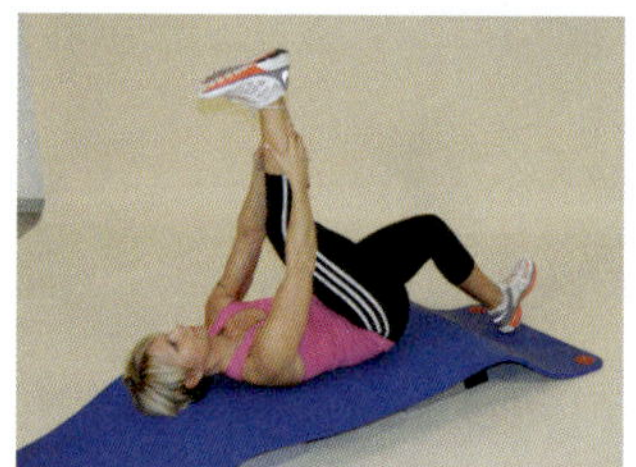

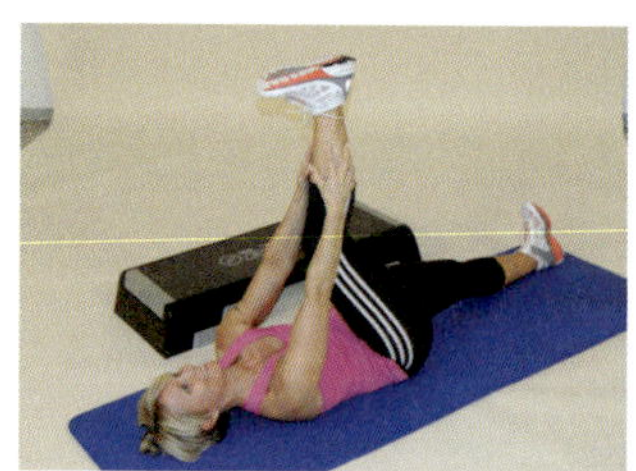

Muskulatur: Oberschenkelvorderseite (M. quadriceps femoris)

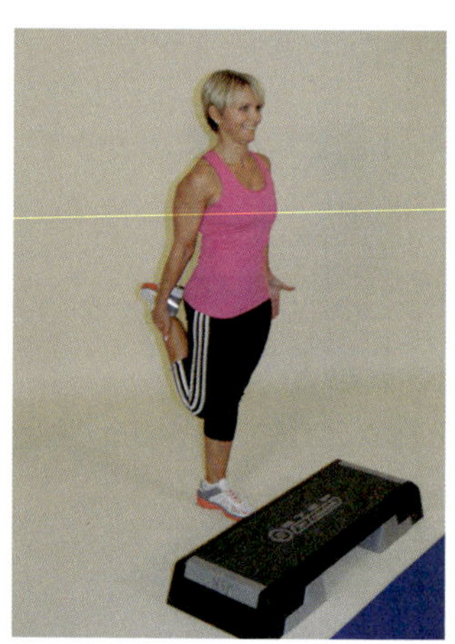

D5: Aus der hüftbreiten, parallelen Beinposition wird die rechte Ferse an das Gesäß herangezogen.

Beachte: Das Standbein leicht beugen, Hüfte und Schultern parallel nach vorn ausrichten, den Bauch anspannen, Knie sind parallel.

Muskulatur: Oberschenkelinnenseite (Adduktoren)

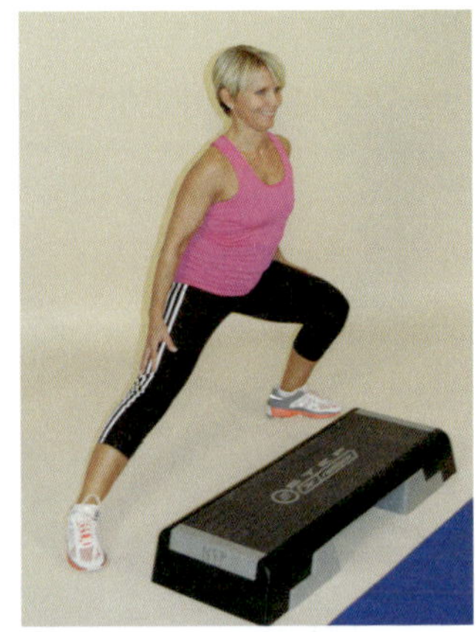

D6: Aus der auswärts gedrehten, weiten Standposition wird das linke Knie gebeugt über die linke Fußspitze geführt. Das gestreckte rechte Bein wird zum Boden gedrückt.

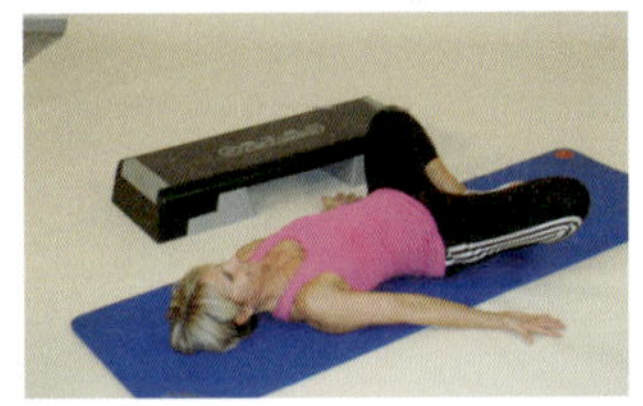

D7: Aus der Rückenlage werden die im Kniegelenk leicht gebeugten Beine nach außen gedrückt.

Muskulatur: Hüftbeuger (M. illiopsoas)

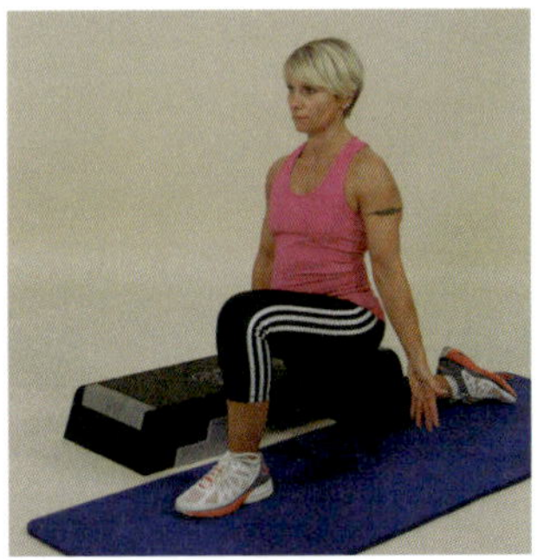

D8: Aus der hüftbreiten, parallelen Position wird der Unterschenkel des rechten Beins nach hinten geführt und am Boden aufgesetzt. Gleichzeitig wird der Oberkörper auf dem linken Oberschenkel abgestützt, wobei Knie- und Fußgelenk in einer senkrechten Linie zueinander stehen. Der rechte Oberschenkel wird zum Boden gedrückt.

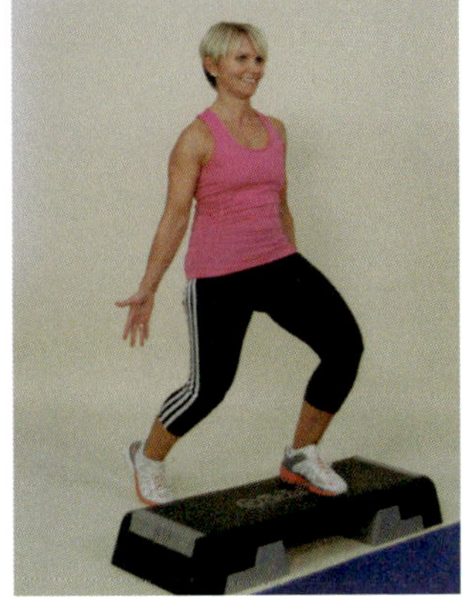

D9: Aus der Schrittstellung wird bei gebeugten Beinen die Hüfte nach vorn gedrückt.

Beachte: Hüfte und Schultern parallel nach vorn ausrichten, den Rücken gerade halten.

Muskulatur: Gesäß und unterer Rücken (M. glutaeus maximus und M. erector spinae)

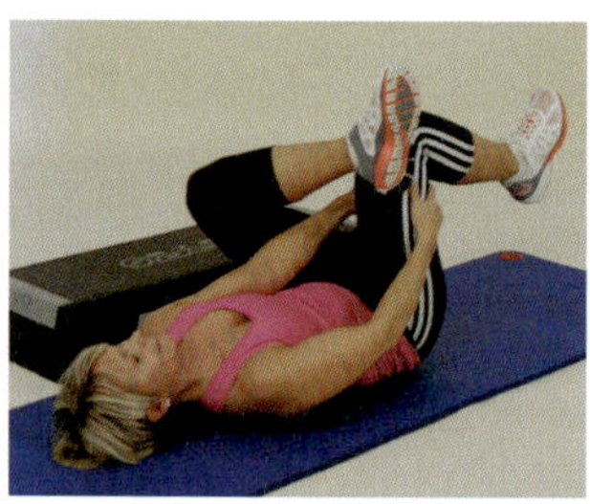

D10: In der Rückenlage wird der rechte Fuß aufgestellt, der linke Fuß wird auf dem angewinkelten rechten Knie abgestützt. Die Arme ziehen nun das rechte Bein zum Oberkörper.

Muskulatur: Rücken

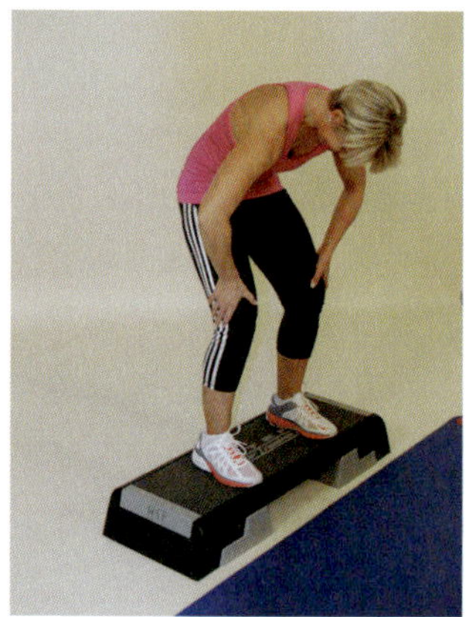

D11: Aus der auswärts gedrehten, weiten Beinposition bei gebeugten Kniegelenken und aufgerichteter Wirbelsäule wird der Rücken gerundet.

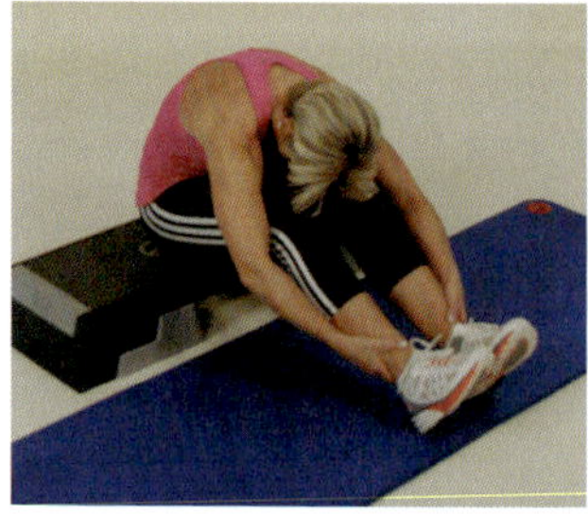

D12: Aus der sitzenden Position wird der Oberkörper vorgeneigt, dabei umfassen die Hände die Fußgelenke und der Rücken wird gerundet.

D13: In der Rückenlage (auf dem Stepgerät) werden beide Knie Richtung Brustkorb herangezogen, der Kopf wird Richtung Knie geführt.

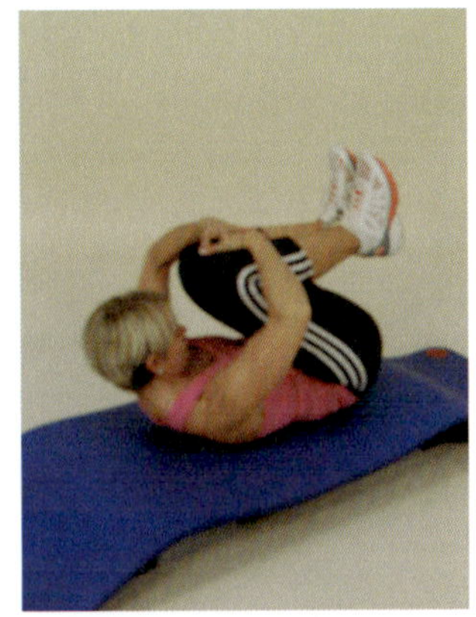

D14: Im Langsitz wird das rechte Bein über das linke Bein gestellt. Die linke Hand drückt das rechte Knie sanft nach links während der Oberkörper nach rechts außen dreht.

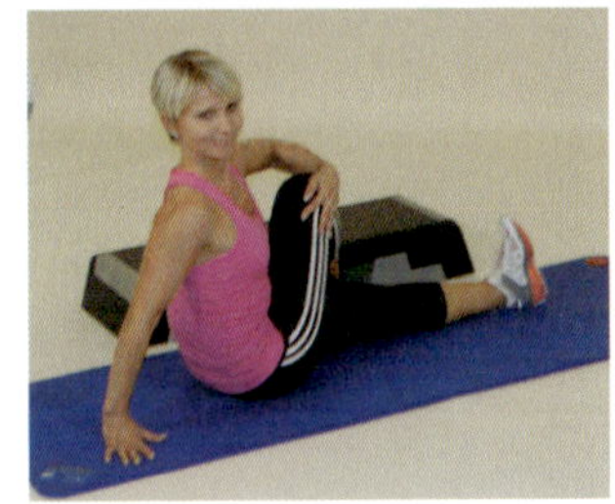

Muskulatur: Seitliche Rumpfmuskulatur/ breiter Rückenmuskel (M. latissimus)

D15: Bei aufrechter Oberkörperhaltung werden beide Arme über den Kopf geführt, die linke Hand umschließt den rechten Ellbogen. Der Oberkörper wird nach links geneigt.

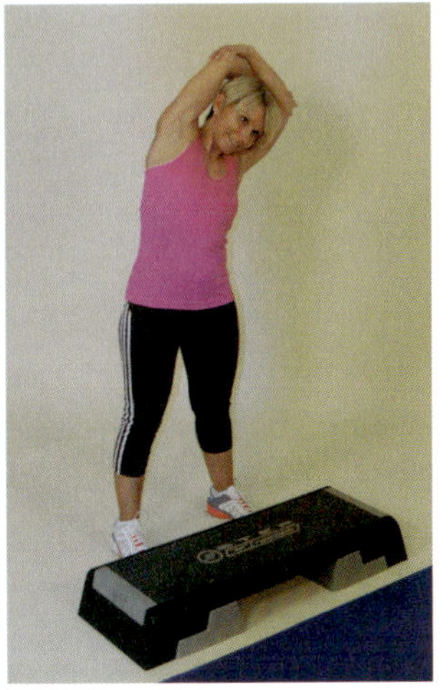

Muskulatur: Schulterblattmuskulatur (Mm. rhomboidei)

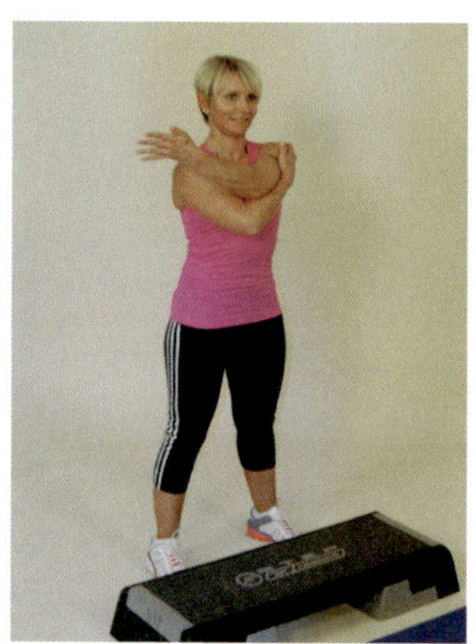

D16: Bei aufrechter Körperhaltung wird die rechte Hand auf die linke Schulter gelegt, die linke Hand zieht den rechten Ellbogen an den Oberkörper.

Muskulatur: Vordere Schultermuskulatur und Brustmuskulatur (M. deltoideus und M. pectoralis)

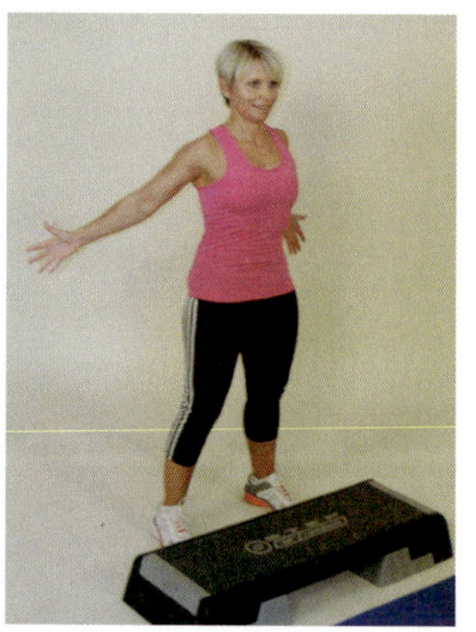

D17: Bei aufrechter Oberkörperhaltung werden die hinter dem Rücken gehaltenen Arme nach oben gedrückt.

Muskulatur: Seitliche Hals-Nacken-Muskulatur (M. sternocleidomastoideus)

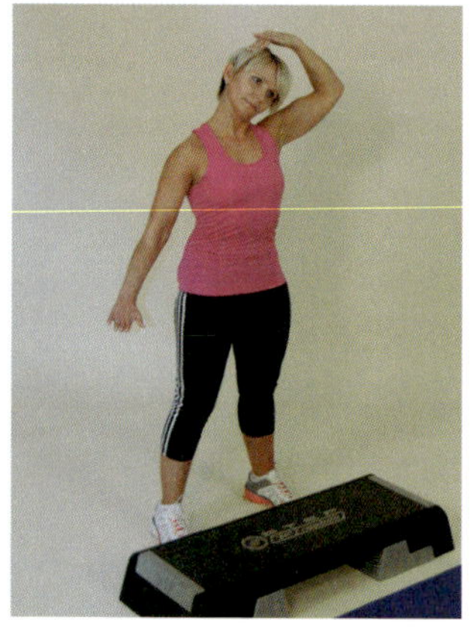

D18: Der Kopf wird zurückgezogen (Doppelkinnposition). Die linke Hand umfasst die rechte Schläfe und zieht den Kopf vorsichtig zur linken Seite. Die rechte Hand zieht gegengleich nach rechts unten (sowohl in der Stand- als auch in Sitzposition möglich).

Muskulatur: Hals-Nacken-Muskulatur (M. trapezius)

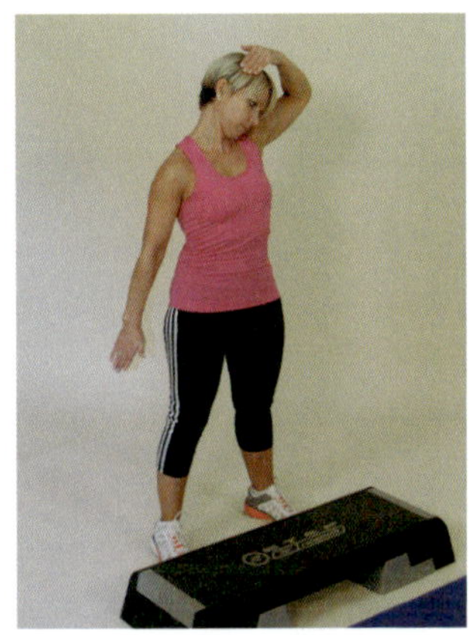

D19: Aus der Doppelkinnposition wird der Kopf seitwärts geneigt und die Nasenspitze zur Schulter gezogen (sowohl in der Stand- als auch in der Sitzposition möglich).

Muskulatur: Hintere Hals-Nacken-Muskulatur (M. trapezius)

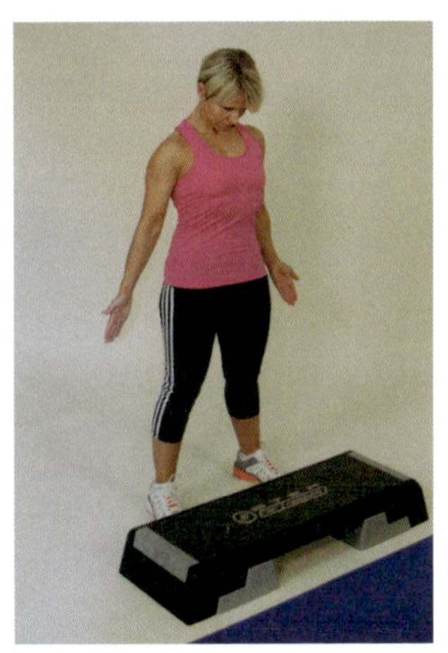

D20: Bei aufrechter Körperhaltung und sich annähernden Schulterblättern wird das Kinn vorsichtig Richtung Brustbein gedrückt (sowohl in der Stand- als auch in der Sitzposition möglich).

Kräftigungsübungen mit und am Stepgerät

Muskulatur: Oberer Anteil der Rückenmuskulatur (Mm. rhomboidei)

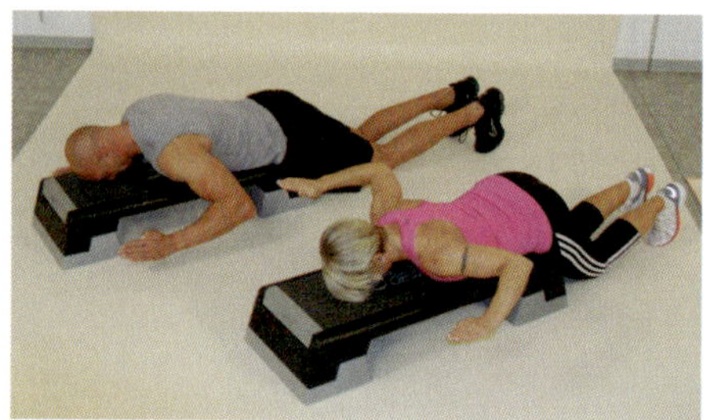

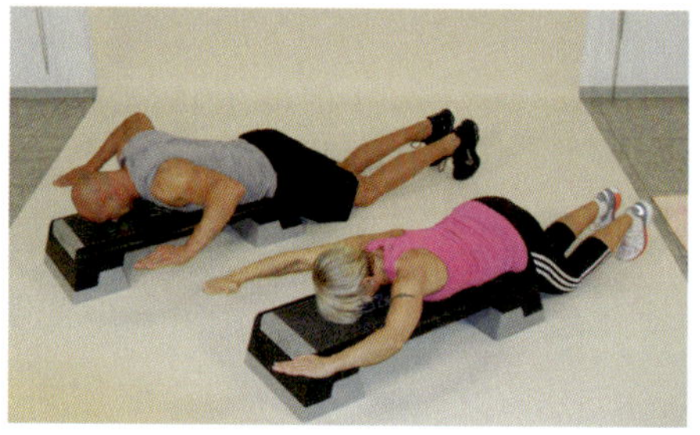

K1: *Ausgangsposition:* Bauchlage auf dem Längsstep, die Knie liegen auf dem Boden, die Stirn liegt auf der Stepplattform, die Arme sind seitlich angewinkelt.

Übungsausführung: Beide Arme gleichzeitig auf Schulterhöhe anheben und senken.

Variation: Die auf Schulterhöhe angehobenen Arme vor- und zurückführen.

Rückenmuskulatur

Muskulatur: Rückenmuskulatur (M. erector spinae, M. latissimus, M. trapezius)

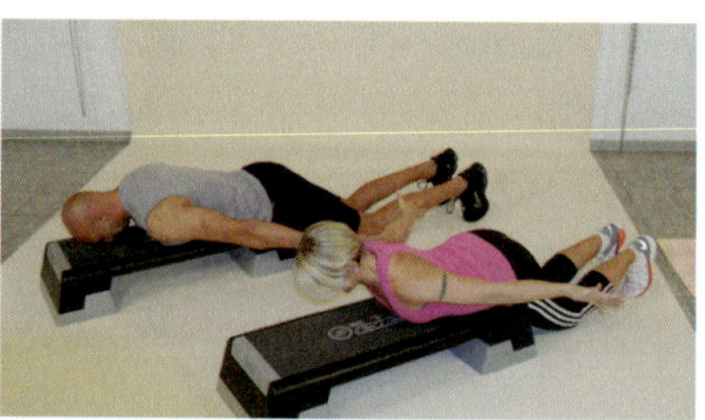

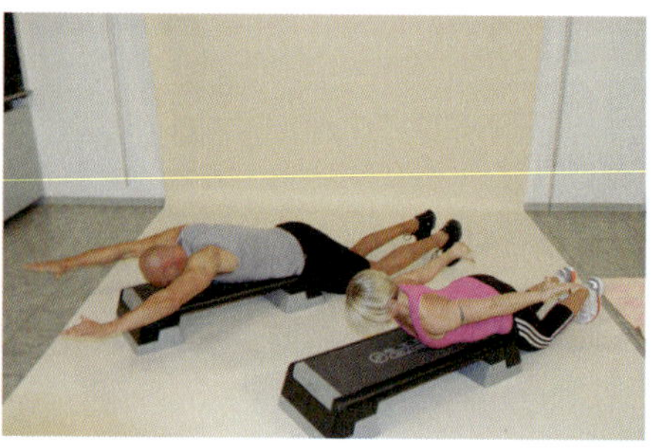

K2: *Ausgangsposition*: Bauchlage auf dem Längsstep, die Knie liegen auf dem Boden, die Stirn liegt auf der Stepplattform, die Arme sind seitlich neben dem Rumpf mit den Handrücken zum Boden.

Übungsausführung: Kopf und Brust von der Plattform lösen und die Arme ausdrehen (Handflächen zeigen zum Boden).

K3: *Variation:* Arme aus der Vorhalte seitlich gestreckt über das Gesäß und wieder zurückführen.

Muskulatur: Gesamte Streckermuskulatur (M. erector spinae)

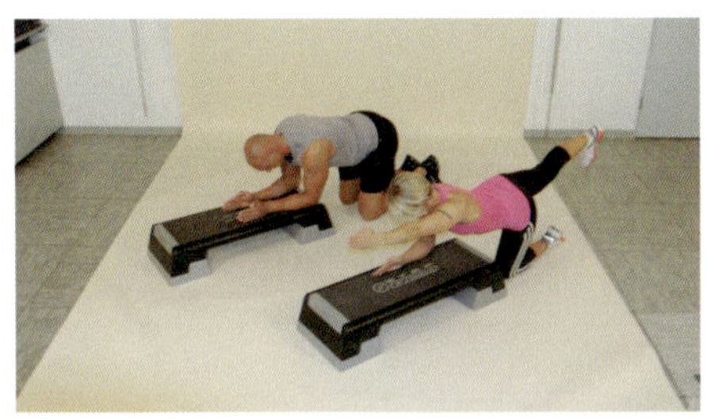

K4: Ausgangsposition: Bankstellung vor der Längsseite des Steps, dabei die Unterarme auf dem Step abstützen; den linken Arm und das rechte Bein strecken.

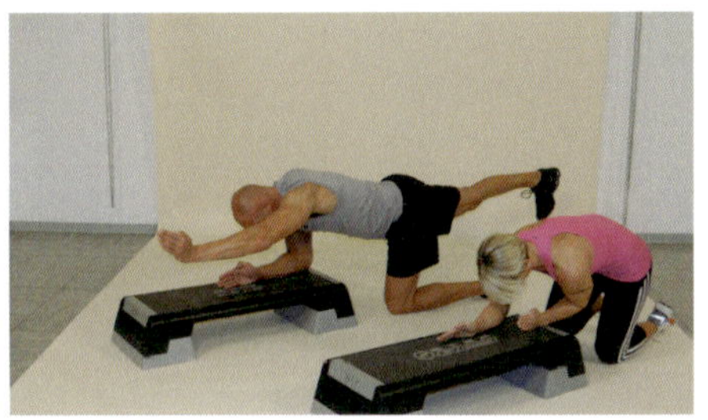

Übungsausführung: Gleichzeitiges Anziehen des linken Ellbogens und des rechten Knies unter den Körper mit anschließender Streckung.

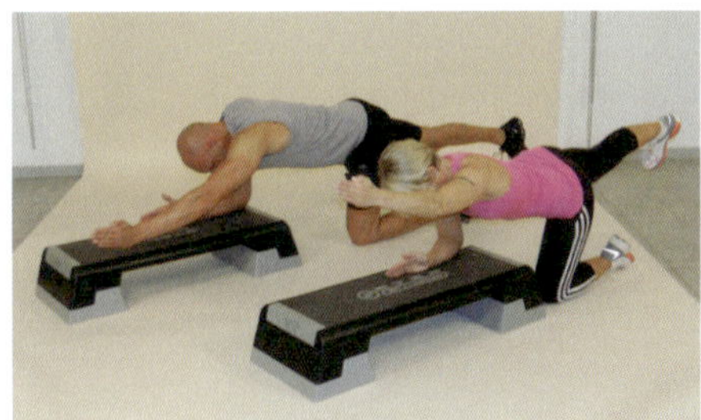

K5: Variation 1: Die gestreckten Extremitäten werden mit geringem Bewegungsausmaß auf- und abgeführt.

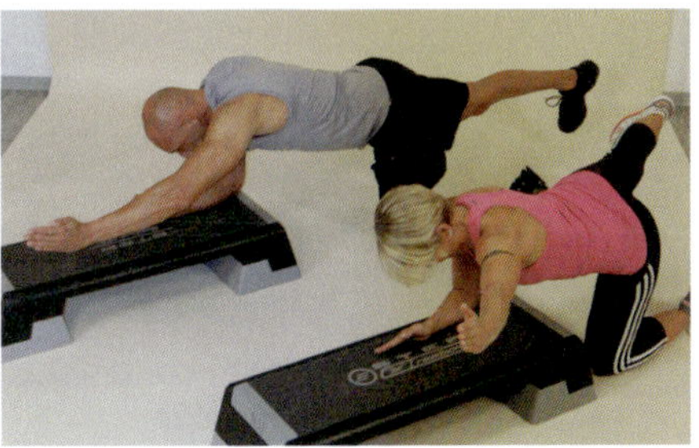

K6: *Variation 2:* Die gestreckten Extremitäten werden in die Diagonale geführt.

Muskulatur: Rumpfstabilisation – Hover

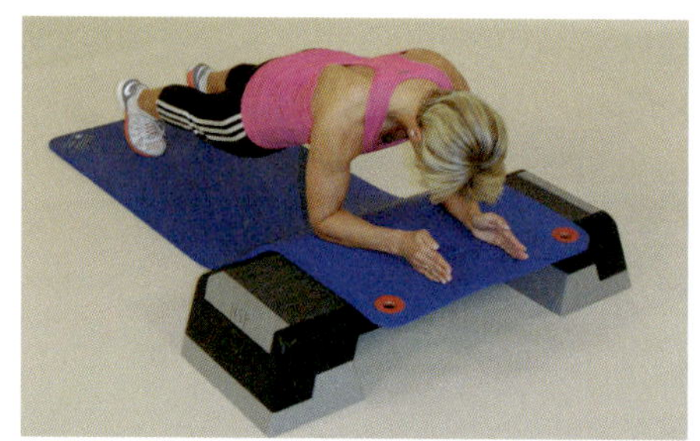

K7 und K8: *Ausgangsposition:* Unterarmstütz, Ellbogen befinden sich direkt unter den Schultern. Die Beine sind hüftbreit zurückgeführt und entweder oberhalb der Kniescheiben oder auf den Fußballen abgestützt. Die Hüfte ist gestreckt.

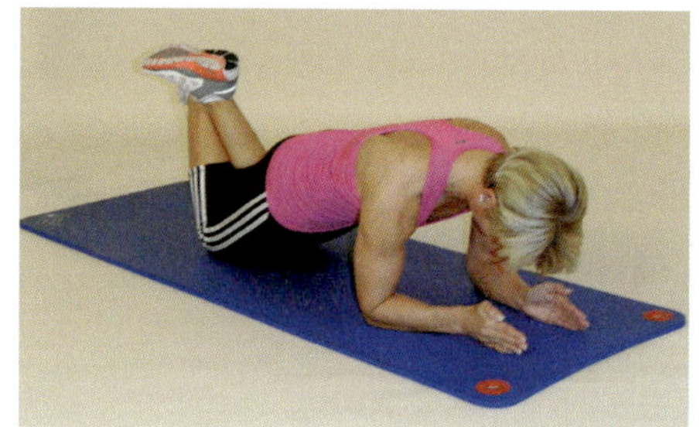

Übungsausführung: Diese Position wird statisch gehalten.

K9: *Variation 1:* Aus der Hover-Grundposition werden die Arme nacheinander aus dem Unterarmstütz in die gestreckte Armposition gebracht und wieder zurück in den Unterarmstütz geführt.

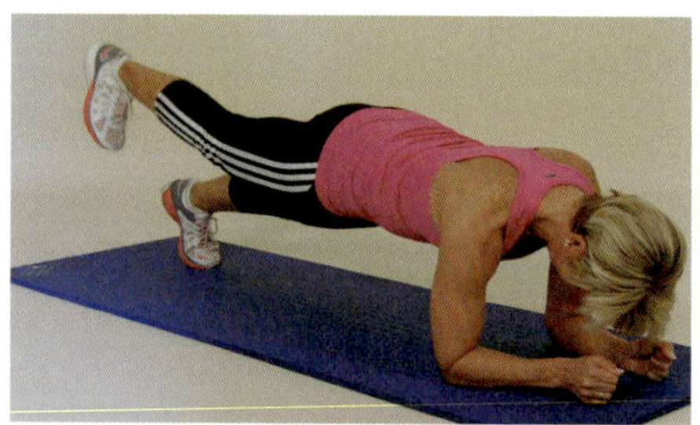

K10: *Variation 2:* Aus der Hover-Grundposition führen Füße oder Knie „Gehbewegungen" aus.

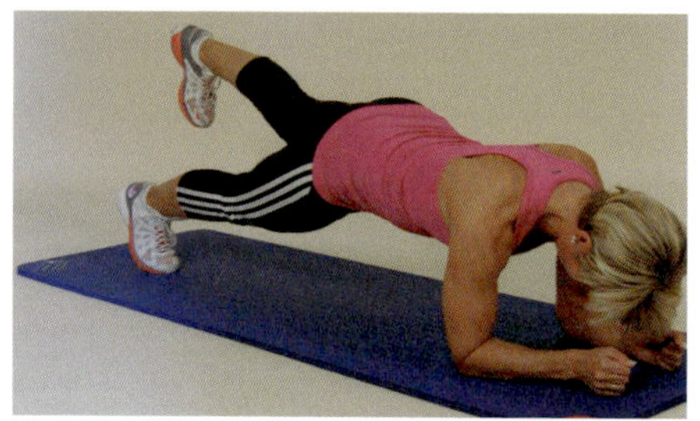

K11: *Variation 3:* Aus der Hover-Grundposition wird das Gewicht vor- und rückverlagert.

Muskulatur: Gesäß (M. glutaeus maximus)

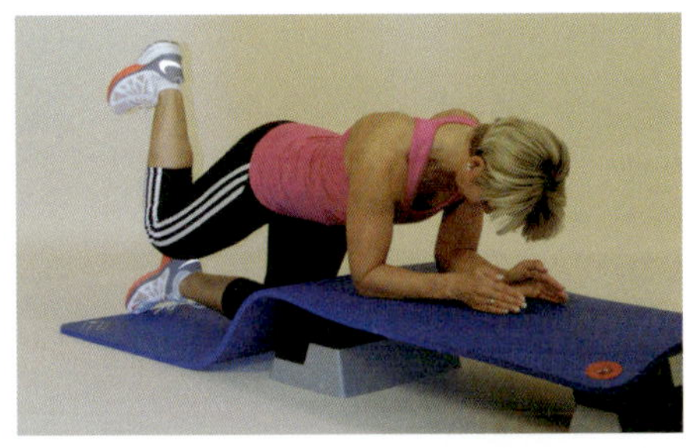

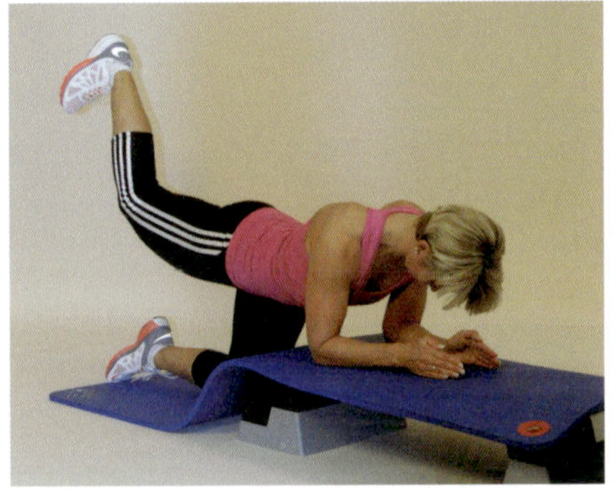

K12: *Ausgangsposition:* Bankstellung vor der Längsseite des Steps, dabei die Unterarme auf dem Step abstützen, rechtes Bein in Knie- und Fußgelenk 90° beugen (Hüftgelenk gestreckt).

Übungsausführung: Das Bein heben und senken (geringes Bewegungsausmaß).

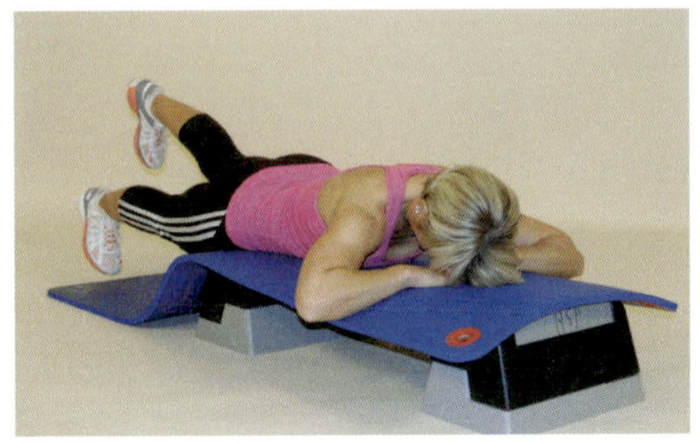

K13: *Ausgangsposition:* Bauchlage auf der Stepplattform, Stirn liegt auf dem Handrücken, Beine liegen hinter dem Step am Boden.

Übungsausführung: Die gestreckten Beine werden in Wechselbeinschlag hoch und tief bewegt (Kraulbeinschlag).

Muskulatur: Oberschenkelrückseite (ischiokrurale Muskelgruppe)

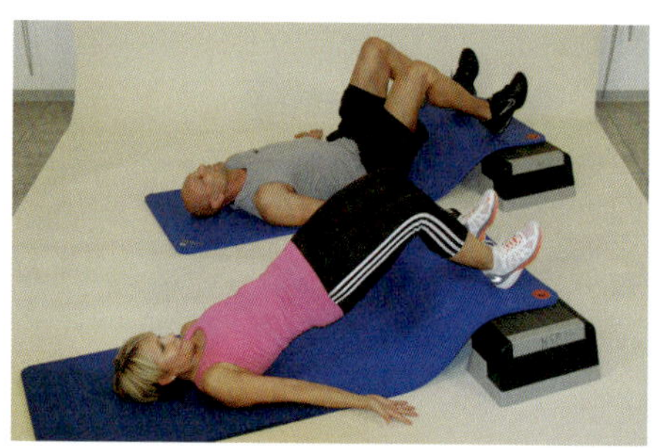

K14: *Ausgangsposition:* Rückenlage vor der Querseite des Steps, dabei die Fersen auf dem Step abstützen.

Übungsausführung: Das Becken heben und senken.

Variation: Ein Bein in der Ausgangsposition, das andere in Hochhalte.

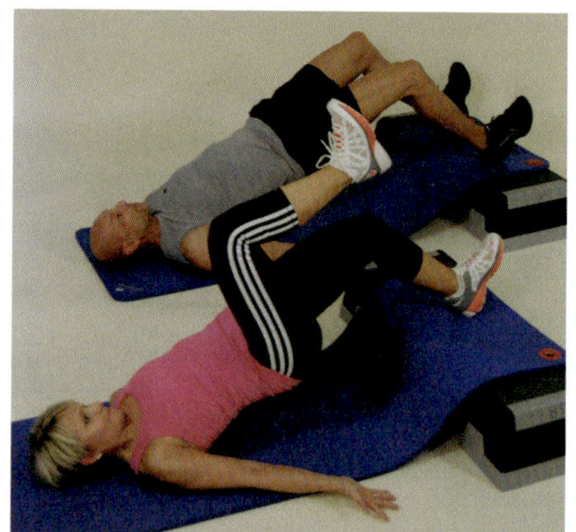

Muskulatur: Oberschenkelinnenseite (Adduktoren)

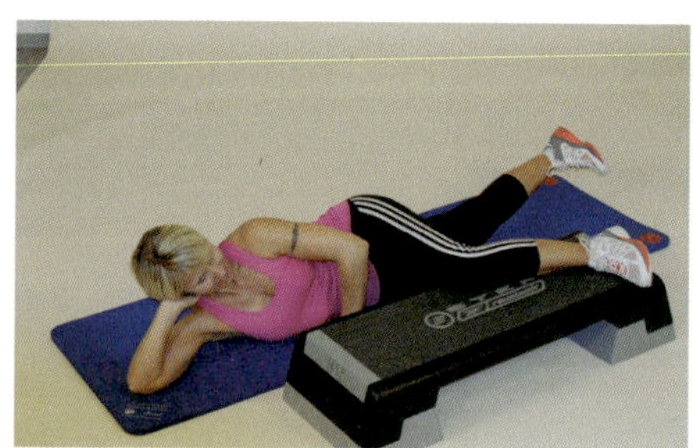

K15: *Ausgangsposition*: Seitenlage an der Querseite des Stepgeräts, oberes Bein liegt gebeugt auf dem Step.

Übungsausführung: Unteres Bein vom Boden heben und in geringem Bewegungsausmaß heben und senken.

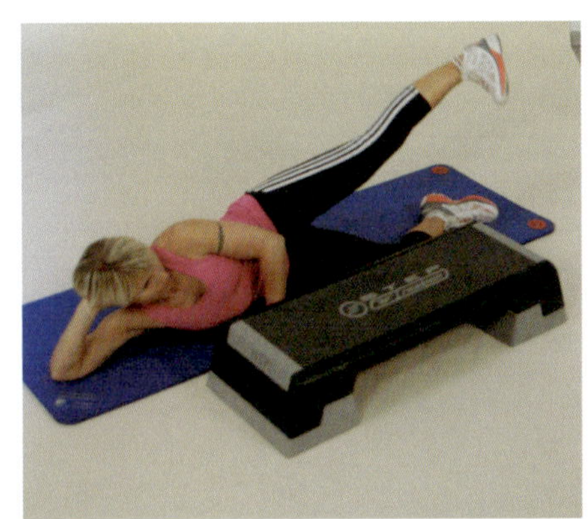

Muskulatur: Oberschenkelaußenseite (Abduktoren)

K16: *Ausgangsposition*: Seitenlage an der Querseite des Stepgeräts, oberes Bein liegt gebeugt auf dem Step.

Übungsausführung: Oberes Bein von der Plattform lösen und in geringem Bewegungsausmaß heben und senken.

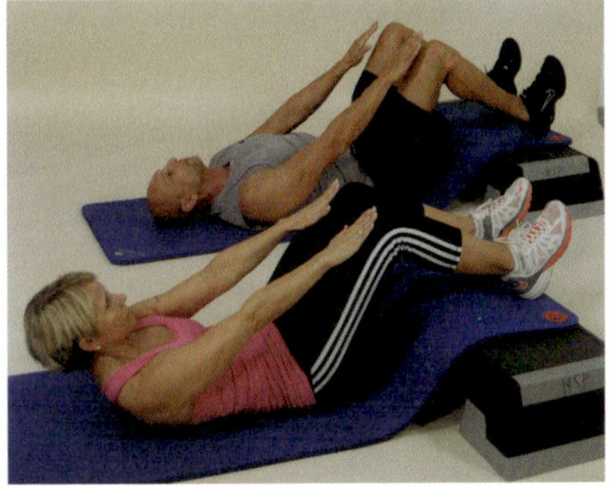

Muskulatur: Gerade Bauchmuskulatur (M. rectus abdominis)

K17: *Ausgangsposition*: Rückenlage vor der Querseite des Stepgeräts, beide Füße auf die Stepplattform legen, beide Hände liegen nahe den Hüftbeugern auf den Oberschenkeln.

Übungsausführung: Den Oberkörper aufrollen, dabei die Hände zu den Knien führen, Oberkörper absenken, dabei die Hände in Ausgangsposition.

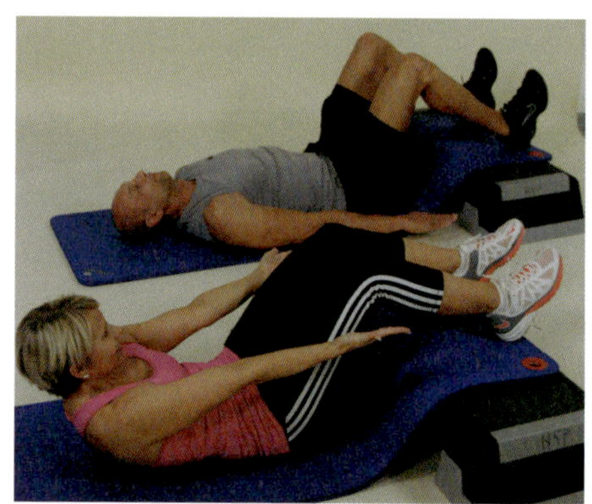

K18: *Ausgangsposition*: Rückenlage vor der Querseite des Stepgeräts, beide Füße auf die Stepplattform legen, Hände seitlich gestreckt neben dem Rumpf halten.

Übungsausführung: Den Oberkörper aufrollen, dabei die Arme auswärts drehen und absenken, dabei die Arme einwärts drehen.

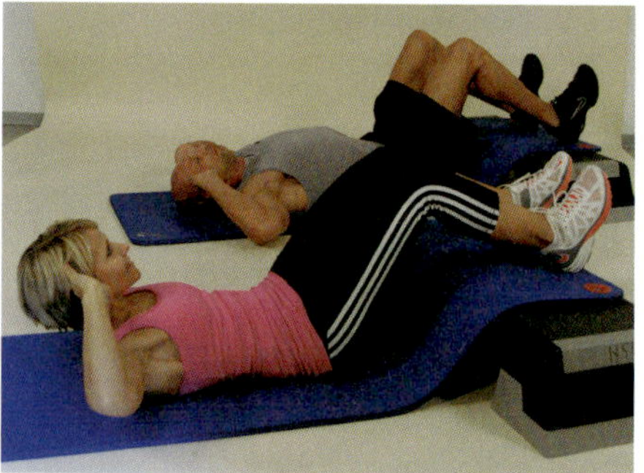

K19: *Ausgangsposition*: Rückenlage vor der Querseite des Stepgeräts, beide Füße auf die Stepplattform legen, die Hände seitlich am Kopf halten, die Ellbogen zurücknehmen.

Übungsausführung: Den Oberkörper aufrollen und absenken.

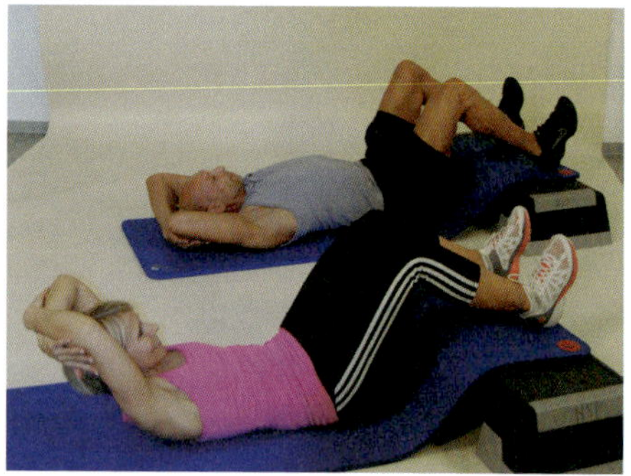

K20: *Ausgangsposition*: Rückenlage vor der Querseite des Stepgeräts, beide Füße auf die Stepplattform legen, die Arme hinter den Kopf und die Hände zu den Ellbogen.

Übungsausführung: Den Oberkörper aufrollen und absenken.

Gerade Bauchmuskulatur

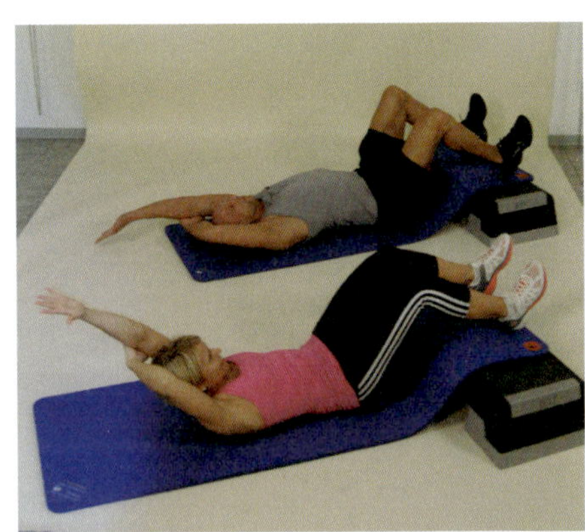

K21: *Ausgangsposition*: Rückenlage vor der Querseite des Stepgeräts, beide Füße auf die Stepplattform legen, beide Arme hinter den Kopf strecken, der rechte Arm fasst den linken Ellbogen.

Übungsausführung: Den Oberkörper aufrollen und absenken.

Muskulatur: Schräge Bauchmuskulatur (M. obliquus externus)

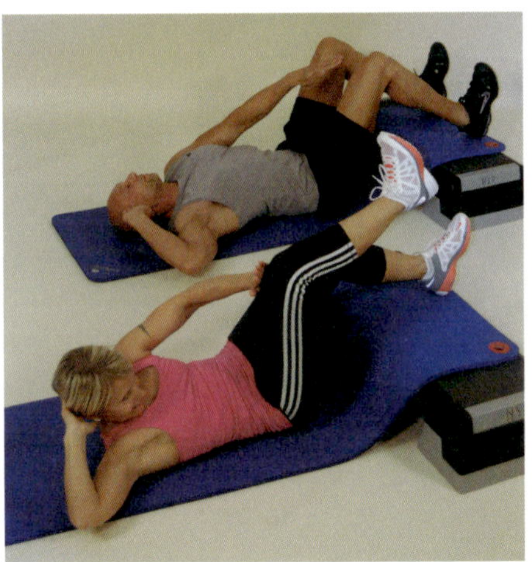

K22: *Ausgangsposition*: Rückenlage auf dem Längsstep, dieser kann auch in eine schräg stehende Position gebracht werden. Beide Füße mit den Fersen fest in die Plattform drücken, die rechte Hand seitlich am Kopf halten, den linken Arm diagonal zum rechten Knie führen.

Übungsausführung: Den Oberkörper in die Diagonale aufrollen und absenken.

K23: *Ausgangsposition*: Rückenlage auf dem Längsstep. Beide Füße mit den Fersen fest in die Plattform drücken oder auf den Boden stellen/drücken, beide Hände an den Schläfen.

Übungsausführung: Den Oberkörper diagonal zum Knie aufrollen und absenken.

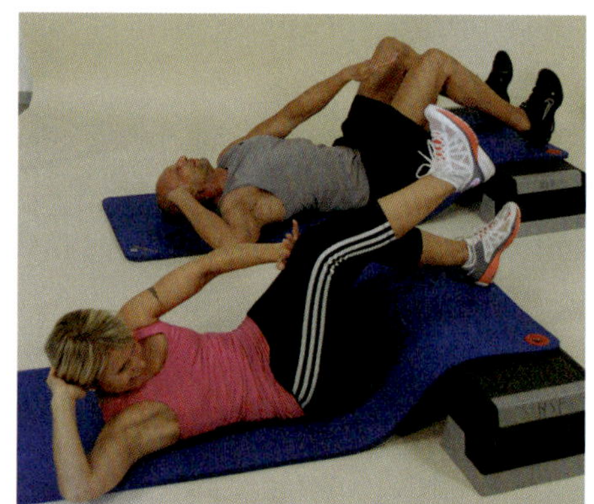

K24: *Ausgangsposition*: Rückenlage auf dem Längsstep. Den linken Fuß mit der Ferse fest in die Plattform oder den Boden drücken, das rechte Bein auf das linke Knie legen. Die rechte Hand hinter den Kopf führen, die linke Hand vor dem Oberkörper kreuzen.

Übungsausführung: Den Oberkörper aufrollen, dabei drückt die linke Hand kräftig gegen das rechte Knie.

Beachte bei allen Übungen: Das Kinn leicht zum Hals führen, den Nacken strecken (Doppelkinnposition einnehmen), den Blick senkrecht zur Decke halten. Die Lendenwirbelsäule nicht vom Boden lösen, nur Kopf und Schulterblätter anheben! Bei Ausgangspositionen, in denen die Hände hinter dem Kopf gehalten werden, haben diese lediglich unterstützende Funktion.

Beim Aufrollen wird ausgeatmet und beim Absenken wird eingeatmet!

Muskulatur: Brustmuskulatur (M. pectoralis)

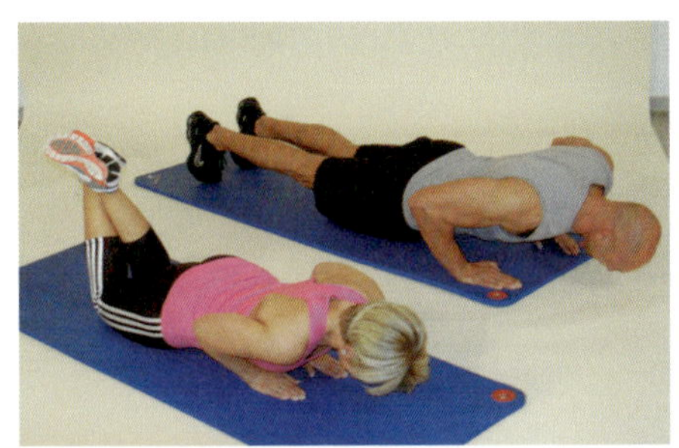

K25: *Ausgangsposition*: Beide Hände auf dem Step oder der Matte abstützen, die Beine gestreckt zurückführen und die Ballen am Boden aufsetzen.

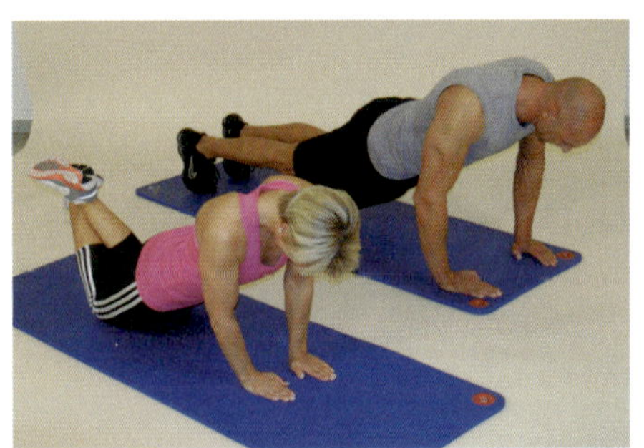

Übungsausführung: Die Arme gleichzeitig beugen und strecken (Liegestütz).

Variation: Die Beine anwinkeln mit Auflagefläche oberhalb der Kniescheibe die Unterschenkel kreuzen.

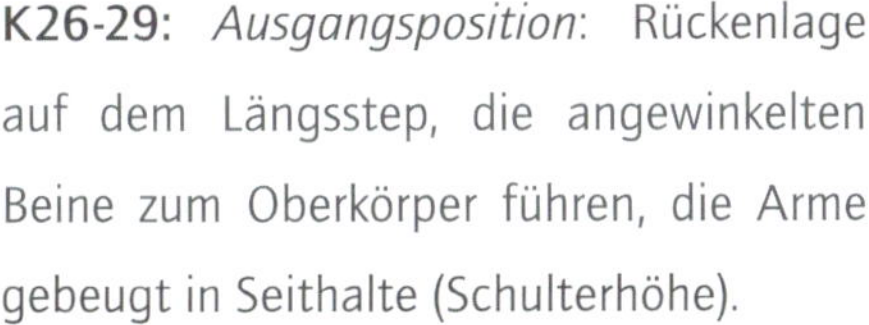

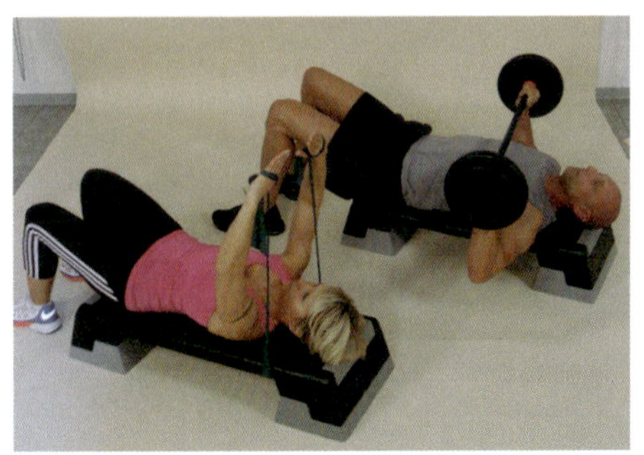

K26-29: *Ausgangsposition*: Rückenlage auf dem Längsstep, die angewinkelten Beine zum Oberkörper führen, die Arme gebeugt in Seithalte (Schulterhöhe).

Übungsausführung: Die gebeugten Arme werden bei fixierten Handgelenken in Vorhalte gedrückt und in die Ausgangsposition zurückgeführt.

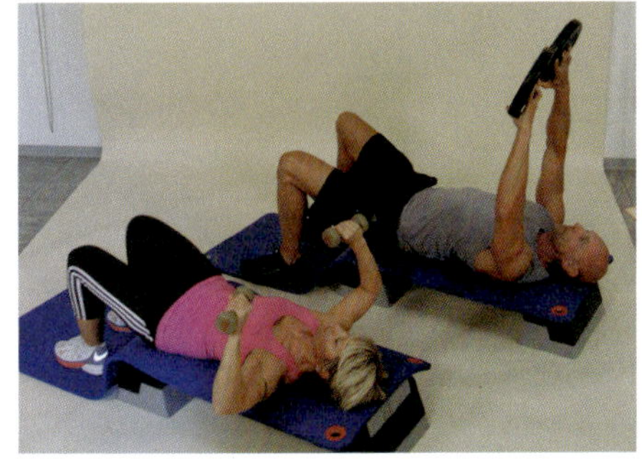

Variante: Einsatz von Kurzhanteln (Heavy Hands) und Gummibändern (Lifelines oder Thera®-Band), Langhanteln oder Scheiben.

Muskulatur: Armmuskulatur (M. triceps brachii)

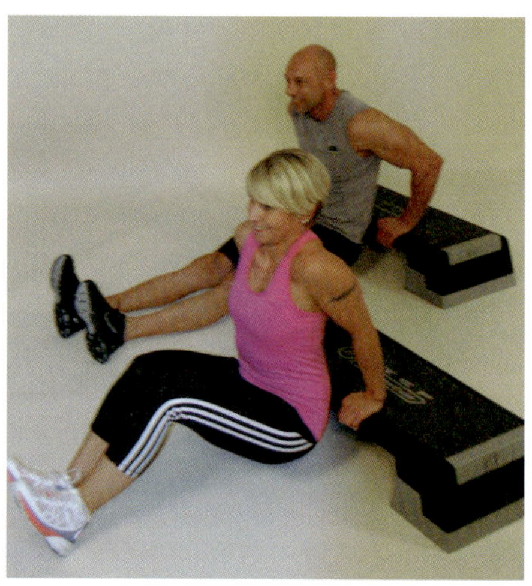

K30: *Ausgangsposition:* Sitz auf der Steplängsseite, die Fußsohlen körperfern aufsetzen, die Hände seitlich neben dem Körper aufstützen.

Übungsausführung: Das Gesäß vom Step lösen und durch Beugen und Strecken der Arme den Körperschwerpunkt absenken und hochdrücken.

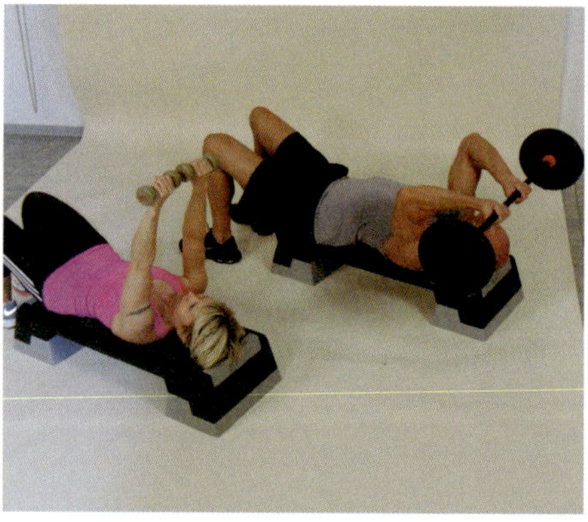

K31: *Ausgangsposition*: Rückenlage auf dem Längsstep, Knie gebeugt, Füße hüftbreit parallel am Boden, Langhantelstange senkrecht über dem Kopf halten.

Übungsausführung: Durch Beugen und Strecken beider Ellbogen die Langhantelstange hinter den Kopf und wieder senkrecht hochführen (French Press).

Kräftigungsübungen im Stand auf und um den Step

Muskulatur: Beinmuskulatur/Gesäß – Streckerkette/Squat

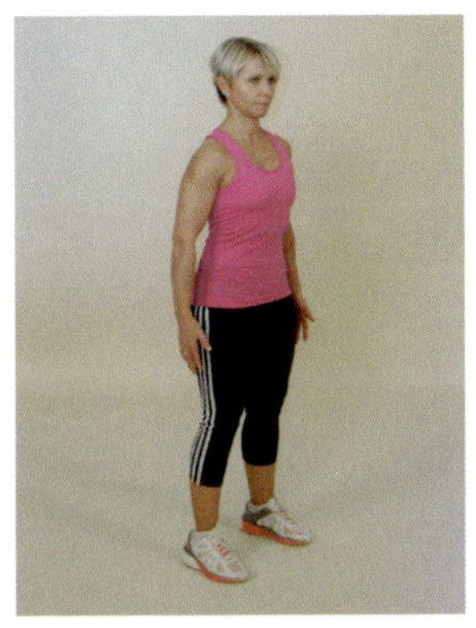

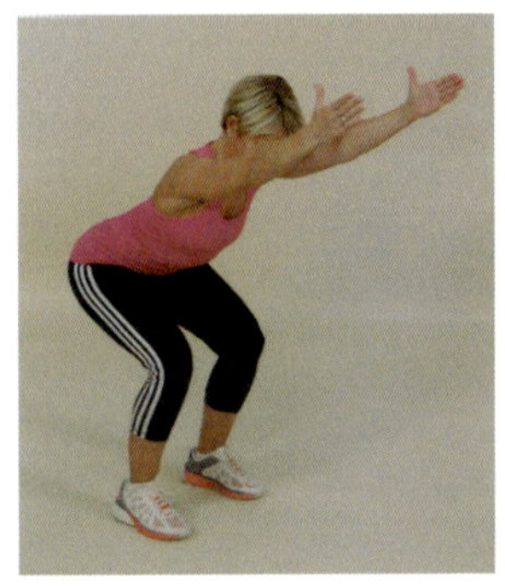

K32: *Ausgangsposition*: Hüftbreiter, paralleler Stand

Übungsausführung: Kniegelenke auf 90° beugen, das Gesäß zurückschieben, den Oberkörper diagonal vorneigen und die Arme parallel nach vorn in Streckung führen. Sodann in die Beinstreckung und Aufrichtung des Körpers arbeiten.

Beachte: In der Beugephase Knie über den Fußgelenken halten, das Steißbein aktiv zurückschieben und den Kopf leicht in den Nacken nehmen.

4

K33: *Ausgangsposition*: Sich neben den Längsstep stellen, ein Bein auf die Plattform setzen, das Gewicht auf dieses Bein verlagern (Standbein).

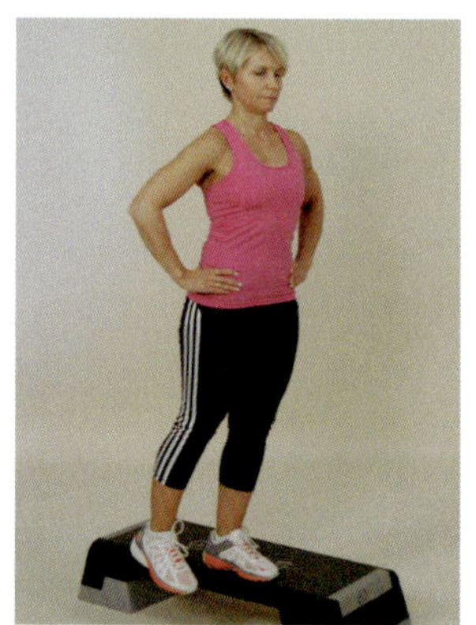

Übungsausführung: Das Standbein beugen, bis das Knie des Standbeins auf Höhe der Fußspitze ist, das Bein wieder strecken, die Ferse immer am Boden halten (Einbeinkniebeuge).

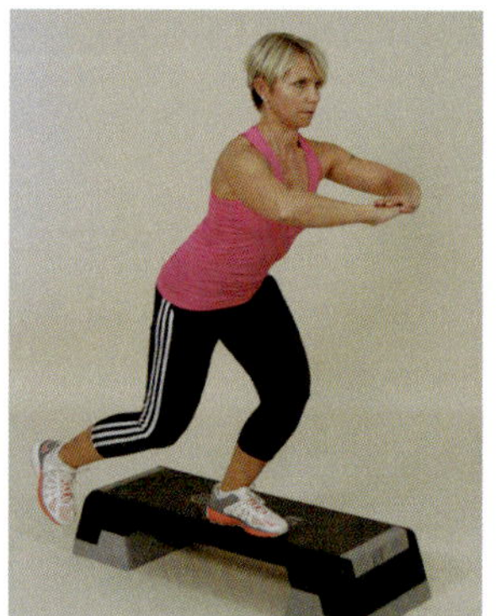

Muskulatur: Beine/Lunge

K34: *Ausgangsposition*: Ausfallschritt

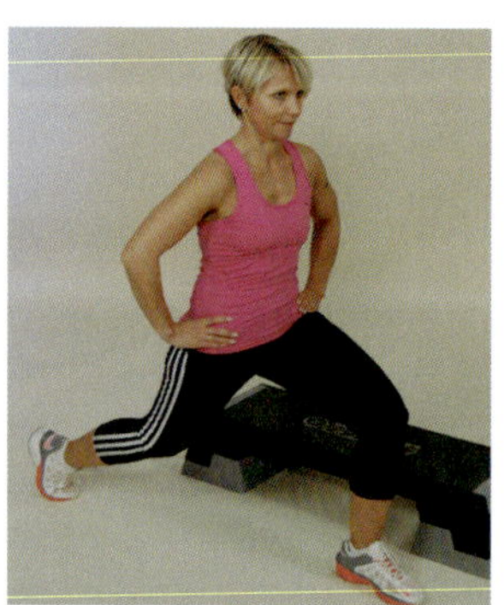

Übungsausführung: Das hintere Knie senkrecht zum Boden schieben und die Hüfte dabei aufgerichtet halten.

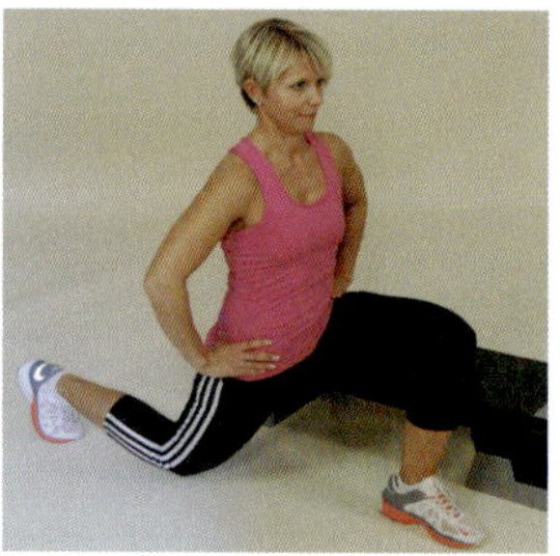

K35: *Variation*: Vorderes Bein als Standbein auf der Stepplattform abstellen und das hintere Bein als Spielbein aus der tiefen Lungeposition nach vorn oben anwinkeln. Dabei wird das gesamte Gewicht auf das leicht gebeugte Standbein gebracht und der Trainierende hält sich ausbalanciert mit angewinkeltem Spielbein. Im Anschluss zurück in die tiefe Lungeposition. Auch als Repeaterbewegung durchführbar.

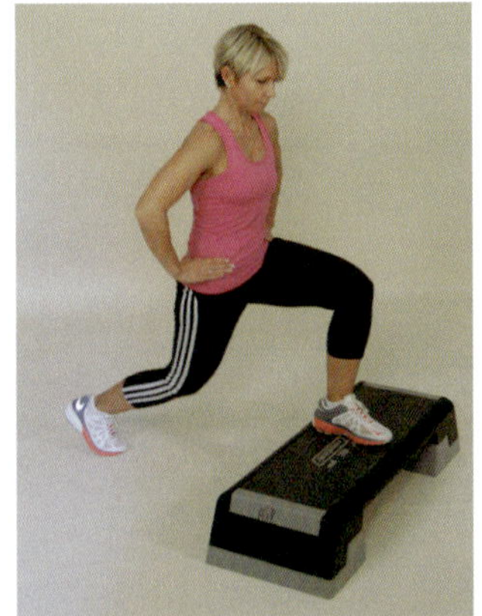

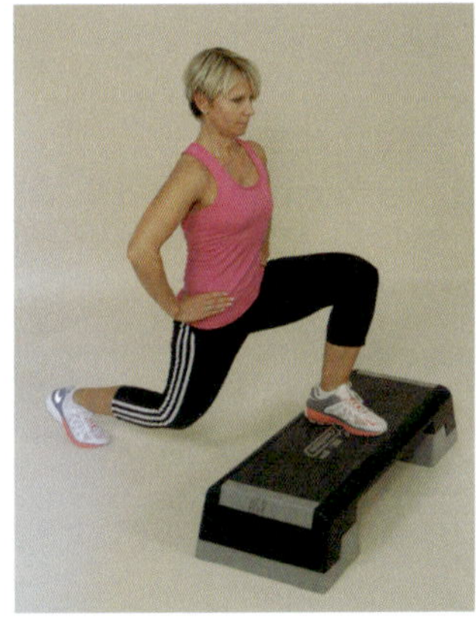

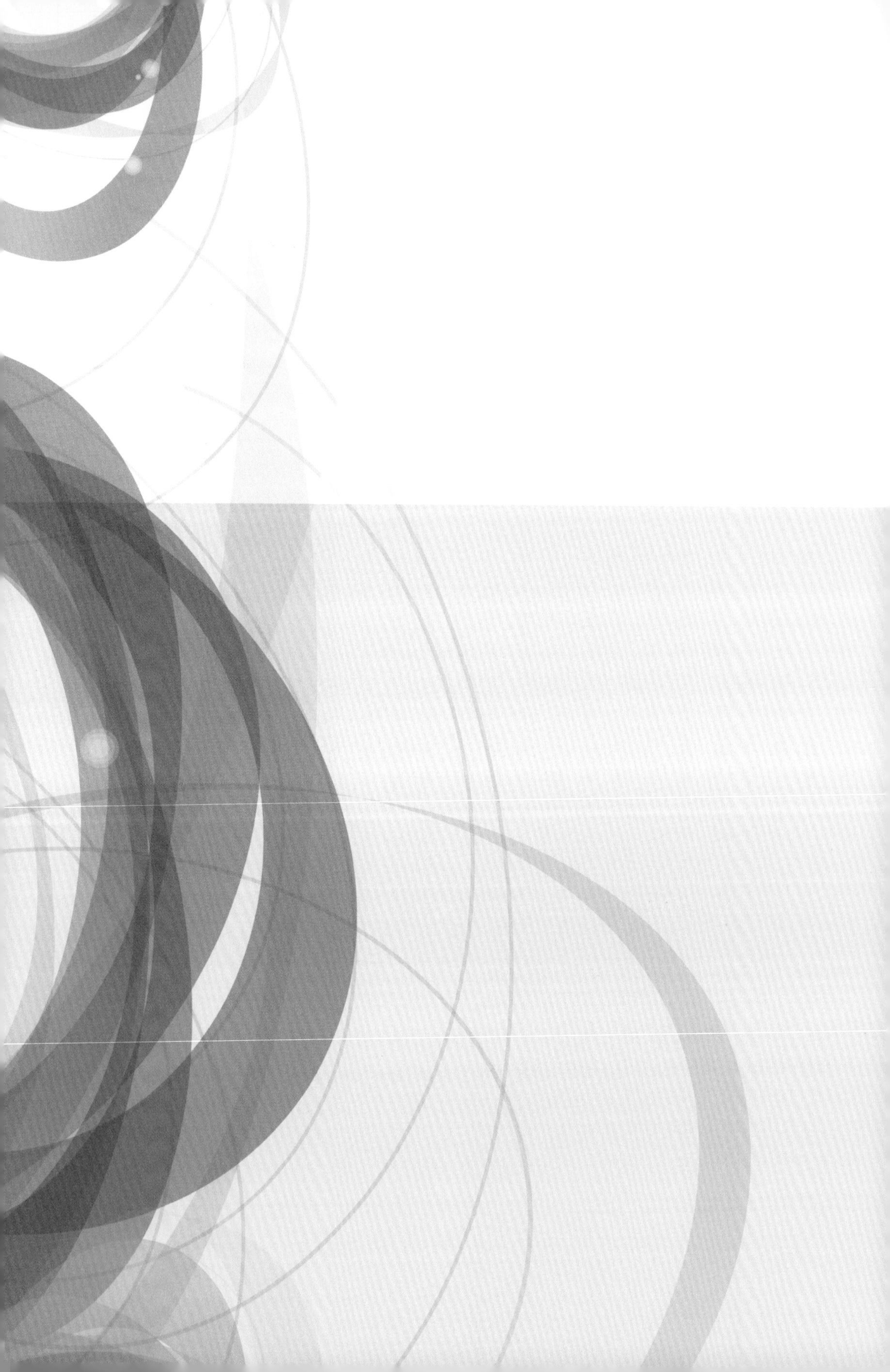

KAPITEL 5

Kapitel 5

STEP-AEROBIC UNTERRICHTEN

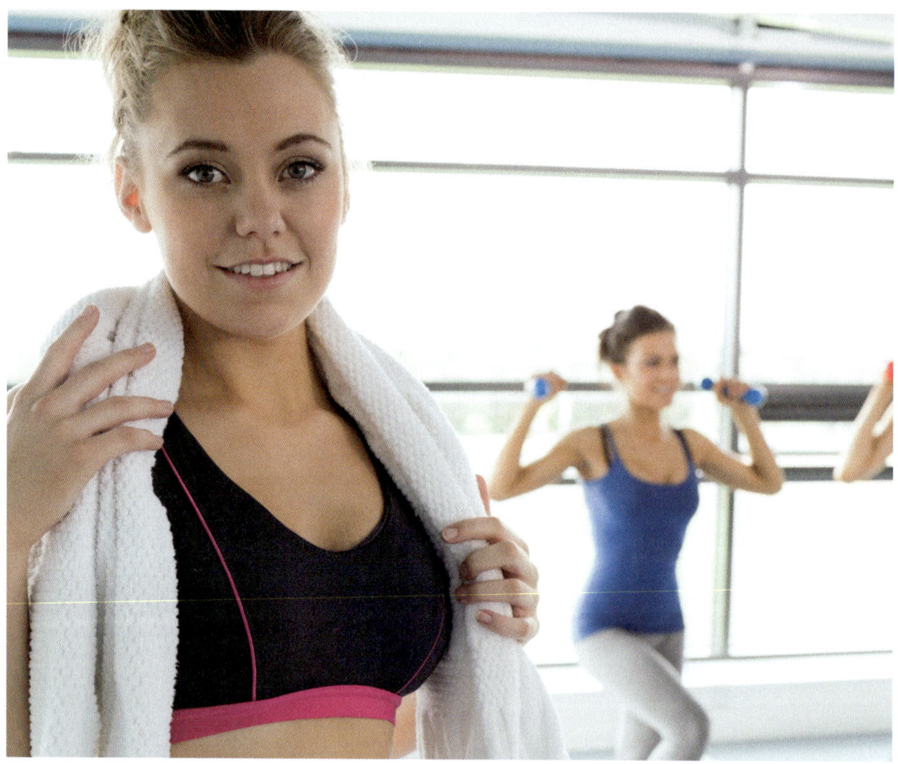

Wenn es Trainern gelingt, Teilnehmer quasi mühelos, spielend und leicht durch anspruchsvolle Bewegungsfolgen oder Choreografien zu führen, erfahren Teilnehmer häufig das, was unter dem Phänomen *Flow* verstanden wird. Sie erleben sich als Teil eines fantastischen Ganzen: sind mit sich, der Aufgabe, der Anstrengung und der Gruppe eins und gehen auf im Hier und Jetzt. Schwitzen, Kalorienabbau, die Ausdauer steigern, das Fett abbauen als Nebenprodukt von Spaß und der freudvollen Teilnahme an Bewegung nach motivierender Musik, wie kann das erreicht werden?

Der Schlüssel zum Erfolg liegt in der Unterrichtsmethodik.

5.1 Der Aufbau von Stunden und Choreografien

Aufbau von Step-Aerobic-Stunden

Klassische Step-Aerobic-Stunden im Fitnesstraining folgen von ihrem Aufbau her zwei unterschiedlichen Ablaufmodellen. Je nach Stundenschwerpunkt und Fitnessziel lässt sich ein dreiphasiger oder fünfphasiger Aufbau erkennen. Der Stundenschwerpunkt des dreiphasigen Modells liegt eindeutig auf dem Training der allgemeinen, dynamischen, aeroben Ausdauer und umfasst die nachstehenden Abschnitte:

Tab. 6: Klassischer Aufbau von Step-Aerobic-Stunden (drei Phasen)

Aufwärmphase	Warm-up
Herz-Kreislauf-Training	Cardioteil
Regenerationsphase	Cool-down

Das Training von Stunden mit fünf Phasen spricht sowohl die Ausdauerfähigkeit und gezielt, darüber hinaus, auch die Kraftfähigkeit an. Die Sequenzen des Fünf-Phasen-Modells umfassen:

Tab. 7: Umfangreicher Aufbau von Step-Aerobic-Stunden (fünf Phasen)

Aufwärmphase	Warm-up
Herz-Kreislauf-Training	Cardioteil
Erholungsphase	Walk down
Muskeltraining	Floorworkout
Regenerationsphase	Cool-down

Die nachfolgenden Tab. 8 und 9 geben einen Überblick über die Inhalte der einzelnen Phasen, die Zeiteinteilung und das für eine Phase empfohlene Musiktempo. In der Literatur, aber auch in der Praxis werden die einzelnen Phasen unterschiedlich bezeichnet. Wir haben uns deshalb bemüht, die jeweils gebräuchlichsten Begriffe zu nennen.

Tab. 8: Stundenaufbau in drei Phasen

Zeit		Inhalte	Ziele	Musiktempo	Belastungs-kontrolle
45 min	60 min				
15 min	15 min	Aufwärmphase Warm-up			
		Teil- und Ganzkörperbewegungen mit niedriger und mittlerer Intensität, Isolationsbewegung, wenig komplexe Schrittmuster und Armbewegungen; „Pre-Stretch": leichte Vordehnung der Muskulatur.	Vorbereitung des Körpers, Herz-Kreislauf-Anregung; psychische Einstellung auf die folgende Belastungsphase.	128-135 bpm	Puls/HF, subjektives Anstrengungsempfinden
20 min	35 min	1. Belastungsphase/ Herz-Kreislauf-Training/ Cardioteil			
		Steptypische Schrittmuster, kombiniert mit unterschiedlichen Armbewegungen. Ausrichtung: Sportlich-athletisch oder tänzerisch-koordinativ.	Verbesserung der Ausdauerleistungsfähigkeit des Herz-Kreislauf-Systems; Schulung der koordinativen Fähigkeiten.	118-125 bpm	Puls/HF, subjektives Anstrengungsempfinden
10 min	10 min	Regenerationsphase Cool-down			
		Einfache Schritte, Schrittmuster und Bewegungselemente auf und vor dem Stepgerät, aktive Entspannung durch Dehnung vorwiegend der zur Verkürzung neigenden Muskelgruppen.	Herz-Kreislauf-Beruhigung, Verbesserung der Beweglichkeit, Förderung der Regeneration und Entspannung.	< 100 bpm	Puls/HF, subjektives Anstrengungsempfinden

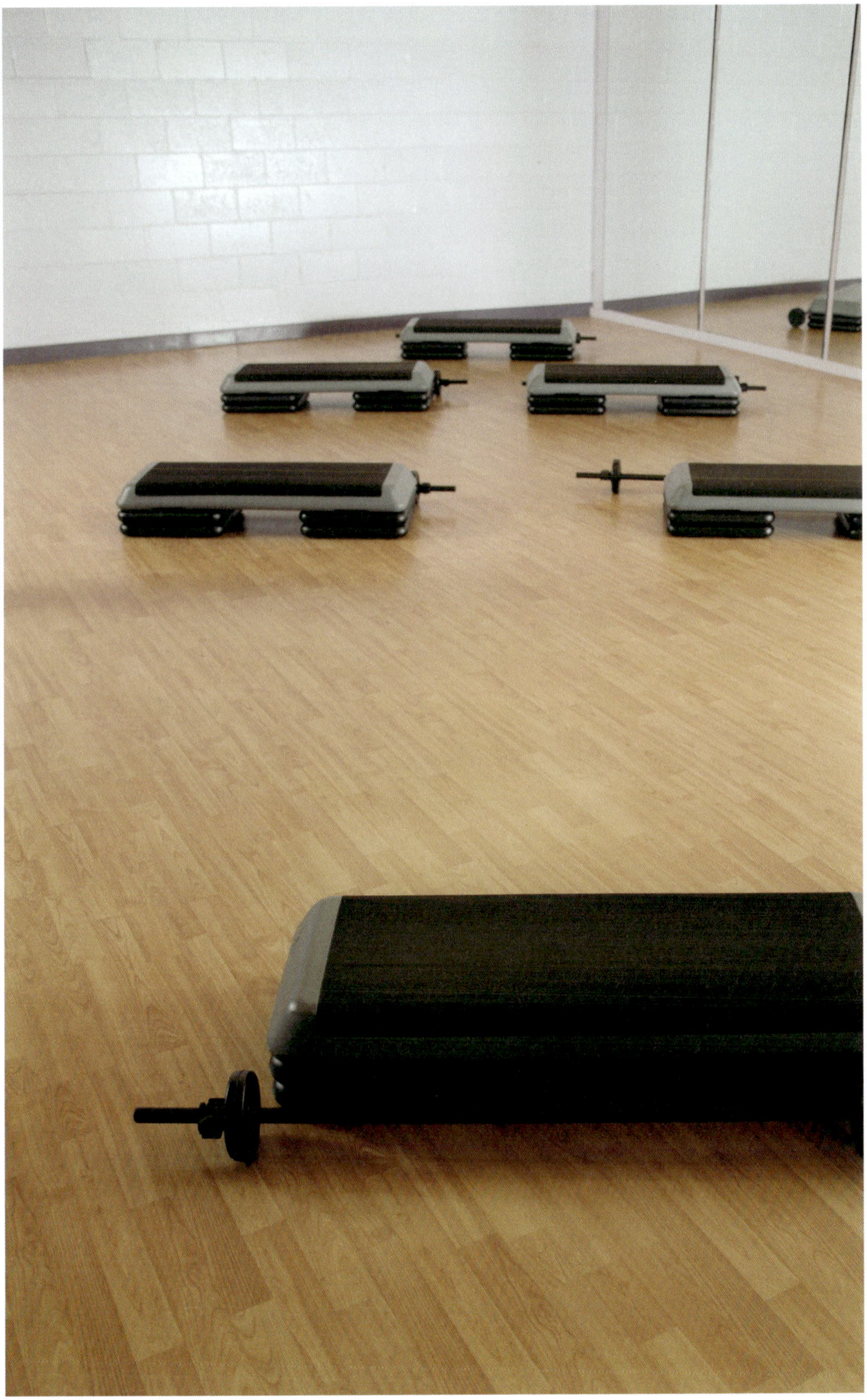

Tab. 9: Stundenaufbau in fünf Phasen

Zeit		Inhalte
45 min	60 min	
10 min	10 min	Aufwärmphase Warm-up
		Teil- und Ganzkörperbewegungen mit niedriger und mittlerer Intensität, Isolationsbewegung, wenig komplexe Schrittmuster und Armbewegungen; „Pre-Stretch": leichte Vordehnung der Muskulatur.
10 min	20 min	1. Belastungsphase/Herz-Kreislauf-Training/Cardioteil
		Steptypische Schrittmuster, kombiniert mit unterschiedlichen Armbewegungen. Ausrichtung: Sportlich-athletisch oder tänzerisch-koordinativ.
5 min	5 min	Erholungsphase Walk down
		Einfache Schritte und Schrittmuster vor und auf dem Stepgerät mit geringer Belastungsintensität; Stretching, insbesondere der Beinmuskulatur.
15 min	20 min	2. Belastungsphase, Muskeltraining, Floorworkout
		Dynamische Kräftigungsübungen vorwiegend für die zur Abschwächung neigenden Muskelgruppen mit und auf dem Stepgerät (Bauchm., Schulter-/Rückenm ., Gesäßm., Brustm., Armm.).
5 min	5 min	Regenerationsphase Cool-down
		Aktive Entspannung durch Dehnung vorwiegend der zur Verkürzung neigenden Muskelgruppen mit anschließenden Lockerungs- und Entspannungsübungen.

Ziele	Musiktempo	Belastungskontrolle
Vorbereitung des Körpers, Herz-Kreislauf-Anregung; psychische Einstellung auf die folgende Belastungsphase.	128-135 bpm	Puls/HF, subjektives Anstrengungsempfinden
Verbesserung der Ausdauerleistungsfähigkeit des Herz-Kreislauf-Systems; Schulung der koordinativen Fähigkeiten.	118-125 bpm	Puls/HF, Atmung, subjektives Anstrengungsempfinden
Herz-Kreislauf-Beruhigung, Förderung der Entspannungsfähigkeit.	120-130 bpm	Puls/HF, subjektives Anstrengungsempfinden
Verbesserung der Kraftfähigkeit, insbesondere der Kraftausdauer der Muskulatur.	100-125 bpm	Puls/HF, Atmung, subjektives Anstrengungsempfinden
Herz-Kreislauf-Beruhigung, aktive Regeneration, Förderung der Körperwahrnehmung und Entspannungsfähigkeit.	< 100 bpm	Puls/HF, subjektives Anstrengungsempfinden

Der Aufbau von Choreografien

Step-Aerobic zeichnet sich dadurch aus, dass im Cardioteil – bedingt auch in der Warm-up-Phase – Schritte, Schrittmuster und Armbewegungen zu einer wiederholbaren Bewegungsfolge auf Musik verknüpft werden. Man spricht hier – wie im Tanz – von Bewegungschoreografien oder Kombinationen. Je nach Leistungsstand, Bewegungserfahrung und Vorlieben der Teilnehmer kann der Cardioteil von den Bewegungsfolgen her einfach bis sehr komplex strukturiert sein. Eine solche Strukturleiter zeigt die nachstehende Grafik (vgl. Abb. 13).

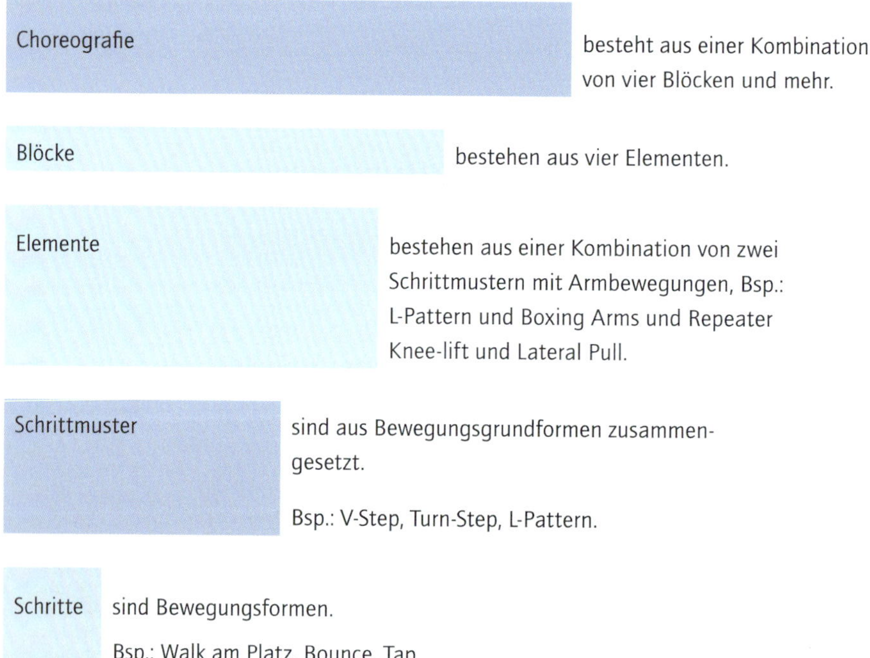

Abb. 13: Strukturleiter einer Stepchoreografie im Kardioteil

Choreografien setzen sich aus einzelnen *Blöcken* zusammen. *Blöcke* wiederum setzen sich aus einzelnen *Elementen* zusammen, die wiederum aus einer Kombination von *Schrittmustern* und *Armbewegungen* bestehen. Ein *Schrittmuster* beinhaltet die Bewegungsgrundformen gehen, laufen, hüpfen, federn, springen, drehen in deren vielfältigen raum-zeitlichen und dynamischen Ausprägungen. *Schritte* sind letztendlich das, was die Gymnastik als *Bewegungsgrundformen* bezeichnet. Entsprechende Beispiele für diese einzelnen Bausteine sind in der Strukturleiter aufgeführt und können in Kap. 6 vertieft nachgelesen werden.

Choreografien für Einsteiger oder Anfänger werden aus einfachen, leicht nachvollziehbaren Elementen zu einer Bewegungsabfolge zusammengesetzt. Stundenbeispiele finden sich in Kap. 6.2 (vgl. Stundenbeispiele für Einsteiger).

Mit der Verbesserung der stepspezifischen Bewegungserfahrung der Teilnehmer werden auch die Choreografien komplexer und anspruchsvoller. In einem Training mit Fortgeschrittenen werden vier und mehr Blöcke zusammengesetzt. Für Fortgeschrittene finden sich ebenfalls Stundenbeispiele in Kap. 6.2 (vgl. Stundenbeispiel Fortgeschrittene).

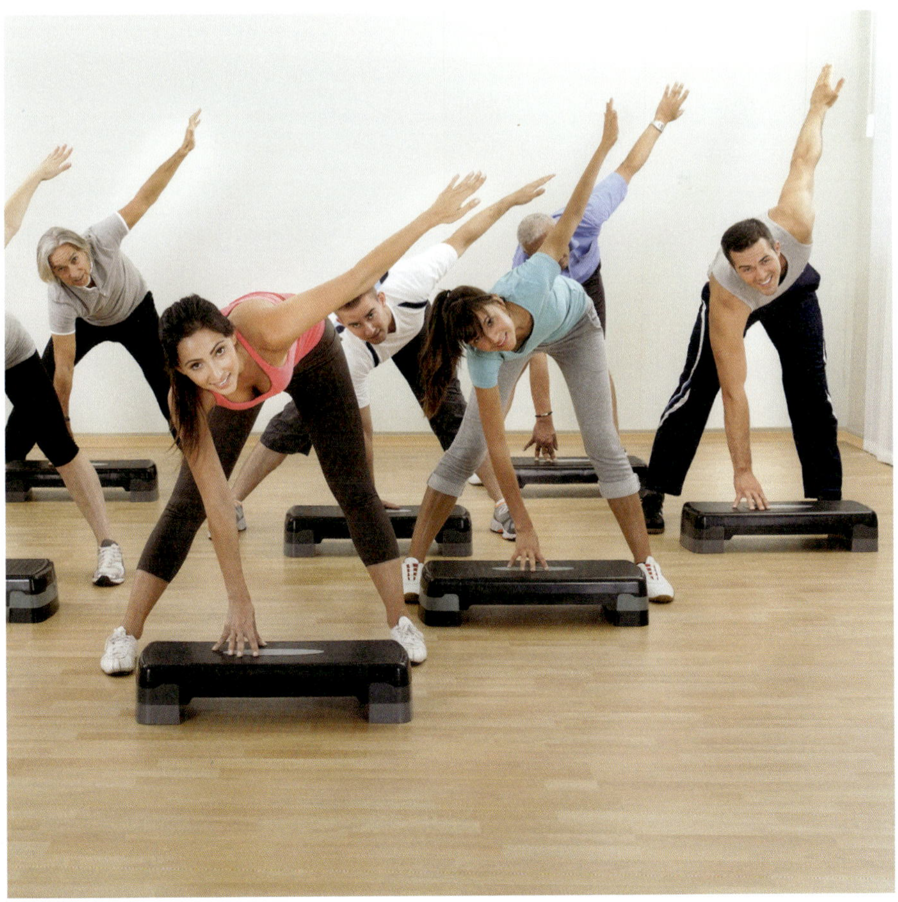

5.2 Zum Zusammenhang von Musik und Bewegung

Step-Aerobic ist Bewegung auf Musik. Schritte, Schrittmuster und Bewegungselemente werden dem Rhythmus der Musik angepasst. Die Musik strukturiert die Bewegungsabfolgen und bestimmt das Tempo der Bewegungsausführung. Die Kenntnis über den Aufbau von Musikstücken und der angemessene Umgang mit Musik gehört deshalb zum grundlegenden Handwerkszeug der Vermittlung von Step-Aerobic. Deshalb wird an dieser Stelle ein knapper Einblick in die Grundzüge der Musikstruktur gegeben.

Die Geschwindigkeit der Musik wird in Taktschlägen pro min gemessen, im Englischen bezeichnet man diese als *beats per minute* (bpm). Der *Taktschlag* oder *Beat* – im Deutschen auch *Zählzeit* genannt – wird von den Rhythmusinstrumenten – Schlagzeug, Percussion – intoniert. Zwischen zwei Taktschlägen liegt der *Offbeat*. Beim Steptraining werden die Bewegungsmuster zumeist auf den Taktschlag ausgeführt. Werden die Bewegungen auf die Musik verbal, d. h. stimmlich, begleitet, dann werden „Downbeat" (Taktschlag) und „Offbeat" laut gezählt. Der „Offbeat" wird als „und" gezählt. Es geht: „eins – und – zwei – und – drei – ...".

Melodien als Folge von Tönen verschiedener Höhe und Dauer liegen über den Taktschlägen. Moderne Popmusik zeichnet sich vielfach durch einen klar strukturierten Grundrhythmus aus, in dem immer acht Taktschläge inhaltlich enger zusammengehören. Jeweils acht zusammengehörige Taktschläge werden als *Phrase* bezeichnet. Der erste Taktschlag dieser Phrase ist betont. Zumeist gehören vier Phrasen inhaltlich enger zusammen, sie bilden dann einen *Musikbogen* (vgl. Abb. 14).

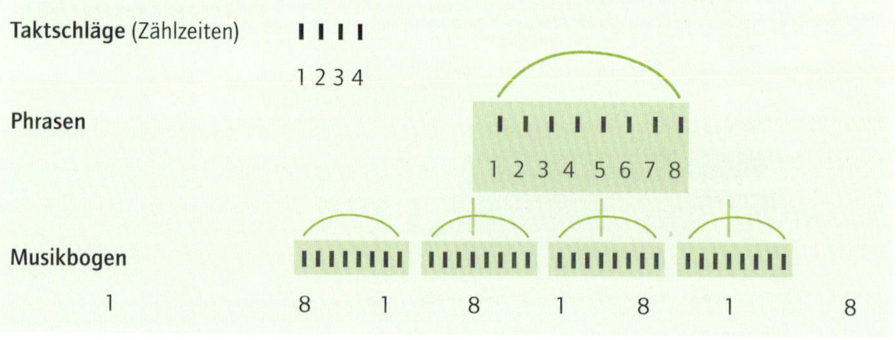

Abb. 14: Grundzüge der Musikstruktur

Musikstruktur und *Bewegungsstruktur* sind eng miteinander gekoppelt, denn die Musikstruktur hat direkte Konsequenzen für den Aufbau einer Choreografie (vgl. Abb. 15).

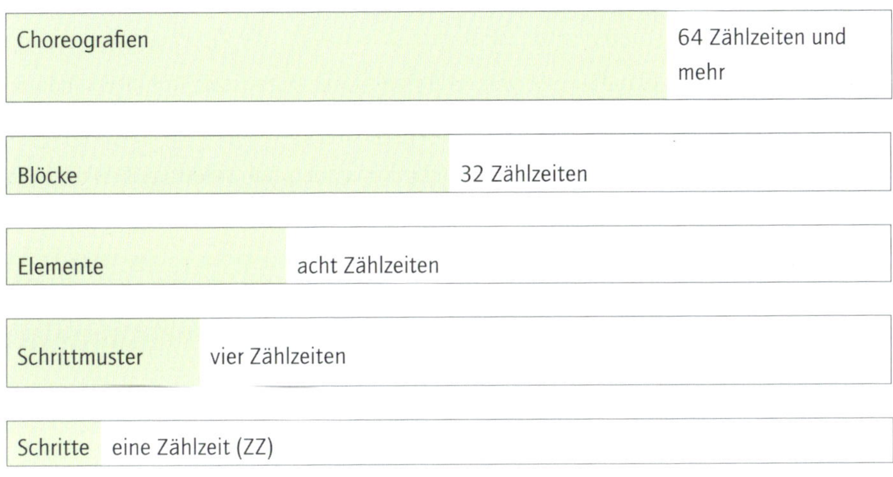

Abb. 15: Choreografie und Musik (Strukturleiter)

Analog der Musikstruktur bestehen Choreografien mindestens aus einem Musikbogen, das sind also vier Phrasen (acht Beats) oder insgesamt 32 Taktschläge (Beats oder Zählzeiten). Entsprechend besteht ein Bewegungselement oder ein Schrittmuster mindestens aus vier Zählzeiten (Beats). Wird die Musikstruktur zugrunde gelegt, muss Klarheit darüber herrschen, auf wie viele Taktschläge ein Schrittmuster auszuführen ist. Für die Ausführung eines „Taps up, Taps down" oder eines „Jumping Jacks" werden beispielsweise zwei Taktschläge benötigt, für einen „Knee-lift Step" oder einen „V-Step" benötigt man hingegen vier Taktschläge. Für einen Einsteigerblock lässt sich dies folgendermaßen umsetzen: 5

2 V-Steps	8 Zählzeiten (ZZ)
4 Taps up, Taps down	8 ZZ
2 Knee-lift Steps	8 ZZ
4 Jumping Jacks	8 ZZ
Gesamt	**32 ZZ**

Für die Vermittlung von Step-Aerobic ist die Anpassung von Grundschritten, Schrittmustern und Elementen an den Grundrhythmus von zentraler Bedeutung. Das korrekte Zählen auf die Musik und das Einweisen, das sogenannte *Einzählen einer Gruppe* in die nächste Bewegung, gehört mit zum wichtigsten Handwerkszeug eines Übungsleiters, Trainers oder Lehrers.

In den einzelnen *Programmphasen* verändert sich sowohl die Geschwindigkeit (vgl. Tab. 10) als auch der Charakter der ausgewählten Musik. Voraussetzung bleibt jedoch, dass die Musik in allen Phasen einen eindeutigen Vierviertelrhythmus aufweist. Für das Warm-up empfiehlt sich Musik, die zwar zur Bewegung auffordert, jedoch nicht zu Sprung- oder Hüpfbewegungen anregen sollte.

Ein Hochpitchen (Schnellerwerden) der Musik ist insbesondere im Cardioteil erwünscht. Aus motivationaler wie physiologischer Sicht ist dies erforderlich, um entsprechende Belastungsreize für das Herz-Kreislauf-System zu setzen. Im sich anschließenden Walk down empfiehlt sich Musik, die zwar von der Geschwindigkeit an das Warm-up angelehnt wird, von ihrem Charakter jedoch ruhiger ausgerichtet ist. Das Tempo im Work-out ist langsamer im Vergleich zum Cardioteil, klar strukturiert und dennoch auffordernd. Für das Cool-down, das eine Stunde abschließt, empfiehlt sich ruhige Musik, die ein „Loslassen" und Entspannen unterstützt. Auch die Lautstärke sollte zurückgenommen werden, um den Fokus in dieser Phase verstärkt auf das bewusste Wahrnehmen des eigenen Körpers zu lenken.

Grundsätzlich gilt, dass sich die Auswahl von Musik in erster Linie nach der Stundenintention ausrichtet, dabei sollten jedoch die Bedürfnisse und der Musikgeschmack der Teilnehmer nicht unberücksichtigt bleiben.

Tab. 10: Musikgeschwindigkeiten

Phase	Inhalt	Musikgeschwindigkeit
Aufwärmphase	Warm-up	128-135 bpm
Herz-Kreislauf-Training	Cardioteil Step	118-125 bpm
Erholungsphase	Walk down	120-130 bpm
Muskelkrafttraining	Floorwork	100-125 bpm
Regenerationsphase	Cool-down	< 100 bpm

5.3 Methodische Aspekte

Die Lehr- und Vermittlungsmethoden sind der Schlüssel zum Erfolg. Erst sie ermöglichen strukturiertes Unterrichten.

5.3.1 Lehr- und Vermittlungsmethoden

Die Notwendigkeit von Vermittlungsmethoden ergibt sich aus zweifacher Hinsicht: Für ein aerobes Ausdauertraining muss die Herzfrequenz konstant erhöht bleiben. Dies kann nur durch einen permanenten Bewegungsfluss ohne unterbrechende Pausen gewährleistet werden. Für das Steptraining bedeutet dies, dass Schrittmuster und Bewegungsfolgen kontinuierlich aneinanderzureihen sind. Es muss darüber hinaus jedoch auch berücksichtigt werden, dass die Teilnehmer die unterschiedlichen Bewegungselemente planmäßig und freudvoll erlernen. Um beiden Anforderungen gerecht zu werden, haben sich in der Unterrichtspraxis unterschiedliche Lehrwege durchgesetzt:

Für das Training mit Anfängern bieten sich Techniken an, die Bewegungsfolgen einfach aneinanderreihen, ohne ein choreografisches Endprodukt zu gestalten. Hierzu gehören Freestyle, Linear Progression und Top & Tail.

Tab. 11: Überblick über Bewegungsfolgen

Freestyle	Einzelne Elemente werden geübt und willkürlich aneinandergereiht.
Linear Progression	Einzelne Elemente werden aneinandergereiht und beim Übergang zum nächsten Element wird immer nur eine Veränderung vorgenommen. Bsp.: Arme oder Beine oder Raumweg oder Wiederholungszahl.
Top & Tail	Zwei Schrittmuster werden aneinandergereiht. Auf Kosten des ersten Schrittmusters (Top) kommt ein neues (Tail) hinzu, sodass aus A plus B, B plus C und C plus D etc. entsteht.

Teilnehmer mit stepspezifischen Vorkenntnissen können systematisch an komplexere Blöcke und Choreografien herangeführt werden. Dabei helfen verschiedene Aufbaumethoden, sie bringen die Teilnehmer sicher und nachvollziehbar ans Ziel. Die Choreografie wird dann mehrmals, abhängig vom Leistungsstand der Gruppe, nach unterschiedlicher Musik und Tempo, durchgeführt und rundet so das Training der Teilnehmer im großen Finale ab.

Aufbaumethoden im Überblick

Methode: Add on

Einzelne Schritte werden erlernt und aneinandergeknüpft.

Übe	A
Übe	B
Verbinde	A und B
Übe	C
Verbinde	A und B und C
Übe	D
Verbinde	A und B und C und D

Methode: Balanced Add on

Stellt die Rechts-links-Ausgewogenheit einer Choreografie sicher. Dazu sollte Schritt A aus der Gruppe der Alternating Steps kommen.

Übe	A re und A li
Übe	B re
Führe aus	1 x A re
Übe	B li
Führe aus	1 x A li
Verbinde	A re und B li und A li und B re
Übe	C re
Führe aus	1 x A re

Übe	C li
Führe aus	1 x A li
Verbinde	A re und B li und C li und A li und B re und C re
Übe	D li
Führe aus	1 x A li
Verbinde	A re und B li und C li und D li und A li und B re und C re und D re

Methode: Link

Hier werden immer zwei Schritte gemeinsam hintereinander eingeübt und bleiben als Element bestehen, bevor zwei weitere Schritte als Element angehängt werden.

Übe	A
Übe	B
Verbinde	A und B
Übe	C
Übe	D
Verbinde	C und D
Verbinde	(A und B) und (C und D)
Übe	E
Übe	F
Verbinde	E und F
Verbinde	(A und B) und (C und D) und (E und F) usw.

Methode: Balanced Link

Bei der Balanced-Link-Methode ist die Rechts-links-Ausgewogenheit gewährleistet, da innerhalb zweier Schrittelemente einer von vier Schrittmustern ein Transitionschritt (Schritt, der einen Beinwechsel einleitet – Alternating Step, z. B. A) ist und B, C und D ihre bewegungsführende Seite (Basic Steps) beibehalten. Im weiteren Verlauf der Aneinanderreihung von Schrittelementen muss darauf geachtet werden, dass die sich anschließenden Schrittelemente in ihrem „Transition"-Verhalten ausgewogen bleiben. Wenn also beispielsweise Schritt A und B zugunsten E und F wegfallen, sollte E wieder ein Transitionschritt werden.

Übe	A re und A li
Übe	A re und B li und A li und B re
Verbinde	(A re und B li) und (A li und B re)
Übe	C re und D re
Verbinde	(A re und B li) und (C li und D li) und (A li und B re) und (C re und D re)
Übe	E re und E li
Übe	E re und F li und E li und F re
Verbinde	(E re und F li) und (E li und F re)
Verbinde	(C re und D re) und (E re und F li) und (C li und D li) und (E li und F re)

Methode: Balanced Divide and Match

Bei der Balanced-Divide-and-Match-Methode werden die Schrittelemente verdoppelt gelernt und bei der Aneinanderreihung der weiteren Elemente wieder halbiert. Es ist wichtig, dass es innerhalb eines Blocks zu einem Beinwechsel kommt, um die Rechts-links-Ausgewogenheit der Choreografie sicherzustellen. Diese Methode eignet sich gut, um Choreografien mit Nutzung verschiedener Raumwege zu gestalten. Sie sollte deshalb für fortgeschrittene Teilnehmer eingesetzt werden.

Übe	A re (8 ZZ – zwei Schrittmuster)
Übe	A li (8 ZZ)
Übe	B re (16 ZZ – vier Schrittmuster)
Übe	B li (16 ZZ)
Übe	C re (8 ZZ – zwei Schrittmuster)
Übe	C li (8 ZZ)
Halbiere und verbinde	A re und B li und C re und A li und B re und C li

Balanced Substitute/Layer

Balanced Substitute und Balanced Layer sind Methoden, die Teilnehmern Entscheidungsmöglichkeiten bieten, innerhalb einer Gesamtchoreografie, ihrem Leistungslevel entsprechend, die Bewegungsabfolgen auszuüben. Aus diesem Grund eignen sich diese Methoden besonders für heterogene Gruppen. Die Schrittelemente werden folgendermaßen kombiniert:

Übe	A re und B li und B li und B li	(32 ZZ)
Wiederhole mit der anderen Seite	A li und B re und B re und B re	(32 ZZ)
Übe	A re und B li und B li und C li	(32 ZZ)
Wiederhole mit der anderen Seite	A li und B re und B re und C re	(32 ZZ)
Übe	A re und D li und B li und C li	(32 ZZ)
Wiederhole mit der anderen Seite	A li und D re und B re und C re	(32 ZZ)
Übe	A re und D li und E li und C li	(32 ZZ)
Wiederhole	A li und D re und E re und C re	(32 ZZ)

Wenn in der sich aufbauenden Choreografie die jeweils nächsten Schrittelemente vom Teilnehmer als zu anspruchsvoll wahrgenommen werden, trainiert er an der Stelle die ihm zuvor bekannte Bewegung. Das bedeutet, dass er statt C oder D einfach bei B bleibt.

In der folgenden Übersicht wird die Methode zum besseren Verständnis an einem praktischen Beispiel verdeutlicht:

A ist	Step Kick & March re mit Pony Step li/re		(8 ZZ)
B ist	2 Step Curl & March li/re		(8 ZZ)
Daraus folgt:	Step Kick & March re mit Pony Step li/re		
	Plus	Step Curl & March li/re	
	Plus	Step Curl & March li/re	
	Plus	Step Curl & March li/re	(insgesamt 32 ZZ)
Wiederhole mit der anderen Seite			(insgesamt 32 ZZ)
C ist	2 Mambo Cha-Cha-Chas li/re		(8 ZZ)
Daraus folgt:	Step Kick & March re mit Pony Step li/re		
	Plus	Step Curl & March li/re	
	Plus	Step Curl & March li/re	
	Plus	Mambo Cha-Cha-Cha li/re	(insgesamt 32 ZZ)
Wiederhole mit der anderen Seite			(insgesamt 32 ZZ)
D ist	2 Basic Steps cross li/li		(8 ZZ)
Daraus folgt:	Step Kick & March re mit Pony Step li/re		
	Plus	2 Basic Step cross li/li	
	Plus	Step Curl & March li/re	
	Plus	Mambo Cha-Cha-Cha li/re	(insgesamt 32 ZZ)
Wiederhole mit der anderen Seite			(insgesamt 32 ZZ)
E ist	2 V-Steps li/li		(8 ZZ)
Daraus folgt:	Step Kick & March re mit Pony Step li/re		
	Plus	2 Basic Steps cross li/li	
	Plus	2 V-Steps li/li	
	Plus	Mambo Cha-Cha-Cha li/re	(insgesamt 32 ZZ)
Wiederhole mit der anderen Seite			(insgesamt 32 ZZ)

Balanced Insertion

Diese Methode arbeitet mit der *Einschubtechnik*, was bedeutet, dass zwischen zwei erarbeiteten Bewegungselementen A und B ein weiteres dazwischengeschoben wird.

Der den Beinwechsel einleitende Schritt kann sowohl im Bewegungselement A als auch D eingebaut werden.

Übe	D re und D li
Übe	A re und D re und A li und D li
Verbinde	(A re und D re) und (A li und D li)
Übe	B re
Führe aus	1 x (A re und D re)
Übe	B li
Führe aus	1 x (A li und D li)
Schiebe ein	(A re und B re und D re) und (A li und B li und D li)
Übe	C re
Führe aus	1 x (A re und B re und D re)
Übe	C li
Führe aus	1 x (A li und B li und D li)
Schiebe ein	(A re und B re und C re und D re) und (A li und B li und C li und D li)

Holding Pattern Removal

Holding Pattern Removal wird auch *Schneidetechnik* genannt. Die Bewegungselemente werden zunächst eingeführt und trainiert und fallen zum Teil am Ende der Gesamtchoreografie wieder heraus. Das heißt, dass drei Viertel der Bewegungsfolge erhalten bleiben, während ein Viertel ersatzlos gestrichen wird. Diese sogenannten *Holding Pattern Removals* sollten möglichst einfache Schritte sein, die leicht erkennbar sind und gern wieder entfernt werden. Die einzelnen Bewegungsblöcke sollten mit 32 Beats (Zz) ausgefüllt sein und die Choreografie sollte eine ungerade Anzahl an Transitionschritten enthalten. Diese Methode zielt auf ein unerwartetes Finale ab und bietet den Teilnehmern am Ende noch einmal eine Überraschung.

Für die praktische Umsetzung soll folgende Übersicht Unterstützung bieten:

Erhalten bleibt	Entfernt wird
A re mit 12 ZZ	4 ZZ
3 Step Leg Curls & March re/li/re	1 Basic Step li
A li mit 12 ZZ	4 ZZ
3 Step Leg Curls & March li/re/li	1 Basic Step re
B re mit 12 ZZ	4 ZZ
2 L-Patterns re/li, 1 V-Step li	1 Basic Step li
B li mit 12 ZZ	4 ZZ
2 L-Patterns li/re, 1 V-Step re	1 Basic Step re
C re mit 8 ZZ	4 ZZ
1 Step Knee-lift Repeater & March	1 Basic Step li
C li mit 8 ZZ	4 ZZ
1 Step Knee-lift Repeater & March	1 Basic Step re

Die hier aufgeführten Methoden sind bei Slomka et al. (2008) durch konkrete Bewegungsbeispiele veranschaulicht.

An dieser Stelle wollen wir anhand des Blockaufbaus und der Pyramidenvarianten noch einmal verdeutlichen, wie einzelne Schritte erlernt und miteinander verknüpft werden können. Durch kontinuierliche Wiederholungen schleifen sich so Bewegungsmuster ein. Diese Form des Arbeitens eignet sich besonders für Einsteigerprogramme, Programme mit Älteren oder übergewichtigen Teilnehmern.

Blockaufbau

Bewegung A wird 8 x wiederholt.	8 x (A+B)
Bewegung B wird 8 x wiederholt.	
Bewegung A wird 4 x wiederholt.	4 x (A+B) und
Bewegung B wird 4 x wiederholt.	4 x (A+B)
Bewegung A wird 4 x wiederholt.	
Bewegung B wird 4 x wiederholt.	2 x (A+B) und
Bewegung A wird 2 x wiederholt.	2 x (A+B) und
Bewegung B wird 2 x wiederholt.	2 x (A+B) und
Bewegung A wird 2 x wiederholt.	2 x (A+B)
Bewegung B wird 2 x wiederholt.	
Bewegung A wird 2 x wiederholt.	
Bewegung B wird 2 x wiederholt.	
Bewegung A wird 2 x wiederholt.	
Bewegung B wird 2 x wiederholt.	

Bewegungsbeispiel: Knee-lift Step (Bewegung A)/V-Step (Bewegung B)

- Knee-lift Step 8 x hintereinander
- V-Step 8 x hintereinander
- Knee-lift Step 4 x hintereinander
- V-Step 4 x hintereinander
- Knee-lift Step 4 x hintereinander
- V-Step 4 x hintereinander
- Knee-lift Step 2 x hintereinander
- V-Step 2 x hintereinander
- Knee-lift Step 2 x hintereinander
- V-Step 2 x hintereinander
- Knee-lift Step 2 x hintereinander
- V-Step 2 x hintereinander
- Knee-lift Step 2 x hintereinander
- V-Step 2 x hintereinander

Gekippte Pyramide

Bewegung A wird 8 x wiederholt.
Bewegung B wird 8 x wiederholt.
Bewegung A wird 4 x wiederholt.
Bewegung B wird 4 x wiederholt.
Bewegung A wird 2 x wiederholt.
Bewegung B wird 2 x wiederholt.
Bewegung A wird 1 x wiederholt.
Bewegung B wird 1 x wiederholt.
Bewegung A wird 1 x wiederholt.
Bewegung B wird 1 x wiederholt.

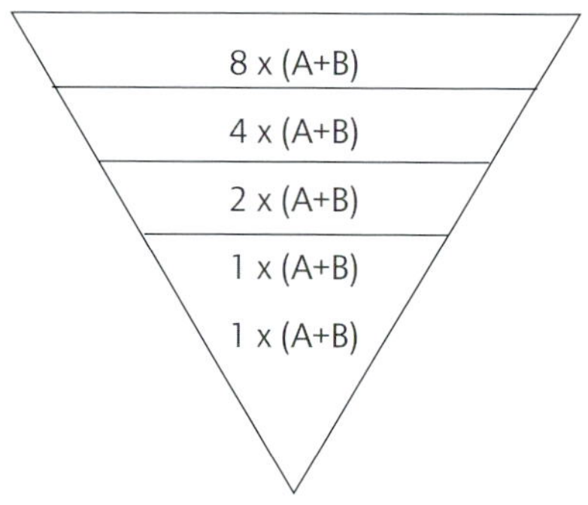

Beispiel: Turn Step (Bewegung A)/Up and Over (Bewegung B)

- Turn Step 8 x hintereinander
- Up and Over 8 x hintereinander
- Turn Step 4 x hintereinander
- Up and Over 4 x hintereinander
- Turn Step 2 x hintereinander
- Up and Over 2 x hintereinander
- Turn Step 1 x hintereinander
- Up and Over 1 x hintereinander
- Turn Step 1 x hintereinander
- Up and Over 1 x hintereinander

32 Zählzeiten

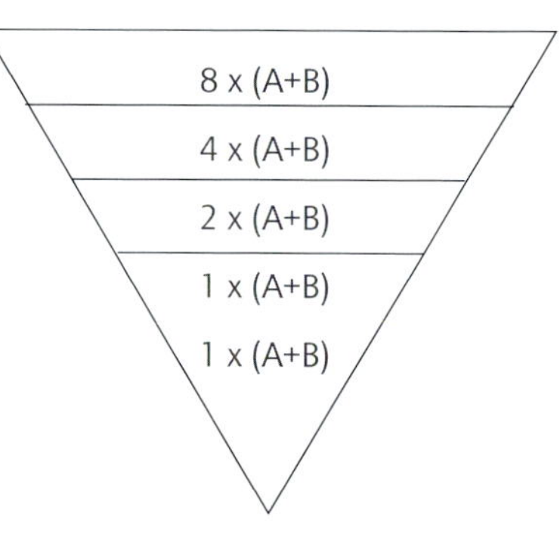

Dieses Muster kann beliebig oft aneinandergereiht werden, bis die Schrittfolgen automatisiert sind.

Variierter Pyramidenbau

Bewegung A wird 8 x wiederholt.
Bewegung B wird 8 x wiederholt.
Bewegung A wird 4 x wiederholt.
Bewegung B wird 4 x wiederholt.
Bewegung A wird 2 x wiederholt.
Bewegung B wird 2 x wiederholt.
Bewegung A wird 1 x wiederholt.
Bewegung B wird 1 x wiederholt.
Bewegung A wird 1 x wiederholt.
Bewegung B wird 1 x wiederholt.
Bewegung A wird 1 x wiederholt.
Bewegung B wird 1 x wiederholt.
Bewegung A wird 1 x wiederholt.
Bewegung B wird 1 x wiederholt.
Bewegung A wird 2 x wiederholt.
Bewegung B wird 2 x wiederholt.
Bewegung A wird 4 x wiederholt.
Bewegung B wird 4 x wiederholt.
Bewegung A wird 8 x wiederholt.
Bewegung B wird 8 x wiederholt.

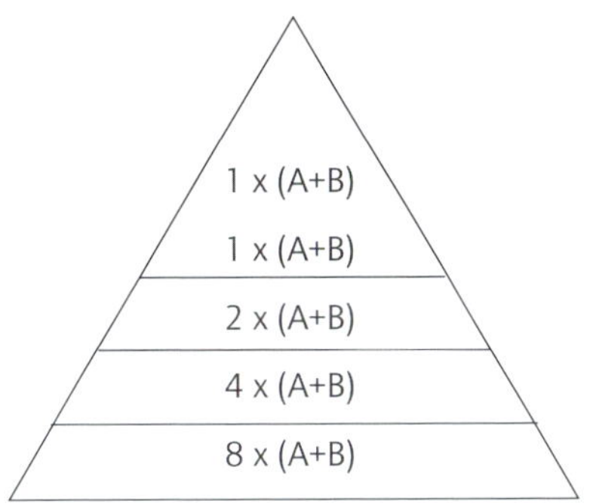

Um allerdings die Rechts-links-Ausgewogenheit zu gewährleisten, sollte bereits bei der Einführung und beim Erlernen von Bewegungselementen ein Transitionschritt eingebaut werden. Das ermöglicht dem Teilnehmer von Anfang an, die erlernten Schrittmuster beidseitig zu erfahren. Gleichzeitig wird eine einseitige Belastung vermieden. Das führt jedoch dazu, dass die Muster in der beschriebenen Form nicht exakt aufrechterhalten werden können. Deshalb möchten wir an dieser Stelle noch einmal darauf hinweisen, dass für Programme mit choreografischem Anspruch die bereits oben detailliert erläuterten Vermittlungsmethoden zur Anwendung kommen.

Das methodische Arbeiten am Beispiel von Adipositas- oder Rückenprogrammen sowie mit Schülern (vgl. Kap. 7 und 8) orientiert sich darüber hinaus auch an grundsätzlichen Prinzipien des Lernens:

- vom Einfachen zum Komplexen,
- vom Bekannten zum Unbekannten,
- vom Leichten zum Schweren.

Neben diesen methodisch sehr geschlossenen Vermittlungsmethoden, die immer dann zum Tragen kommen, wenn ein klassisches Step-Aerobic-Training durchgeführt wird, kann, je nach Stundenziel, aber auch mit offenen Formen gearbeitet werden. Eine Möglichkeit, die sich insbesondere im Vereinsrahmen oder in der Schule anbietet, ist das Arbeiten mit offenen Aufgabenstellungen. Hier wird lediglich eine Bewegungsaufgabe formuliert, die dann in Eigenregie und explorativ von den Teilnehmern zu lösen ist. Für ein Warm-up bedeutet ein solches Vorgehen beispielsweise: „Bewegen Sie sich auf Musik um die Stepgeräte und finden Sie Möglichkeiten, den Step zu überqueren." Den Teilnehmern wird damit Raum für das Einbringen eigener Bewegungseinfälle gegeben. In der Schule können solche Explorationsphasen angezeigt sein, wenn es darum geht, selbstständig eigene Choreografien zu entwickeln. Die Aufgabe könnte dabei folgendermaßen formuliert werden: „Versucht, vier unterschiedliche Bewegungselemente auf 32 ZZ zu verbinden."

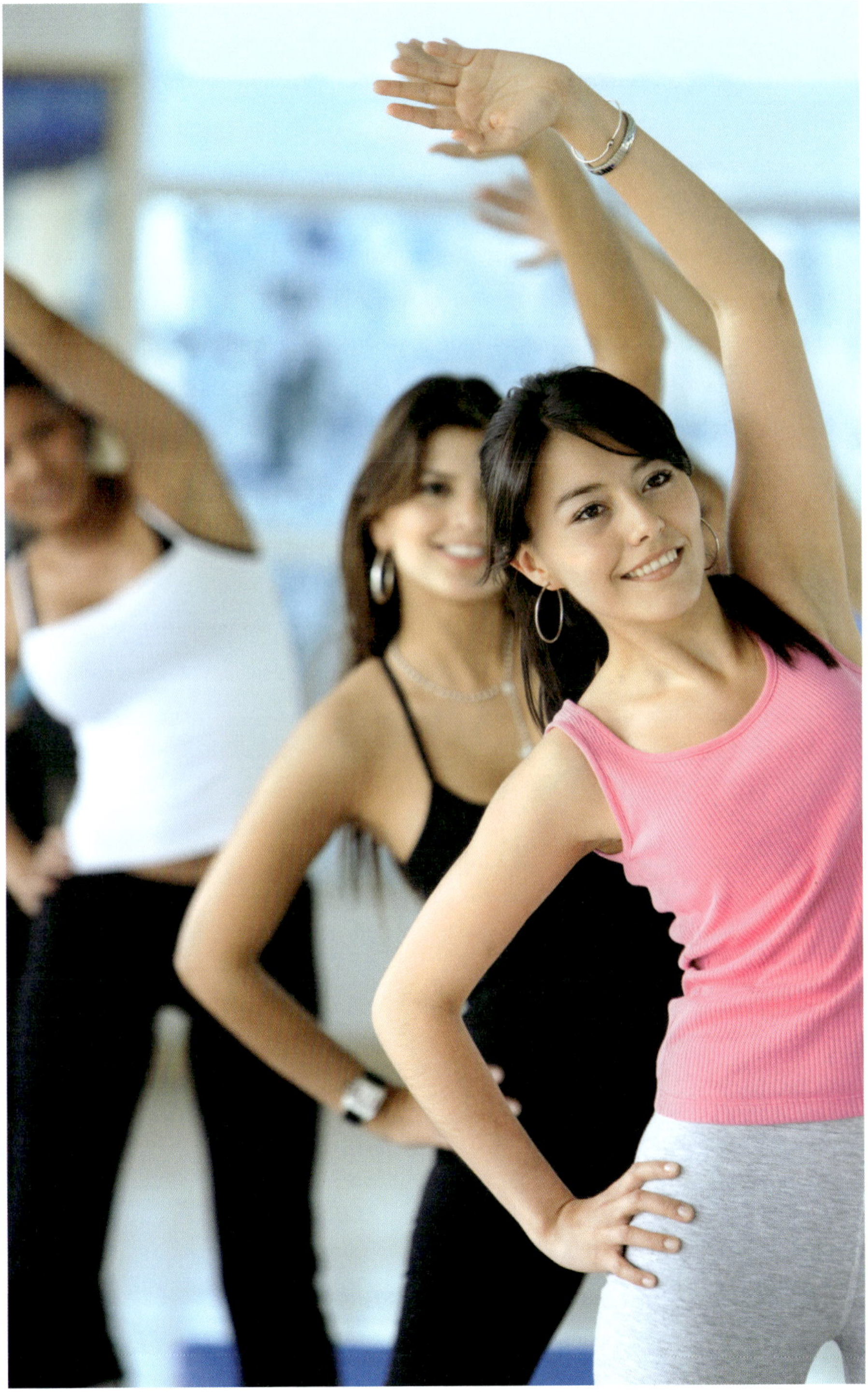

5.3.2 Cueing

Für eine effektive Steuerung des Lernprozesses einer Stepchoreografie ist der Übungsleiter, Trainer und Lehrer neben der Verbalisation (z. B. das Einzählen) auf seine Körpersprache angewiesen. Ein entsprechendes Agieren wird in Fachkreisen *Cueing* genannt. *Cueing* wird abgeleitet von dem englischen Wort *cue*, was so viel wie *Hinweis* bedeutet. Mit Cueing bezeichnet man in der Step-Aerobic verbale und nonverbale Hilfsmittel, die vom Übungsleiter gezielt für den reibungslosen Ablauf einer Trainingseinheit eingesetzt werden. Verbale Cueings werden laut angesagt. Hierzu zählen Richtungsangaben oder Zeitangaben, beispielsweise: „Noch zwei V-Steps, noch ein V-Step", oder: „Nächster Schritt nach rechts."

Nonverbales Cueing umfasst optische Hinweise, wie Handzeichen, Körpersprache und den *Visual Preview*. Ein *Visual Preview* ist das Vormachen eines komplexen Bewegungselements durch den Übungsleiter, während die Teilnehmer zuschauen, dabei aber in Bewegung bleiben. Im Allgemeinen ergänzen sich verbales und nonverbales Cueing. So wird beispielsweise beim Zählen: „Noch vier, noch drei ...", gleichzeitig das entsprechende Handzeichen eingesetzt.

Die Wichtigsten dieser Handzeichen werden durch die nachfolgenden Abbildungen erläutert.

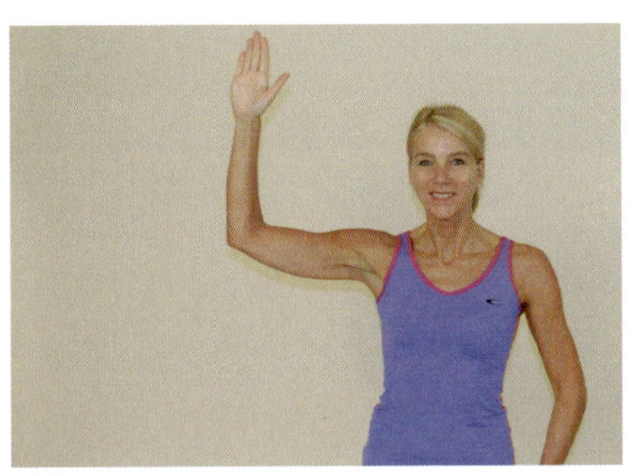
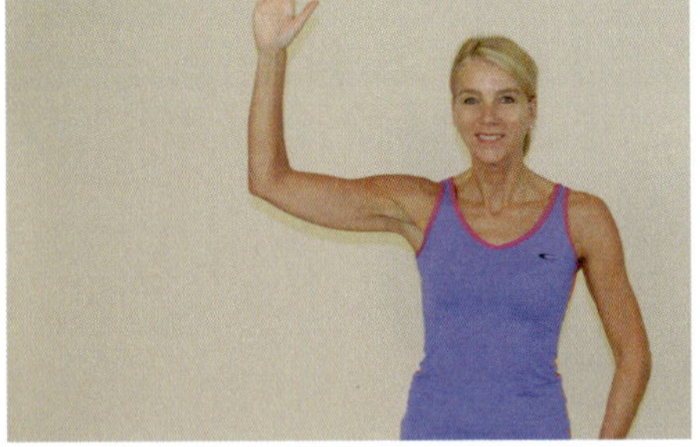

Halt

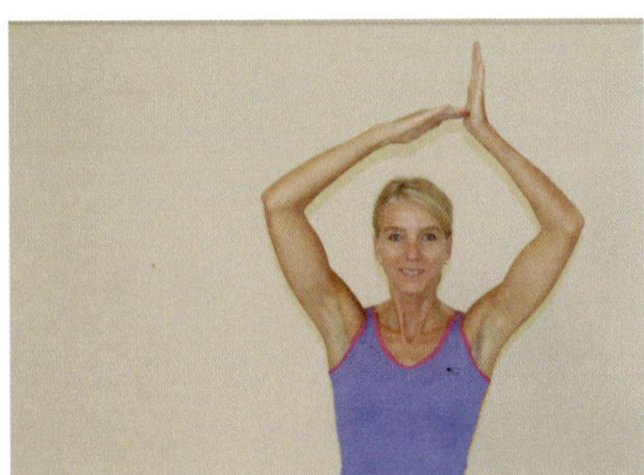

Von Anfang an

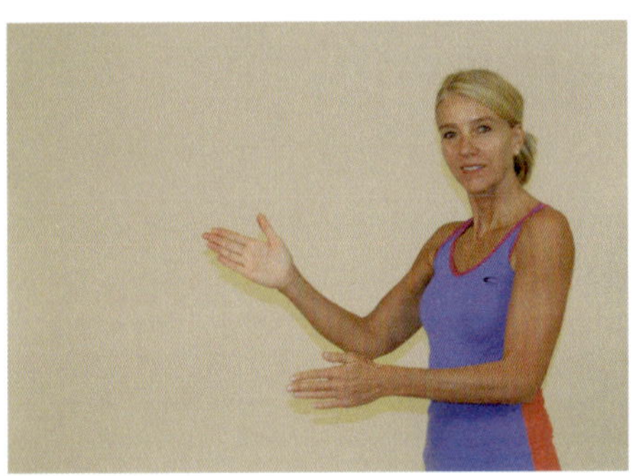
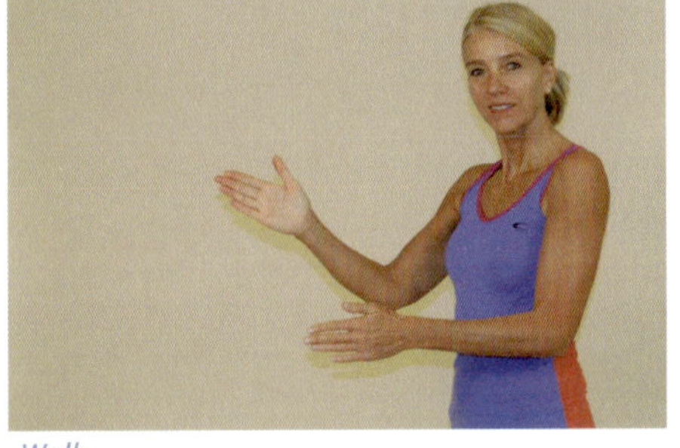

Walk

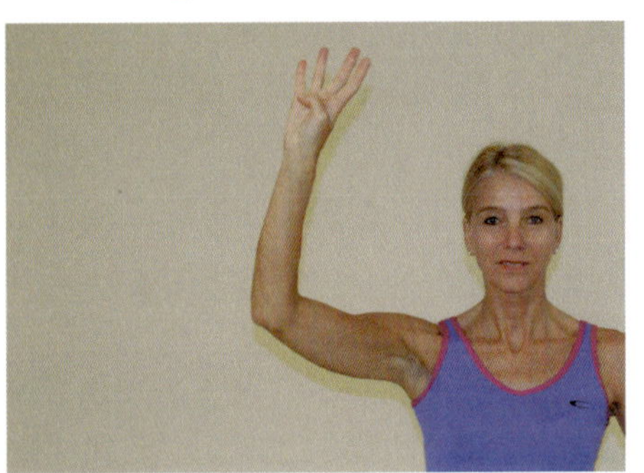

Noch vier

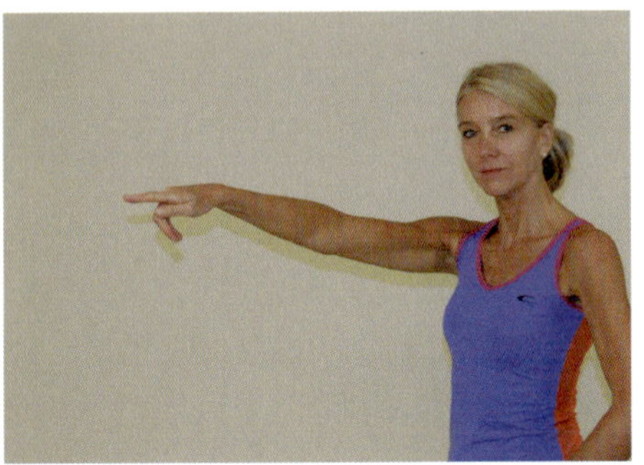
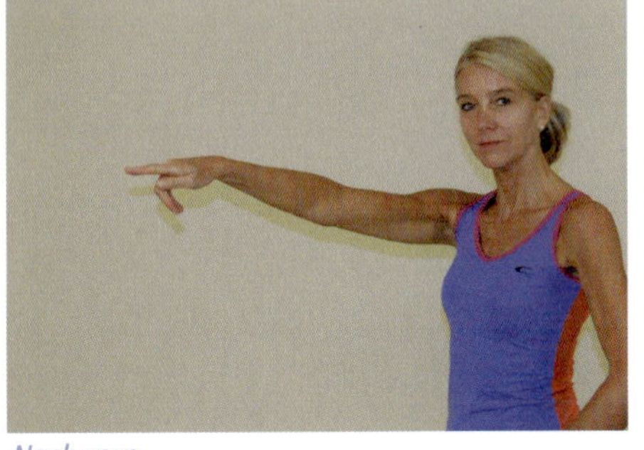

Nach vorn

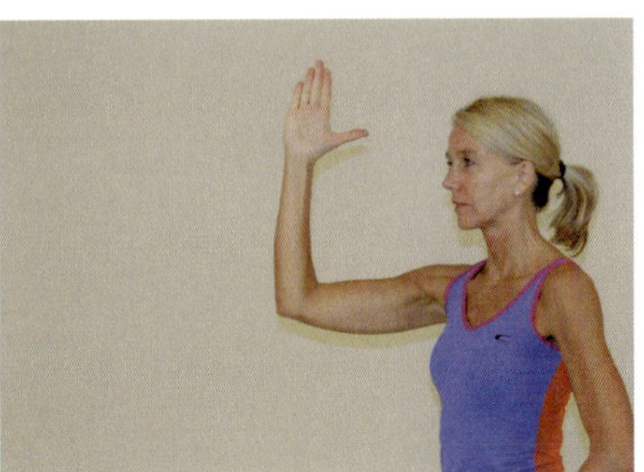

Nach hinten

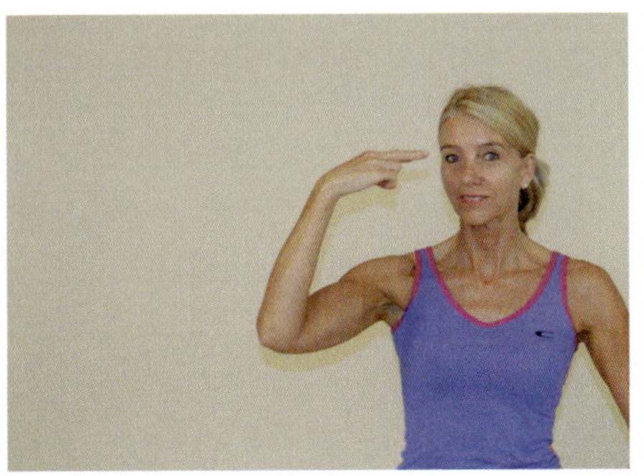
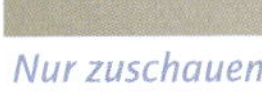

Nur zuschauen

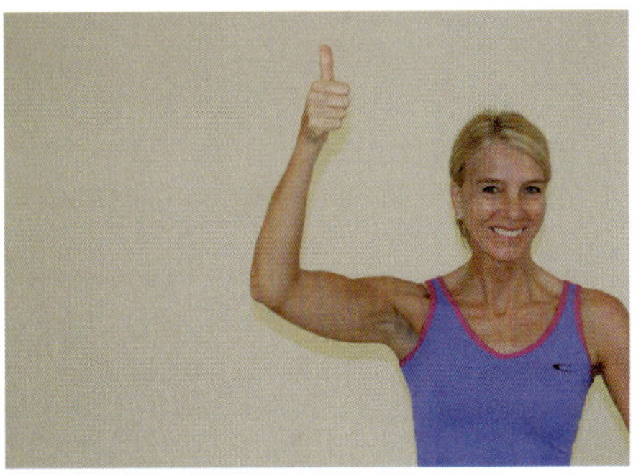

Gut gemacht!

5.3.3 Das Stepgerät im Raum

Es gibt unterschiedliche Möglichkeiten, die Plattform im Raum aufzustellen. Je nach Stundenziel oder Zielgruppe lassen sich nachfolgende Variationen aufzeigen.

Als klassische Aufstellungsform der Stepgeräte im Raum während einer Trainingsstunde hat sich die *Blockaufstellung* durchgesetzt. Hier werden die Steps nebeneinander aufgebaut, die nachfolgende Reihe wird auf Lücke platziert.

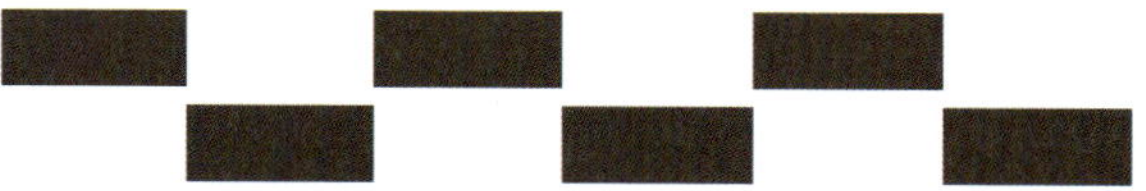

Diese Aufstellungsform hat einige Vorteile:

- Die Sicht auf den Übungsleiter ist gewährt.
- Die Teilnehmer behindern sich nicht gegenseitig.
- Die Teilnehmer haben klare Orientierungspunkte.
- Es ist möglich, auf kleinem Raum mit mehreren Personen zu trainieren.

Darüber hinaus sind jedoch unter kreativen und gestalterischen Gesichtspunkten eine ganze Reihe weiterer Aufstellungsformen denkbar, wie die folgenden Abbildungen zeigen.

Double-Step-Formationen

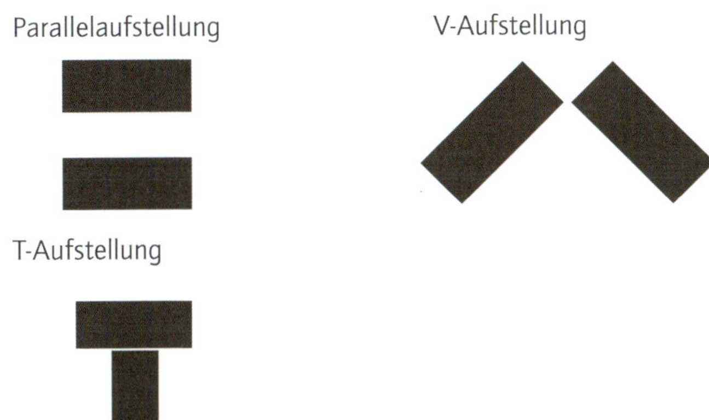

Gruppenformation: Kreis, Reihe und V-Form

Kreisaufstellung

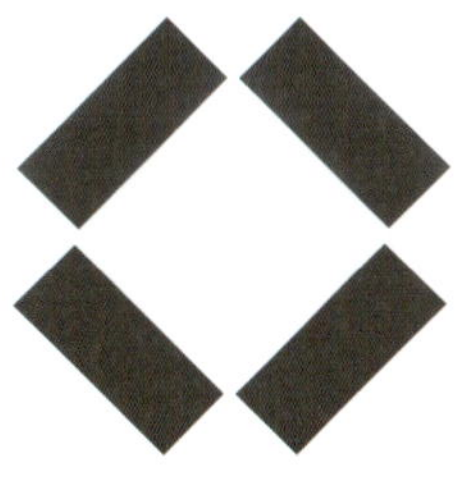

Die Kreisaufstellung ist vor allem für Teilnehmer gedacht, für die Gruppenintegration ein zentraler Bestandteil des Trainings ist. Ein Beispiel hierfür ist die Zielgruppe der Übergewichtigen und Adipösen in Kap. 7.2.

Reihenaufstellung

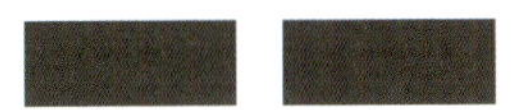

V-Aufstellung

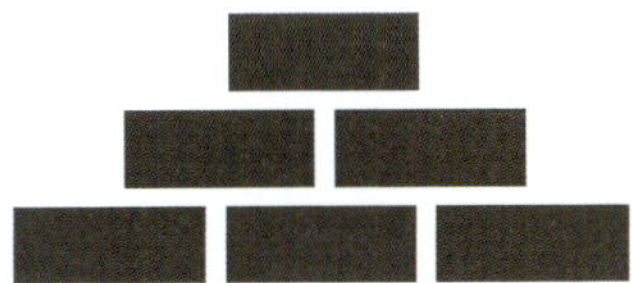

Gerade für das Unterrichten in der Schule bieten diese Aufstellungsformen motivierende Perspektiven. Kap. 8 gibt entsprechende Einblicke.

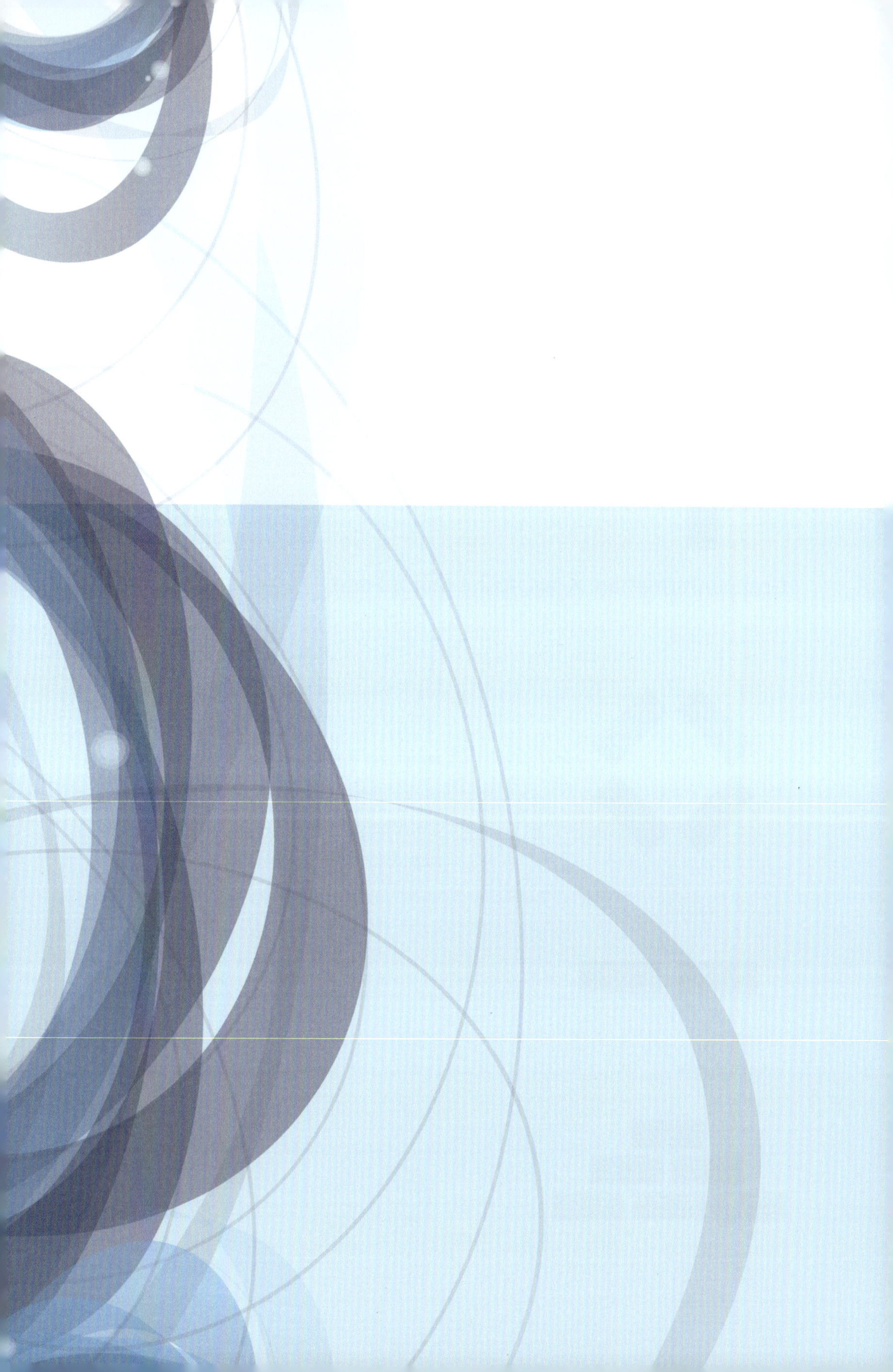

KAPITEL 6

Kapitel 6

CHOREOGRAFIEN FÜR FITNESSSTUNDEN

Das Arbeiten mittels Choreografien zeichnet die klassische Step-Aerobic aus. Ein wichtiger Grund, an dieser Stelle ausgewählte Beispiele für choreografisches Arbeiten aufzuzeigen. Die entwickelten Inhalte werden in Anlehnung an das dreiphasige Modell aus Kap. 5 dargestellt.

6.1 PHASE: Warm-up (mit Pre-Stretch)

Nachfolgend findet sich ein Beispiel für den Aufbau einer entsprechenden Kombination in der Aufwärmphase. Einige Trainer bevorzugen bereits in der Aufwärmphase eine Dehnungssequenz, deshalb wird ebenfalls ein Praxisbeispiel beschrieben.

Beispiel Warm-up

ZZ	Beine	Wdh.	Arme	Wdh.
1-16	Weite Set-up-Position		Armkreis über die Seite hoch mit Ein- und Ausatmen	2
17-32	Hohe Squats	8	Arme in der Taille abgestützt	
1-16	Side to Side	8	s. o.	
17-32	Side to Side	8	Schulter rückkreisen	8
1-16	Side to Side	8	Ellbogen rückkreisen	8
17-32	Side to Side	8	Langarmrückkreisen	8
1-16	Step Touch	8	Tiefes Rudern	8

ZZ	Beine	Wdh.	Arme	Wdh.
17-32	Step Touch	8	Hohes Rudern	8
1-16	Step Touch	8	Lat Pull	8
17-32	Step Touch	8	Butterfly Reverse	8
1-32	Double Step Touch	8	Side Raises	8
1-4	Double Step Touch	1	Side Raises	2
5-8	Step Touch	2	Tiefes Rudern	2
9-12	Double Step Touch	1	Side Raises	2
13-16	Step Touch	2	Tiefes Rudern	2
1-4	Double Step Touch	1	Side Raises	2
5-8	Step Touch	2	Tiefes Rudern	2
9-12	Double Step Touch	1	Side Raises	2
13-16	Step Touch	2	Tiefes Rudern	2
1-4	Double Step Touch	1	Side Raises	2
5-8	Step Touch	2	Tiefes Rudern	2
9-12	4 Steps vorgehen	4	Arme mitschwingen und klatschen auf ZZ 4	
13-16	4 Steps zurückgehen	4	Arme mitschwingen und klatschen auf ZZ 4	
1-4	Double Step Touch zur anderen Seite	1	Side Raises	2
5-8	Step Touch	2	Tiefes Rudern	2
9-12	4 Steps vorgehen	4	Arme mitschwingen und klatschen auf ZZ 4	
13-16	4 Steps zurückgehen	4	Arme mitschwingen und klatschen auf ZZ 4	
1-4	Double Step Touch	1	Overhead Press	2
5-8	Step Touch	2	Butterfly	2
9-16	V-Steps um 180° gedreht	2	Front Raises	4
1-4	Double Step Touch zur anderen Seite	1	Overhead Press	2

ZZ	Beine	Wdh.	Arme	Wdh.
5-8	Step Touch	2	Butterfly	2
9-16	V-Steps um 180° gedreht	2	Front Raises	4
1-4	Double Step Touch	1	Overhead Press	2
5-8	Step Touch	2	Butterfly	2
9-16	V-Steps um 180° gedreht	2	Front Raises	4
1-4	Double Step Touch zur anderen Seite	1	Overhead Press	2
5-8	Step Touch	2	Butterfly	2
9-16	V-Steps um 180° gedreht	2	Front Raises	4
1-4	Grapevine	1	Arme mitschwingen und klatschen auf ZZ 4	
5-8	Double Step Knee-lift	2	Diagonaler Pull	2
9-16	Repeater Knee-lift zur anderen Seite	1	Walking Arms	4
1-4	Grapevine zur anderen Seite	1	Arme mitschwingen und klatschen auf ZZ 4	
5-8	Double Step Knee-lift	2	Diagonaler Pull	2
9-16	Repeater Knee-lift zur anderen Seite	1	Walking Arms	4
1-4	Grapevine	1	Arme mitschwingen und klatschen auf ZZ 4	
5-16	Squats im Wechsel	3	Biceps Raises	3
1-4	Grapevine	1	Arme mitschwingen und klatschen auf ZZ 4	
5-16	Squats im Wechsel	3	Biceps Raises	3
Alles von vorn zur anderen Seite beginnend.				

Beispiel Pre-Stretch

Für den Pre-Stretch wird das dynamische Dehnen bevorzugt. Die nachfolgend dargestellten Übungen werden in ihrer Ausführung beschrieben, in der Endposition wird rhythmisch-dynamisch gefedert.

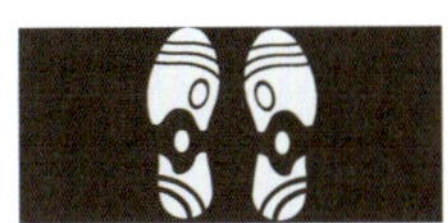

Ausgangsposition: On the Top

Beanspruchte Muskulatur	Übungsbeschreibung
Wade (rechts)	Der linke Fuß steht auf der Plattform, der Ballen des rechten Fußes wird auf der Stepkante abgestützt und die Ferse wird rhythmisch Richtung Boden gedrückt.
Hintere Oberschenkelmuskulatur (links)	Der rechte Fuß wird vor das Stepgerät gestellt, die linke Ferse bei gestrecktem Bein auf der Plattform abgestützt. Das rechte Bein wird im Kniegelenk gebeugt, gleichzeitig wird das Gesäß zurückgeschoben und der Oberkörper kompensatorisch nach vorn geneigt. Die Arme werden über die Seithalte in die Vorhalte geführt.
Vordere Oberschenkelmuskulatur (rechts)	Der linke Fuß wird auf der Plattform abgestellt, die rechte Ferse wird an das Gesäß herangezogen. Das linke Kniegelenk ist gebeugt, das Gesäß angespannt und der Bauch eingezogen, die Hüfte aufgerichtet. Der linke Arm wird in die Hochhalte geführt.
Hüftbeuger (rechts)	Das rechte Bein wird vor die Plattform gestellt, der linke Fuß steht auf der Plattform. Beide Knie sind gebeugt, Hüfte und Becken werden im Wechsel aufgerichtet und gekippt. Die Arme sind in der Taille abgestützt.
Rückenmuskulatur	Beide Füße stehen schulterbreit auf der Plattform, die Knie sind gebeugt, die Hände auf den Oberschenkeln abgestützt, der Rücken/die Wirbelsäule wird im Wechsel gebeugt (Rundung) und gestreckt.
Seitliche Rumpfmuskulatur (links)	Das rechte Bein kreuzt rückwärtig das linke Bein, der rechte Arm wird in Hochhalte über den Kopf nach links geführt, die linke Hand seitlich in der Taille abgestützt. Der Oberkörper wird rhythmisch seitgeneigt.

Die Dehnübungen werden anschließend, in umgekehrter Reihenfolge zur anderen Seite beginnend, ausgeführt.

6

6.2 Phase: Cardioteil

Nachfolgend werden fünf beispielhafte Choreografien für den Cardioteil beschrieben. Sie sind nach Zielgruppe Einsteiger, Fortgeschrittene und Könner sowie nach thematischer Zielsetzung (Akzent) gegliedert.

Tab. 12: Überblick über die Stepchoreografien

Zielgruppe	**Akzent**		
	sportlich-athletisch		**tänzerisch-koordinativ**
Einsteiger	1	2	
Fortgeschrittene	3	4	
Könner			5

1-5: Nummer der Choreografie

Querstep

Längsstep

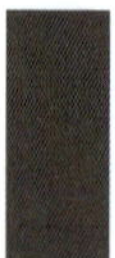

Abb. 10: Überblick über die Stepchoreografien

Beispiel Choreografie 1: Einsteiger – Querstep

Block	Position am Step	ZZ	Beinarbeit	Wdh.	Armarbeit	Wdh.
A		1-4	Basic Step re. Frontal	1 x	Tiefes Rudern (Rowing Arms)	2 x
		5-8	Step Knee-lift in die linke Diagonale	1 x	Overhead Press	2 x
		9-16	Step Knee-lift Straddle zur rechten Seite mit Übergang hinter den Step	2 x	Hohes Rudern (Shoulder Pull)	4 x
B		1-4	Step Tap Side zum rechten Ende	1 x	Single Push li.	1 x
		5-8	Step Tap Side zum linken Ende	1 x	Single Push re.	1 x
		9-12	Basic Step li.	1 x	Biceps Curls	2 x
		13-16	Basic over the Step	1 x	Double Clap	2 x
C		1-4	Basic Step li. Frontal	1 x	Tiefes Rudern (Rowing Arms)	2 x
		5-8	Step Knee-lift in die rechte Diagonale	1 x	Overhead Press	2 x

Block	Position am Step	ZZ	Beinarbeit	Wdh.	Armarbeit	Wdh.
		9-16	Step Knee-lift Straddle zur linken Seite mit Übergang hinter den Step	2 x	Hohes Rudern (Shoulder Pull)	4 x
D		1-4	Step Tap Side zum linken Ende	1 x	Single Push re.	1 x
		5-8	Step Tap Side zum rechten Ende	1 x	Single Push li.	1 x
		9-12	Basic Step re.	1 x	Biceps Curls	2 x
		13-16	Basic over the Step	1 x	Double Clap	2 x

Beispiel Choreografie 2: Einsteiger – Längsstep

Block	Position am Step	ZZ	Beinarbeit	Wdh.	Armarbeit	Wdh.
A		1-2	Step re und li auf den Step	1 x	Rowing Arms tief	1 x
		3-6	Tap Side re und li	1 x	Diagonaler Punch re und li	1 x
		7-8	Straddle Step down re und li	1 x	Rowing Arms tief	1 x
B		9-14	Repeater Knee-lift re	1 x	Lat Pull	3 x
		15-16	Straddle down li und re			

Block	Position am Step	ZZ	Beinarbeit	Wdh.	Armarbeit	Wdh.
C	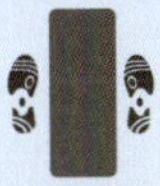	1-2	Step li und re auf den Step	1 x	Rowing Arms tief	1 x
	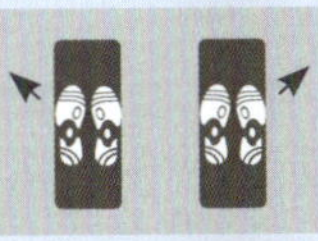	3-6	Tap Side li und re	1 x	Diagonaler Punch li und re	1 x
	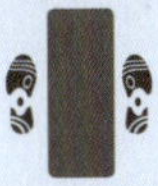	7-8	Straddle Step down li und re	1 x	Rowing Arms	1 x
D		9-14	Repeater Knee-lift li	1 x	Lat Pull	3 x
	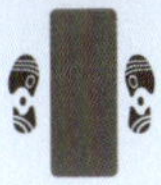	15-16	Straddle down re und li			

Beispiel Choreografie 3: Fortgeschrittene – Querstep

Block	Position am Step	ZZ	Beinarbeit	Wdh.	Armarbeit	Wdh.
A	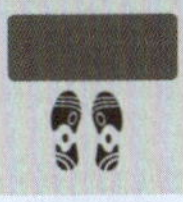	1-8	Step Lunge Back re.	1 x	Front Raise	4 x
	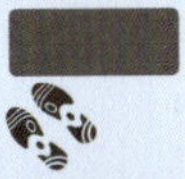	9-12	Step Backlift in die li. Diagonale	1 x	Overhead Raise	1 x
	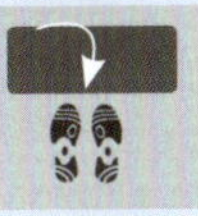	13-16	Reverse Turn li.	1 x	Lockeres Mitschwingen	
B	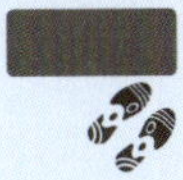	1-8	Repeater Knee-lift li in re Diagonale Besonderheit: Statt 3 x Knie hoch, nur 2 x und dafür auf ZZ 5, 6, Tap mit re am Boden und Step down re, li auf ZZ 7, 8	1 x	ZZ 1-4 Walking Arms, ZZ 5-8 geführter Armkreis mit re über die Seite zurück	1 x

Block	Position am Step	ZZ	Beinarbeit	Wdh.	Armarbeit	Wdh.
	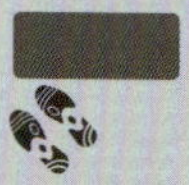	9-16	Repeater Knee-lift re in li Diagonale mit optionaler Besonderheit nach li; siehe oben	1 x	ZZ 1-4 Walking Arms, ZZ 5-8 geführter Armkreis mit li über die Seite zurück	
C	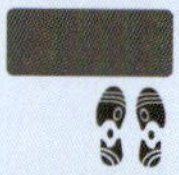	1-4	L-Pattern li nach rechts	1 x		
		5-12	Across the Top nach links und rechts	2 x		
	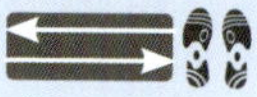	13-16	L-Pattern zurück			
D	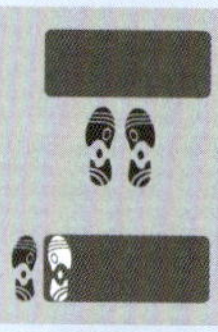	1-4	Squat am linken Ende	1 x		
	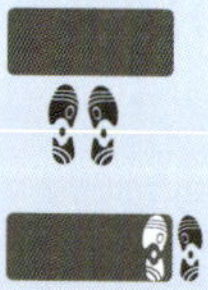	5-8	Squat am rechten Ende	1 x		
		9-16	Repeater Squat am linken Ende	1 x		
E (wie A seitenverkehrt)		1-8	Step Lunge Back li.	1 x	Front Raise	4 x
	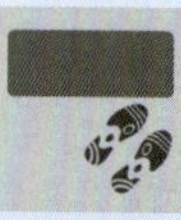	9-12	Step Backlift in die re Diagonale	1 x	Overhead Raise	1 x
	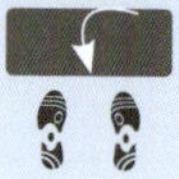	13-16	Reverse Turn re	1 x	Lockeres Mitschwingen	

Block	Position am Step	ZZ	Beinarbeit	Wdh.	Armarbeit	Wdh.
F (wie B seiten-verkehrt)		1-8	Repeater Knee-lift re in li Diagonal Besonderheit: Statt 3 x Knie hoch, nur 2 x und dafür auf ZZ 5, 6, Tap mit li am Boden und Step down li, re auf ZZ 7, 8	1 x	ZZ 1-4 Walking Arms, ZZ 5-8 geführter Armkreis mit li über die Seite zurück	1 x
		9-16	Repeater Knee-lift li in re Diagonale mit optionaler Besonderheit nach re, siehe oben	1 x	ZZ 1-4 Walking Arms, ZZ 5-8 geführter Armkreis mit re über die Seite zurück	
G (wie C seiten-ver-kehrt)		1-4	L-Pattern re nach links	1 x		
		5-12	Across the Top nach rechts und links	1 x		
		13-16	L-Pattern zurück			
H (wie D seiten-verkehrt)		1-4	Squat am rechten Ende	1 x		
		5-8	Squat am linken Ende	1 x		
		9-16	Repeater Squat am rechten Ende	1 x		

6

Beispiel Fortgeschrittene: Choreografie 4 – Längsstep

Block	Position am Step	ZZ	Beinarbeit	Wdh.	Armarbeit	Wdh.
A	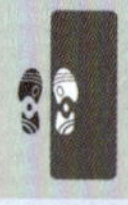	1-6	Stomp mit re am linken Steprand vorgehend	3 x		
		7-8	Squat	1 x		
	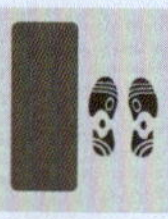	9-10	Over the Top nach rechts	½ x		
	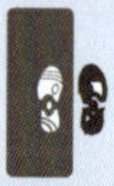	11-16	Squats am rechten Steprand	3 x		
B	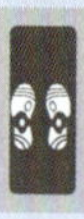	1-2	Step up	2 x		
	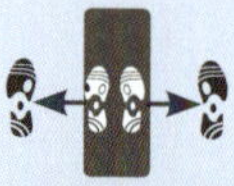	3-8	Tap Side	3 x		
	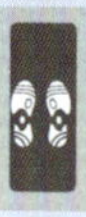	9-14	Repeater Knee-lift	1 x		
	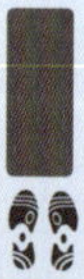	15-16	Step down zurück zur Ausgangsposition	2 x		
C	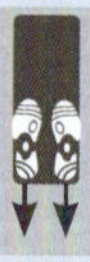	1-8	Step Lunge Back mit re	1 x		
	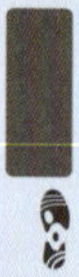	9-16	Repeater Fly	1 x		
D	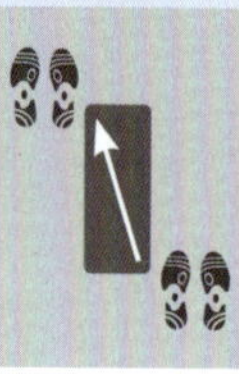	1-4	Corner to Corner mit re	1 x		

Block	Position am Step	ZZ	Beinarbeit	Wdh.	Armarbeit	Wdh.
	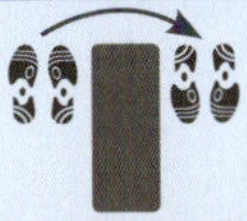	5-8	4 Steps mit li, re, li, re um den Step	4 x		
	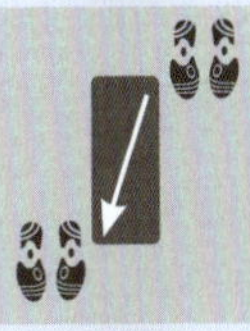	9-12	Corner to Corner mit li	1 x		
	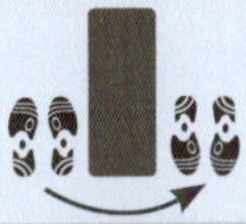	13-16	4 Steps re, li, re, li um den Step mit	4 x		
E	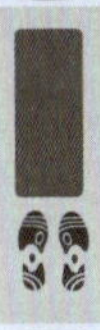	1-8	Step Lunge back mit li	1 x		
		9-16	Repeater Fly	1 x		
F	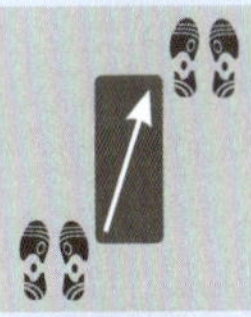	1-4	Corner to Corner mit li	1 x		
	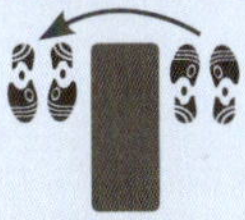	5-8	4 Steps re, li, re, li um den Step	4 x		
	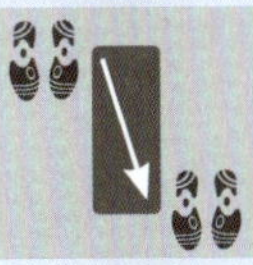	9-12	Corner to Corner mit re	1 x		
	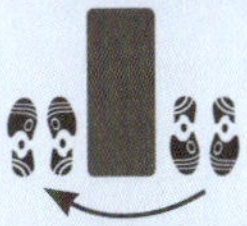	13-16	4 Steps li, re, li, re um den Step	4 x		
G	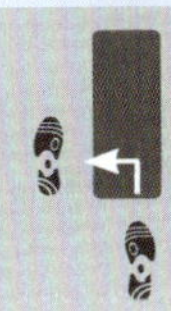	1-4	L-Pattern mit re nach li	1 x		

Block	Position am Step	ZZ	Beinarbeit	Wdh.	Armarbeit	Wdh.
		5-12	Over the Top li, re	2 x		
		13-16	L-Pattern li zurück	1 x		
H		1-4	L-Pattern mit li nach re	1 x		
		5-12	Over the Top re, li	2 x		
		13-16	L-Pattern re zurück	1 x		
A bis H zur anderen Seite beginnend						

Beispiel Könner Choreografie 5: Querstep tänzerisch

Block	Position am Step	ZZ	Beinarbeit	Wdh.	Armarbeit	Wdh.
A		1-4	Basic Step re Reverse über das linke Stepende	1 x	Schwingen mit	
		5-8	Galopp Turn Step re	1 x	Re Arm kreist vor dem Körper	1 x
		9-12	Pas de Bourrée li	1 x	ZZ. 9, 10 li Schulter zieht hoch, ZZ 11, 12 re Schulter schiebt vor	

Block	Position am Step	ZZ	Beinarbeit	Wdh.	Armarbeit	Wdh.
..		13-16	Knee-lift Step re Reverse über den Step	1 x	Beide Arme schwungvoll hochziehen	1 x
B		1-8	Double Knee-lift li in rechte Diagonale mit 2 Twists vor dem Step	1 x	Arme im Wechsel seitlich geschwungen und beim Twist schulterhohe Arme mit Händen vor dem Gesicht verschieben	
		9-12	Mambo li in rechte Diagonale, Cha-Cha-Cha nach links	1 x	Schulterkreisen rückwärts	3 x (1, 2, 3 und 4)
		13-16	Mambo re in linke Diagonale mit Cha-Cha-Cha nach rechts	1 x	Schulterkreisen rückwärts	3 x (1, 2, 3 und 4)
C		1-4	Pivot Turn li (um rechts gedreht)	2 x		
		5-8	Box Step li	1 x		
		9-16	Step Double Knee-lift li, Step Back mit Schuffle	1 x		
D		1-4	Step li, Tap Side am rechten Stepende	1 x		
		5-8	Step Basic re mit ½ Drehung zur anderen Seite	1		

Block	Position am Step	ZZ	Beinarbeit	Wdh.	Armarbeit	Wdh.
		9-12	Pony Step re 1 x oben, 1 x unten mit li	2 x		
		13-16	Step Fly re mit ½ Drehung zurück	1 x		
E (wie A seiten-verkehrt)		1-4	Basic Step li Reverse über das rechte Stepende	1 x	Schwingen mit	
		5-8	Galopp Turn Step li	1 x	Li Arm kreist vor dem Körper	1 x
		9-12	Pas de Bourrée re	1 x	ZZ. 9, 10 re Schulter zieht hoch, ZZ 11, 12 li Schulter schiebt vor	
		13-16	Knee-lift Step li Reverse über den Step	1 x	Beide Arme schwungvoll hochziehen	1 x
F (wie B seiten-verkehrt)		1-8	Double Knee-lift re in linke Diagonale mit 2 Twists vor dem Step	1 x	Arme im Wechsel seitlich geschwungen und beim Twist schulterhohe Arme mit Händen vor dem Gesicht verschieben	
		9-12	Mambo re in linke Diagonale Cha-Cha-Cha nach rechts	1 x	Schulterkreisen rückwärts	3 x (1, 2, 3 und 4)

Block	Position am Step	ZZ	Beinarbeit	Wdh.	Armarbeit	Wdh.
		13-16	Mambo li in rechte Diagonale mit Cha-Cha-Cha nach links	1 x	Schulterkreisen rückwärts	3 x (1, 2, 3 und 4)
G (wie C seitenverkehrt)		1-4	Pivot Turn re (um links gedreht)	2 x	1-4	
		5-8	Box Step re	1 x	5-8	
		9-16	Step Double Knee-lift re, Step Back mit Shuffle	1 x	9-16	
H (wie D seitenverkehrt)		1-4	Step re, Tap Side am linken Stepende	1 x	1-4	
		5-8	Step Basic li mit ½ Drehung zur anderen Seite	1 x	5-8	
		9-12	Pony Step li 1 x oben, 1 x unten mit re	2 x	9-12	
		13-16	Step Fly li mit ½ Drehung zurück	1 x		

6.3 Cool-down (mit Walkdown)

Das Cool-down folgt der Ausdauerphase, häufig wird daran der sogenannte *Post-Stretch* angegliedert.

Beispiel

Tab. 13: Beispiel für ein Cool-down

Zählzeiten	Beinbewegung	Wdh.	Armbewegung	Wdh.
1-32	Walking am Platz	32 x	Arme ausschütteln in alle Richtungen	32 x
1-32	Step Touch	16 x	Arme über die Seithalte in die Hochhalte kreisen, dabei tief ein- und ausatmen	4 x
1-16	Step Kick	8 x	Mit den Fingern schnipsen	8 x
1-16	Step Touch	8 x	Clap Hands	8 x
1-32	Double Side Step	8 x	Kombiniertes Schnipsen und Clap Hands	8 x
1-32	Grapevine Step	8 x	Circle Arms (locker geschwungen)	8 x
1-16	Turn Step um 360° (nach re und li im Grapevine Step zurück)	4 x	Arme seitlich neben dem Körper locker mitschwingen lassen	4 x
1-16	Step Touch	8 x		
1-16	Side to Side	8 x	Ohne Arme	-
1-16	Side to Side	8 x	Swinging Arms	8 x
1-16	Step Touch	8 x	Arme locker von vorn unten nach oben und wieder herunter ausschütteln	2 x (1 Bew.= 8 ZZ)
1-16	Weite Squatposition	16 x	Arme seitlich hoch und tief führen, bewusstes Ein- und Ausatmen	8 x

Post-Stretch

Der anschließende Post-Stretch erfolgt mit denselben Übungen wie im Warm-up. Die Übungen werden nun allerdings statisch ausgeführt.

In der Entspannungsphase oder Cool-down haben auch Dehnübungen, Entspannungshaltungen (siehe die Fotos) oder spezifische Übungen aus Entspannungsverfahren ihren Platz. Beispiele für Letztere haben wir in Kap. 7 aufgeführt.

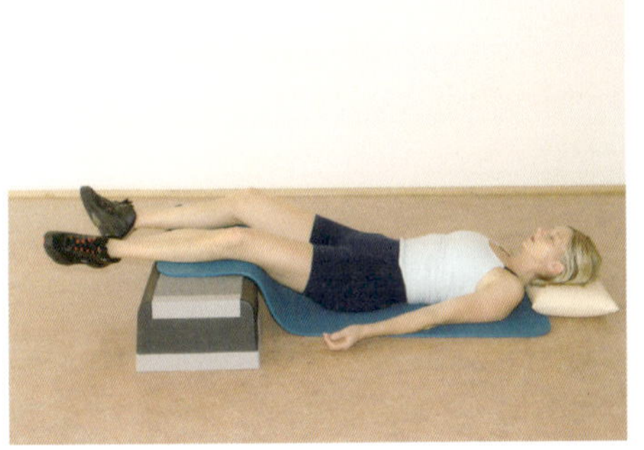

Stufenlagerung

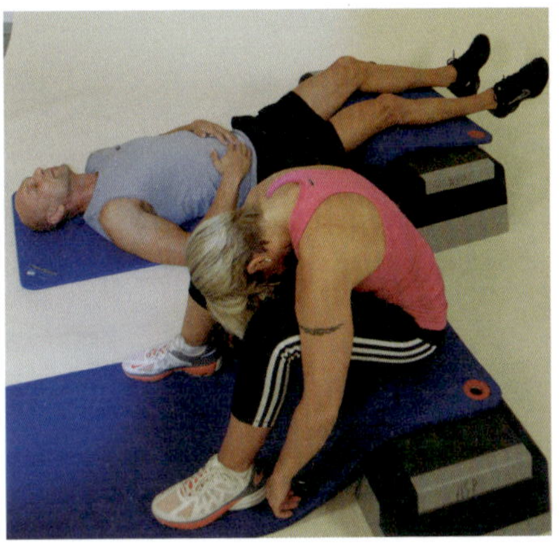

Droschkenkutscherhaltung

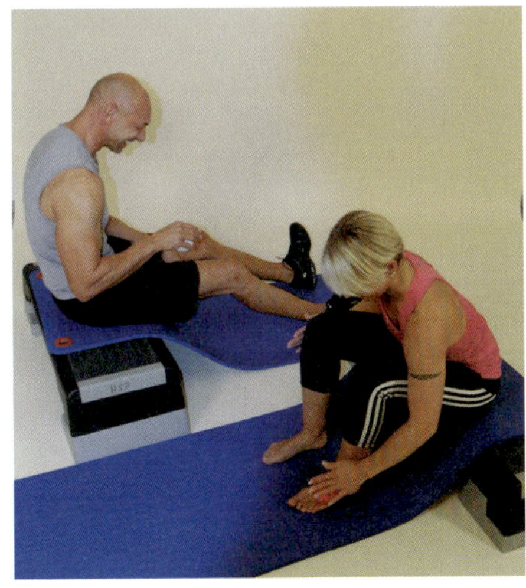

Igelballmassage

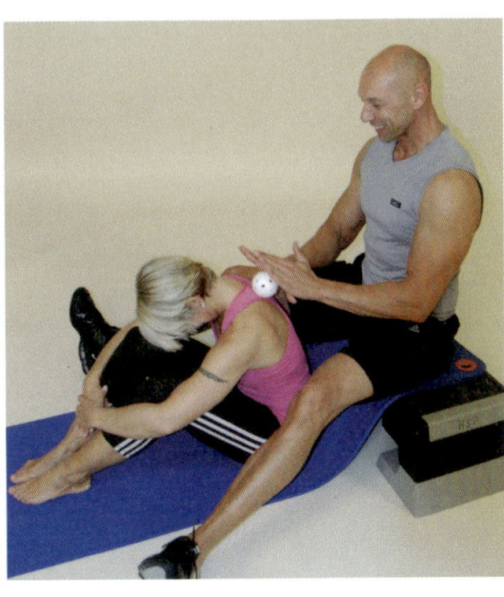

Partnermassage

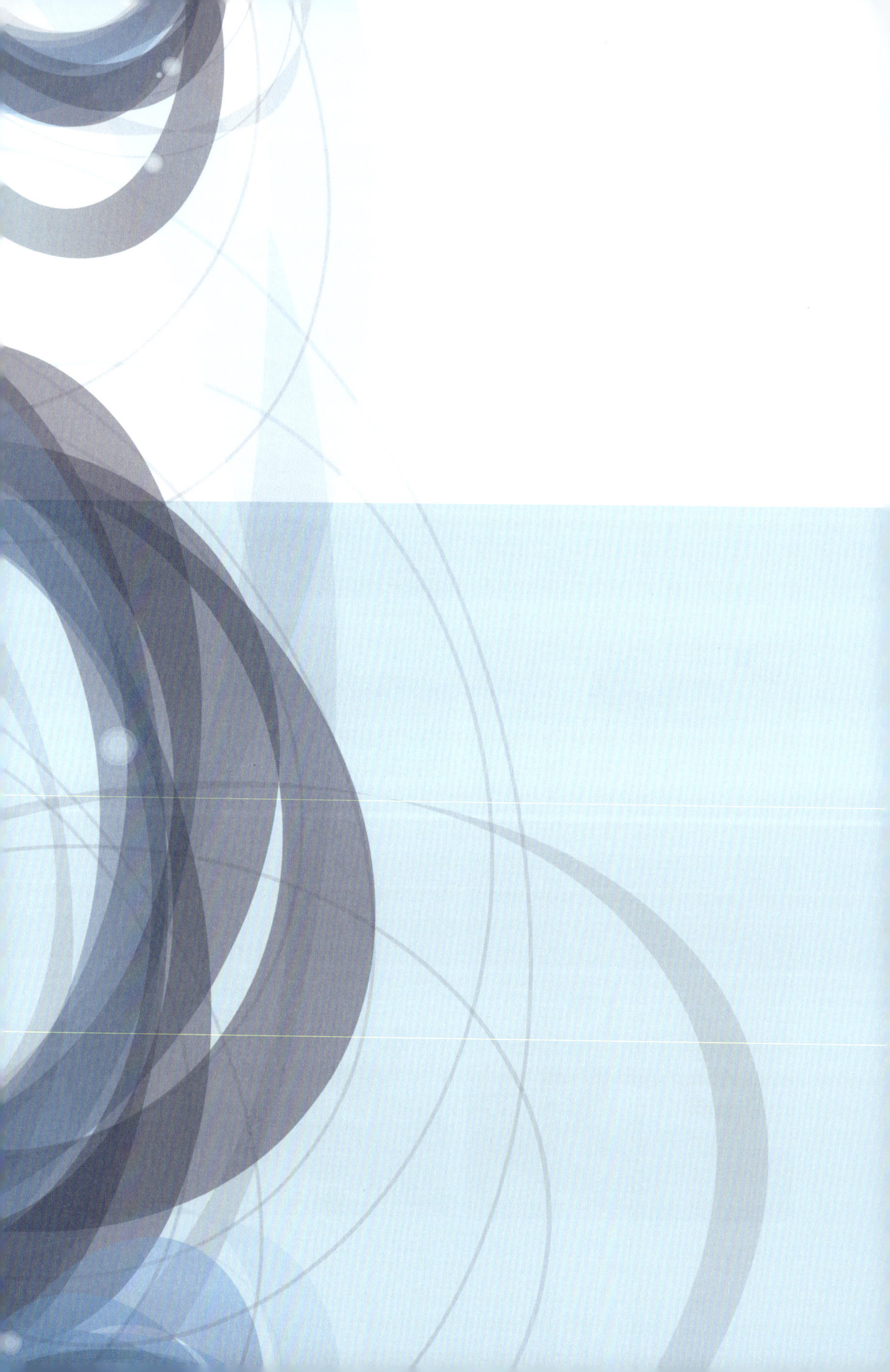

KAPITEL 7

Kapitel 7

PROGRAMME FÜR AUSGEWÄHLTE ZIELGRUPPEN

In den vorausgegangenen Kapiteln haben wir uns mit den Grundlagen eines modernen Step-Aerobic-Trainings beschäftigt. Eine Neuerung in der Fitnesslandschaft betrifft die Ausdifferenzierung von Inhalten sowie die Fokussierung auf neue Zielgruppen. Dieser Entwicklung wollen wir mit diesem Kapitel Rechnung tragen, das für spezifische Zielgruppen Programme vorstellt, die in der Praxis erprobt und auch erfolgreich evaluiert worden sind. Zunächst werden wir drei Kurskonzepte vorstellen, die unter der Perspektive Fitness im Studio oder im Verein durchgeführt werden können. Unter Bezugnahme auf die ausgeführten gesundheitsorientierten Zielgruppen (siehe Kap. 3) wird ein entsprechendes Programm für Übergewicht/Adipositas und eines für Rückenpatienten vorgestellt. Die nachstehende Tabelle gibt einen Überblick mit Zeitangaben.

Tab. 14: Übersicht über diverse Möglichkeiten zur Gestaltung von Trainingsprogrammen in geschlossenen Gruppen

Programme	Programmumfang	Zeit 45 min	Zeit 60 min	Zeit 75 min	Zeit 90 min
Ausdauer/ Cardiotraining Fitnesssport	8 Einheiten	x	x		
Krafttraining/ Work-out/ Fitnessport	10 Einheiten	x	x		
Fitnesszirkel	8 Einheiten	x	x		
Adipositas	12 Einheiten (2 x)		x	x	x
Rückenbeschwerden	10 Einheiten		x		

7.1 Beispiele für Fitnesskurse

Fitnessorientierte Kurse fokussieren auf gesunde Teilnehmer jeden Alters, die vorwiegend die Fitnessfaktoren (die motorischen Grundfähigkeiten) stärken oder erhalten wollen. Gleichzeitig wird auf die Förderung psychosozialer Ressourcen abgehoben, die jedoch zumeist intuitiv und wenig systematisch oder gezielt durch die Aktivität angesteuert werden. Vorgestellt werden im Folgenden drei Kursvarianten. Angedacht ist jeweils eine Kurseinheit von 45-60 min pro Woche. Im ersten Fall liegt der Trainingsschwerpunkt auf der Förderung der aeroben Ausdauerleistungsfähigkeit, im zweiten Fall auf der Kraftfähigkeit und im dritten Beispiel, dem Fitnesszirkel, werden beide Fähigkeiten und natürlich immer auch die Koordination angesprochen.

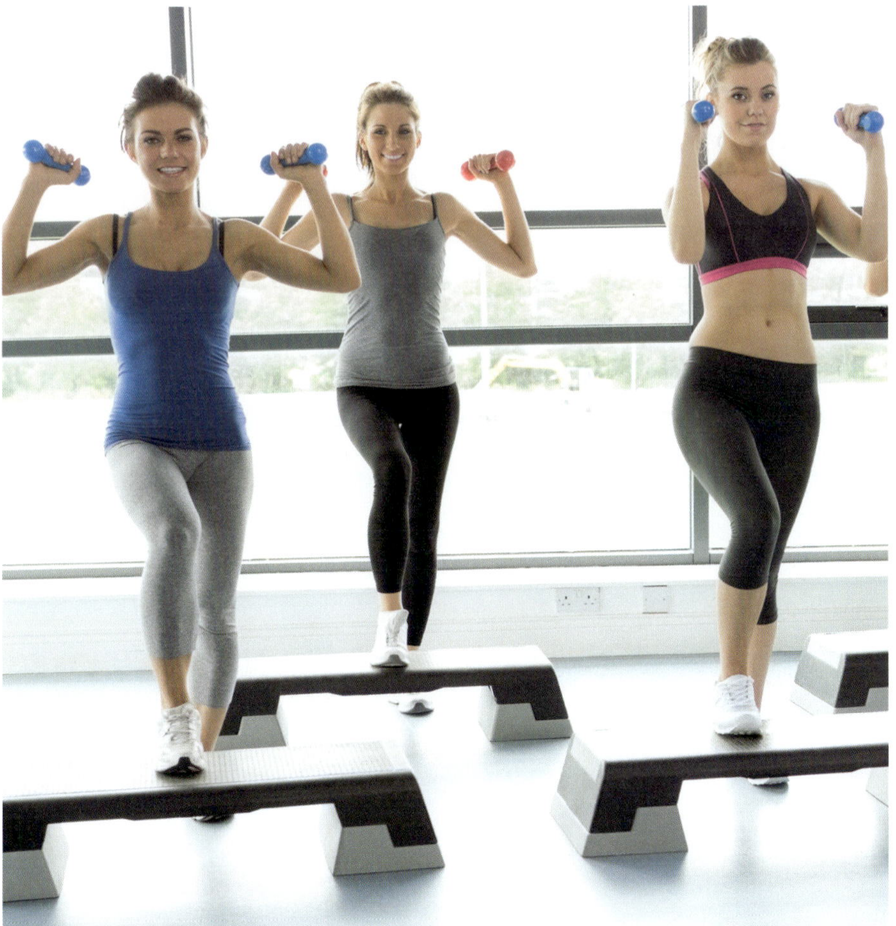

7.1.1 Acht-Wochen-Fitnesskurs: Schwerpunkt Cadiotraining

Tab. 15 skizziert Aufbau und Inhalte eines geschlossenen Fitnesskurses. Der Trainingsschwerpunkt liegt in diesem ersten Beispiel auf dem Training der aeroben Ausdauerfähigkeit. Der achtwöchige Kurs wird 1 x wöchentlich in einer Zeitdauer von 45 min durchgeführt. Die spezifischen Inhalte der einzelnen Phasen sind auch den Beispielen aus Kap. 6 zu entnehmen. Jeweils ein Beispiel für das Warm-up sowie das Cool-down werden an dieser Stelle in den Tab. 16 und 17 ausgeführt.

Tab. 15: Aufbau eines Trainingsprogramms mit Schwerpunkt Cardiotraining – geschlossene Einheit über acht Wochen à 45 min

Phasen	1. UE	2. UE	3. UE	4. UE
Ankommen und Begrüßen	Vorstellen des Trainers. Kennenlernen der TN. Übersicht geben über die 8 UE.	Begrüßung und Übersicht über die 2. UE geben	Begrüßung und Übersicht über die 3. UE geben	Begrüßung und Übersicht über die 4. UE geben
Warm-up	Siehe Beispiel	Siehe Beispiel	Siehe Beispiel	Siehe Beispiel
Cardiotraining	Hinführung zu den Blöcken A und B und Training der Folge	Wdh. von Block A und B. Hinführung zu Block C mit anschließendem Training der Folge	Wdh. von Block A, B, C und Hinführung zu Block D mit Training der Folge	Wdh. der Blöcke A bis D und Training der Folge
Cool-down/ Entspannen	Siehe Beispiel	Siehe Beispiel	Siehe Beispiel	Siehe Beispiel
Blitzlicht Verabschiedung	x	x	x	x

5. UE	6. UE	7. UE	8. UE
Begrüßung und Übersicht über die 5. UE geben	Begrüßung und Übersicht über die 6. UE geben	Begrüßung und Übersicht über die 7. UE geben	Begrüßung und Übersicht über die 8. UE geben
Siehe Beispiel	Siehe Beispiel	Siehe Beispiel	Siehe Beispiel
Choreo Blöcke A bis D mit Variationen von Schritten innerhalb einzelner Blöcke	Choreo A bis D und Trainingsoptionen anbieten. Trainingsphase durchführen	Innerhalb der Choreoblöcke A bis D mit den Methoden spielen, – führt zu variantenreichen Verbindungen der bereits erlernten Schritte	Methodenspiel und Training der Choreo
Siehe Beispiel	Siehe Beispiel	Siehe Beispiel	Siehe Beispiel
x	x	x	x

Die nachstehende Tabelle enthält Inhalte für die einleitende Warm-up-Phase. Natürlich kann hier auch auf die in Kap. 6 ausgeführten Beispiele zurückgegriffen werden.

Tab. 16: Warm-up

ZZ	Beine	Wdh.	Arme	Wdh.
1-16	Weite Set-up-Position		Armkreis über die Seite hoch mit Ein- und Ausatmen	2 x
17-32	Hohe Squats	8 x	Arme in der Taille abgestützt	
1-16	Side to Side	8 x	s. o.	
17-32	Side to Side	8 x	Schulter rückkreisen	8 x
1-16	Side to Side	8 x	Ellbogen rückkreisen	8 x
17-32	Side to Side	8 x	Langarmrückkreisen	8 x
1-16	Step Touch	8 x	Tiefes Rudern	8 x
17-32	Step Touch	8 x	Hohes Rudern	8 x
1-16	Step Touch	8 x	Lat Pull	8 x
17-32	Step Touch	8 x	Butterfly Reverse	8 x
1-32	Double Step Touch	8 x	Side Raises	8 x
1-4	Double Step Touch	1 x	Side Raises	2 x
5-8	Step Touch	2 x	Tiefes Rudern	2 x
9-12	Double Step Touch	1 x	Side Raises	2 x
13-16	Step Touch	2 x	Tiefes Rudern	2 x
1-4	Double Step Touch	1 x	Side Raises	2 x
5-8	Step Touch	2 x	Tiefes Rudern	2 x
9-12	Double Step Touch	1 x	Side Raises	2 x
13-16	Step Touch	2 x	Tiefes Rudern	2 x
1-4	Double Step Touch	1 x	Side Raises	2 x
5-8	Step Touch	2 x	Tiefes Rudern	2 x
9-12	4 Steps vorgehen	4 x	Arme mitschwingen und klatschen auf ZZ 4	
13-16	4 Steps zurückgehen	4 x	Arme mitschwingen und klatschen auf ZZ 4	

ZZ	Beine	Wdh.	Arme	Wdh.
1-4	Double Step Touch zur anderen Seite	1 x	Side Raises	2 x
5-8	Step Touch	2 x	Tiefes Rudern	2 x
9-12	4 Steps vorgehen	4 x	Arme mitschwingen und klatschen auf ZZ 4	
13-16	4 Steps zurückgehen	4 x	Arme mitschwingen und klatschen auf ZZ 4	
1-4	Double Step Touch	1 x	Overhead Press	2 x
5-8	Step Touch	2 x	Butterfly	2 x
9-16	V-Steps um 180° gedreht	2 x	Front Raises	4 x
1-4	Double Step Touch zur anderen Seite	1 x	Overhead Press	2 x
5-8	Step Touch	2 x	Butterfly	2 x
9-16	V-Steps um 180° gedreht	2 x	Front Raises	4 x
1-4	Double Step Touch	1 x	Overhead Press	2 x
5-8	Step Touch	2 x	Butterfly	2 x
9-16	V-Steps um 180° gedreht	2 x	Front Raises	4 x
1-4	Double Step Touch zur anderen Seite	1 x	Overhead Press	2 x
5-8	Step Touch	2 x	Butterfly	2 x
9-16	V-Steps um 180° gedreht	2 x	Front Raises	4 x
1-4	Grapevine	1 x	Arme mitschwingen und klatschen auf ZZ 4	
5-8	Double Step Knee-lift	2 x	Diagonaler Pull	2 x
9-16	Repeater Knee-lift zur anderen Seite	1 x	Walking Arms	4 x
1-4	Grapevine zur anderen Seite	1 x	Arme mitschwingen und klatschen auf ZZ 4	
5-8	Double Step Knee-lift	2 x	Diagonaler Pull	2 x
9-16	Repeater Knee-lift zur anderen Seite	1 x	Walking Arms	4 x

ZZ	Beine	Wdh.	Arme	Wdh.
1-4	Grapevine	1 x	Arme mitschwingen und klatschen auf ZZ 4	
5-16	Squats im Wechsel	3 x	Biceps Raises	3 x
1-4	Grapevine	1 x	Arme mitschwingen und klatschen auf ZZ 4	
5-16	Squats im Wechsel	3 x	Biceps Raises	3 x
Alles von vorn zur anderen Seite beginnend.				

Die nachfolgende Tabelle enthält Inhalte zum anschließenden Cool-down, das wiederum mit Dehnelementen verbunden ist. Dieses kann insbesondere im Anschluss an die Cardiophase durchgeführt werden. Natürlich kann hier auch auf die in Kap. 6 ausgeführten Beispiele zurückgegriffen werden.

Tab. 17: Cool-down – Stretchkombination

ZZ	Beine	Wdh.	Arme	Wdh.	ZZ
1-32	Step Touch re/li	8 x	Armkreise über dem Kopf mit bewusstem Ein- und Ausatmen	4 x	1-32
1-32	Step Kick vor re/li	8 x	Arme ausschütteln	8 x	1-32
1-32	Double Step Touch re/li	8 x	Lockeres Rudern		
1-32	Double Step Touch mit Step Kick vor am Platz	4 x	Kombi aus lockerem Rudern und ausschütteln der Arme		
1-32	Grapevine re/li	8 x	Armkreise über dem Kopf		
1-32	Side to Side re/li	8 x	Arme schwingen vor dem Körper		
	Stretch Adduktoren re/li im Stand				
	Stretch Quadriceps li				
	Stretch li Flanke, Hüfte				
	Stretch Quadriceps re				
	Stretch re Flanke, Hüfte				
	Stretch re Wade mit re Schulter kombiniert				
	Stretch re ischiokrurale mit Pectoralis kombiniert				
	Stretch li Wade mit li Schulter kombiniert				
	Stretch li Beinbeuger mit Pectoralis kombiniert				
	Stretch unterer Rücken				
	Stretch re Gesäß				
	Stretch li Gesäß				
	Hüftparallele Beinstellung				

7.1.2 10-Wochen-Fitnesskurs: Schwerpunkt Krafttraining

Die nachfolgende Tabelle skizziert Aufbau und Inhalt eines 10-wöchigen Fitnesskurses. Der Schwerpunkt liegt in diesem Beispiel auf dem Training der Kraftfähigkeit. Jede Einheit entspricht 60 min.

Wie in dem zuvor ausgeführten Cardiotraining ist auch hier der Ablauf jeder Stunde/ Einheit durch einen phasischen Verlauf strukturiert. Der zeitliche Schwerpunkt liegt dabei auf der Phase Krafttraining. Die Übungen sind dem Kap. 4.8 zu entnehmen und werden in der nachstehenden Tabelle lediglich mittels Kürzel (z. B. K 32 Beinmuskulatur) benannt. Trainingsmethodisch orientieren wir uns an den Prinzipien der *Methode maxxF*, die von dem Sport- und Trainingswissenschaftler Wend-Uwe Boeckh-Behrens ausgeführt und in ihren Wirkungen evaluiert wurde (Boeckh-Behrens, 2012). Die Methode ist das Ergebnis von 15 Jahren intensiver, angewandter Kraftforschung, in der neben den optimalen Übungen auch die Intensität und Dauer der Übungsausführung untersucht wurde. Insbesondere auf Letzteres werden wir Bezug nehmen, da die Übungsdauer nachfolgend nicht nach Wiederholungszahl, sondern nach Zeitintervallen durchgeführt wird.

Trainingsmethode: Alle aufgeführten Kraftübungen werden ca. 45 Sekunden (s) durchgeführt. Dies entspricht bei entsprechendem Ausführungskönnen und einer kontinuierlichen Ausführungsgeschwindigkeit ohne Pausen in etwa einer Wiederholungszahl von 16. Teilnehmer, die langsamer sind und weniger leistungsfähig, werden entsprechend weniger, besser Trainierte entsprechend mehr Wiederholungen in den 45 s schaffen.

Für die Entspannungssequenz werden anschließend Vorschläge ausgeführt. Trainer und Übungsleiter sind allerdings je nach eigenem Wissen frei, individuelle Inhalte an dieser Stelle einzupflegen.

Tab. 18: Aufbau eines Trainingsprogramms mit Schwerpunkt Krafttraining – geschlossene Einheit über 10 Wochen à 60 min.

Phasen	UE 1	UE 2	UE 3	UE 4	UE 5	UE 6	UE 7	UE 8	UE 9	UE 10
Ankommen und Begrüßen	Vorstellen des Trainers. Kennenlernen der TN. Übersicht geben über die 10 UE.	Begrüßung und Übersicht über die 2. UE geben	Begrüßung und Übersicht über die 3. UE geben	Begrüßung und Übersicht über die 4. UE geben	Begrüßung und Übersicht über die 5. UE geben	Begrüßung und Übersicht über die 6. UE geben	Begrüßung und Übersicht über die 7. UE geben	Begrüßung und Übersicht über die 8. UE geben	Begrüßung und Übersicht über die 9.UE geben	Begrüßung und Übersicht über die 10.UE geben
Warm-up	S. Beispiel	S. Beispiel	S. Beispiel	S. Beispiel	S. Beispiel	S. Beispiel	S. Beispiel	S. Beispiel	S. Beispiel	S. Beispiel
Krafttraining	K32; K34; K4; K7; K9; K32; K34; K4;K7; K9; K1; K17; K22; K14; K30	K32; K34; K4; K7; K9; K1; K17; K22; K14; K30	K32; K34; K4; K7; K9; K1; K18; K22; K14; K30	K32; K33; K5; K7; K10; K2; K18; K23; K14V; K30	K32; K33; K5; K7; K10; K2; K19; K23; K14V; K31	K32; K33; K5; K7; K11; K2; K19; K23; K14V; K31	K32; K33; K6; K7; K11; K3; K19; K24; K14V; K31	K32; K35; K6; K8; K9; K3; K20; K24;K14V; K31	K32; K35; K6; K8; K10; K3; K20; K24; K14V; K30	K32; K35; K6; K8; K11; K3; K20; K24; K14V; K30
Stretch	S. Beispiel	S. Beispiel	S. Beispiel	S. Beispiel	S. Beispiel	S. Beispiel	S. Beispiel	S. Beispiel	S. Beispiel	S. Beispiel
Entspannung	Körper spüren	Gesicht entspannen	Atem spüren	Körperreise	Auflageflächen spüren	Farbimagination	Fantasiereise	Eigenmassage	Rückenmassage	Partnermassage
Blitzlicht und Verabschiedung	x	x	x	x	x	x	x	x	x	x

Nachfolgend werden 10 Beispiele für die Entspannungsphase ausgeführt, wobei die Zeit zwischen 5-10 min variieren kann.

Tab. 19: Überblick über die Entspannungsinhalte

Stunde	Inhalt	Zeit	Anmerkungen
1	Den Körper spüren	10 min	Plattform
2	Das Gesicht entspannen	10 min	Plattform
3	Die Atmung spüren	10 min	Plattform
4	Reise durch den Körper	10 min	Plattform
5	Spüren der Auflageflächen des Körpers im Liegen	10 min	Plattform
6	Farbimagination	10 min	Plattform
7	Fantasiereise: Baum des Lebens	10 min	Musik; Plattform
8	Eigenmassage	10 min	Musik; Plattform
9	Rückenmassage in Kreisaufstellung	10 min	Tennisball/Igelball; Musik;
10	Partnermassage sitzend auf der Stepplattform	10 min	Tennisball/Igelball; Musik; Stepplattform

Stunde 1 Den Körper spüren

Bequeme Lage finden; wer möchte, schließt die Augen.

Konzentrationsübung

1. „Achte auf die Geräusche hier in der Halle. Was hörst du alles? Behalte es für dich. Ich melde mich gleich wieder." (Pause, ca. 30 s)
2. „Jetzt achte nur auf Vorgänge in deinem Leib, zum Beispiel die Mitbewegungen deiner Brust beim Atmen, die Geräusche, die dein Körper macht." (Pause, ca. 30 s)

1 und 2 werden mehrfach wiederholt, mindestens 3 x.

Körperwahrnehmung

Spüren von Atmung, Puls, Herzschlag, Bewegungen des Körpers.

„Konzentriere dich auf deine Atmung."...

Stunde 2 Das Gesicht entspannen

Konzentrationsübung: Gedanken sprudeln lassen

„Irgendetwas geht uns immer durch den Kopf: Du hörst etwas, du riechst etwas, dir fällt etwas ein ...
Lasse die Einfälle/Gedanken jetzt einfach kommen und gehen, halte sie nicht fest, ein Bewusstseinsinhalt löst den anderen ab." (Pause, ca. 30 s)
„Versuche, jetzt die Gedanken schneller kommen und gehen zu lassen." (Pause)
„Noch schneller." (Pause)
„Jetzt langsamer." (Pause)
„Noch langsamer." (Pause)
„Jetzt wieder schneller." (Pause)
„Spiele mit dem Tempo deiner Einfälle/Gedanken."
Nach 2-3 min beenden.

Gesichtsentspannung

„Atme ruhig und gleichmäßig, spüre, wie die Atmung durch die Nase einströmt und wieder ausströmt."

„Richte deine Aufmerksamkeit auf dein Gesicht."

„Dein Gesicht ist ruhig und entspannt."

„Dein Gesicht ist ganz glatt."

„Deine Stirn ist ganz glatt und entspannt."

„Die Kopfhaut ist warm und entspannt."

„Die Stirn ist glatt."

„Die Augenlider sind schwer."

„Die Wangen hängen entspannt."

„Das Gesicht hängt und ist angenehm entspannt."

„Der ganze Körper ist entspannt."

„Du bist vollkommen ruhig und entspannt."

„Du atmest ruhig und gleichmäßig."

Zurücknahme

„Wackle mit den Zehen und kreise deine Fußgelenke."

„Bewege deine Finger und balle sie einmal kräftig zur Faust, so, als wolltest du einen Stein zerquetschen."

„Öffne deine Augen."

„Rekele und strecke deinen Körper."

„Komme ganz langsam in den Sitz!"

Stunde 3 Die Atmung spüren

Legen Sie sich bequem hin. Entspannen Sie sich und atmen Sie ruhig und gleichmäßig. Schließen Sie Ihre Augen und atmen Sie mehrere Atemzüge, bis Ihre Atmung ruhiger wird.

Spüren Sie, wohin Ihre Atmung in Ihrem Körper fließt. Beobachten Sie, wo sich Ihr Körper durch die Atmung ausdehnt oder bewegt.

Legen Sie Ihre Hände unterhalb des Nabels auf Ihren Bauch. Atmen Sie in Ihre Hände hinein. Spüren Sie, wie der Bauch den Atembewegungen folgt.

Legen Sie Ihre Hände auf den unteren Rücken. Atmen Sie in Ihre Hände hinein. Spüren Sie, wie der untere Rücken die Einatemluft in sich aufnimmt. Legen Sie Ihre Hände auf den unteren Rand Ihres Brustkorbs. Atmen Sie in Ihre Hände hinein. Spüren Sie, wie sich der Brustkorb mit der Einatmung ausdehnt.

Legen Sie Ihre Hände auf Ihren mittleren Rücken. Atmen Sie in Ihre Hände hinein. Spüren Sie, wie sich Ihr Brustkorb bei jeder Einatmung nach hinten ausdehnt.

Spüren Sie nun Ihrer Atmung nach. Wohin fließt der Atem? Wo folgt der Körper den Atembewegungen? In welche Richtung dehnt sich der Körper mit der Atmung aus? Hat sich etwas verändert?

Stunde 4 Reise durch den Körper

Die Teilnehmer unternehmen nach den Anweisungen des Kursleiters eine Reise durch den eigenen Körper. Dabei sollen sie sich ein Blutkörperchen vorstellen, das, beginnend von einer Hand, eine Reise durch die Blutgefäße unternimmt und nach und nach in alle Körperregionen gelangt. Die Teilnehmer sollen dabei das Blutkörperchen von außen beobachten, auf ihm reiten oder selbst das Blutkörperchen sein. Weiterhin sollen sie sich vorstellen, dass das Blutkörperchen überall um sich herum Ruhe, Schwere und Wärme verbreitet, sodass schließlich der ganze Körper ruhig, schwer und warm ist. Insgesamt sollte die Reise relativ langsam vonstattengehen und mit schönen Vorstellungsbildern ausgeschmückt werden. So sollen die Teilnehmer beispielsweise Verzweigungen entdecken, durch Engstellen gelangen und Strudel überwinden. Auch Körperorgane wie Herz, Lunge, Magen und Gehirn können in der Reise vorkommen.

Teilnehmer, denen eine Reise durch den eigenen Körper aus irgendwelchen Gründen unangenehm ist, können sich andere Reisegegenden überlegen, z. B. eine Bootsfahrt über ein Netz von Flüssen und Kanälen, einen Spaziergang durch eine bekannte Gegend, eine Reise durch eine Fantasielandschaft o. Ä.

Zurücknahme: Um aus der Entspannung zu „erwachen", werden die Hände zur Faust geschlossen und die Beine angewinkelt. Danach erfolgt ein Recken, Strecken, Dehnen und Gähnen sowie das Öffnen der Augen.

Stunde 5 Spüren von Auflageflächen des Körpers im Liegen

Die Teilnehmer liegen mit dem Rücken auf dem Holzboden der Halle oder auf Matten und versuchen, eine entspannte Lage einzunehmen; dann versuchen sie, sich zu vergegenwärtigen, wo sie Berührungspunkte und -flächen mit dem Boden deutlich spüren bzw. wo ihre Wahrnehmung der Bodenberührung nicht so ausgeprägt ist. Für die Gruppenmitglieder ist es dabei einfacher, wenn der Leiter die entsprechenden Berührungspunkte und -flächen von den Füßen aufwärts über das Becken bis zum Kopf hin benennt, um so ein gedankliches Abschweifen zu verhindern (Strukturierung der Aufgaben).

Die Teilnehmer versuchen, in der Seitenlage (Bauchlage) Berührungspunkte zu spüren.

Stunde 6 Farbimagination

„Stellen Sie sich einen Raum vor, der ausschließlich in der Farbe Ihrer Wahl dekoriert ist. Sie sehen den ganzen Raum in dieser Farbe, Wände, Decke, Anstriche, Teppich, Polster. Wenn es Ihnen Schwierigkeiten bereitet, versuchen Sie einmal, die Bewegungen beim Anstreichen und Aufhängen der Vorhänge zu durchlaufen. Tauchen Sie in diese Farbe ein und achten Sie darauf, welchen Effekt dies auf Sie hat ... Entspannt es Sie oder muntert es Sie auf? ... Warum haben Sie diese Farbe gewählt? ... Welche Assoziation löst sie bei Ihnen aus? ... Verweilen Sie lange genug, um die volle Wirkung zu erfahren ... Dann lassen Sie sie verblassen.

Lassen Sie die Entspannung sich weit in Ihren Schultern ausbreiten bis in die Rückenmuskeln hinein. Entspannen Sie Ihren Nacken und Hals und erleben Sie, wie tiefe Entspannung sich weiter ausbreitet. Sie geht weiter und weiter ...

Versetzen Sie sich jetzt in einen Raum, dessen Farbausstattung Ihnen nicht gefällt. Umgeben Sie sich mit dieser Farbe, lassen Sie sie Ihr ganzes Bewusstsein durchdringen (solange es Sie nicht stört, sonst unterbrechen Sie die Übung). Fragen Sie sich, warum Sie diese Farbe nicht mögen und welchen Effekt sie auf Sie hat. Wenn Sie fertig sind, lassen Sie die Farbe verblassen und ersetzen sie durch die Farbe Ihrer Wahl, bevor Sie die Visualisierung beenden."

„Entspannen Sie sich zunächst mit der von Ihnen bevorzugten Technik. Schließen Sie die Augen, sofern das noch nicht der Fall ist. Beruhigen Sie Ihre Psyche so weit wie möglich. Wählen Sie eine Farbe, die Ihnen gefällt. Entscheiden Sie sich spontan und betrachten Sie sie. Sie können sich die Farbe als Pinselstrich, Kleidung, Rauch oder Luft vorstellen. Lassen Sie die Farbe sich ganz um Sie herum ausbreiten. Achten Sie auf ihre Qualität, den Farbton und jede Assoziation, die bei Ihnen entsteht. Fühlen Sie sich mit der Farbe verbunden, im Einklang und ganz von ihr erfüllt. Stellen Sie sich vor, die Farbe mit jeder Pore Ihrer Haut aufzunehmen, bis Ihr Körper mit ihr gefüllt ist ...

Und jetzt ... lassen Sie die Farbe wieder abstrahlen ... Spüren Sie, wie Sie sie herauslassen."

Stunde 7 Fantasiereise: Baum des Lebens

Musik kann eingesetzt werden.

„Gehe in einen Garten oder in einen Wald und suche dir einen Baum, der dir gefällt, dir besonders erscheint. Es mag sein, dass es seine Größe ist, vielleicht auch sein außergewöhnlicher Stamm. Oder vielleicht fasziniert dich, wie seine Zweige sich im Wind bewegen. Egal, ob es eine Eiche, eine Birke, ein Pflaumenbaum oder sonst ein Baum ist, du musst ihn nur spüren, dass eine Spannung von ihm auf dich übergeht. Wenn du deinen Baum gefunden hast, dann sieh ihn dir gut an. Überlege dir, wie alt er schon ist. Wie lange er schon hier steht. Und auch, wie lange er vielleicht noch stehen wird. Dann begrüße deinen Baum, indem du eine Hand auf seinen Stamm legst und versuche, ihn zu fühlen. Wenn du Kontakt mit seiner Kraft, mit seinem Leben aufgenommen hast, dann umarme ihn.

Und fühle, wie er von Leben durchzogen ist.

Jetzt lehne dich mit deinem Rücken ganz an den Baumstamm, sodass du ihn richtig spüren kannst. Schließe deine Augen und fühle den Baum. Mit deinen Beinen stehst du auf dem Boden, in den seine Wurzeln tief hinunter in die Erde führen. Atme ruhig und tief durch und stelle dir vor, dass du immer fester mit dem Boden verbunden bist. Du stehst so sicher und fest wie dieser Baum.

Spüre, wie deine Füße immer tiefer in den Boden sinken und spüre dann, wie du selbst Wurzeln schlägst, die immer tiefer und tiefer in den Boden wachsen. Dort verzweigen sie sich mit den Wurzeln des Baumes. Und du spürst, wie der Baum dir aus diesen seine Kraft schickt.

Jetzt spüre deinen Rücken, der immer mehr mit dem Stamm deines Baumes verschmilzt, sodass du dich vollkommen eins fühlst mit ihm. Genieße diesen Moment und atme tief durch. Fühle, wie du selbst zu diesem Baum geworden bist. Jetzt wirst du auch spüren, wie der Wind durch deine Äste bläst und sie zum Schwingen bringt. Du hörst das leise Rauschen deiner Blätter und spürst die Harmonie und den Frieden, der davon ausgeht. Du wirst zum Baum. Deine Äste wehen leicht im Wind; du bist eins mit dem Baum.

Genieße dieses Gefühl, ich melde mich gleich wieder.

Bleibe so stehen und du spürst, wie dein Atem immer gleichmäßiger wird und ruhiger. Nimm die Kraft der Jahre deines Baumes in dir auf und höre das leise Rauschen des Windes und das Knistern der Blätter. Und spüre, wie tief deine Wurzeln inzwischen in die Erde gewachsen sind, wie fest und sicher du auf einmal stehen kannst.

Spüre noch einmal nach und löse dich langsam von deinem Baum. Sage ihm, dass du wiederkommen wirst. Und selbst wenn dieser Baum in Afrika stehen sollte, dann wirst du ihn in deiner Fantasie immer wieder besuchen. Du wirst ihn nie vergessen, deinen Baum des Lebens."

Zurücknahme: Um aus der Entspannung zu „erwachen", werden die Hände zur Faust geschlossen und die Beine angewinkelt. Danach erfolgt ein Recken, Strecken, Dehnen und Gähnen sowie das Öffnen der Augen.

Stunde 8 Eigenmassage mit dem Igelball

Sitz auf der Stepplattform. Jeder Teilnehmer bekommt einen Igelball/Tennisball und massiert nach Anleitung den eigenen Körper durch. Begonnen wird mit den Füßen. **Achtung**: Angst-/schambesetzte Körperteile aussparen.

Stunde 9 Rückenmassage in Kreisaufstellung

Alle Teilnehmer stehen im Kreis, die rechte Schulter zeigt zur Kreismitte, sodass jeder den Rücken des Vordermannes sehen und berühren kann. Jetzt wird mit dem Tennisball der Rücken des Vordermannes massiert. Nach ca. 1 min drehen sich alle um und massieren nun den Rücken des anderen Partners aus dem Kreis.

Stunde 10 Partnermassage sitzend auf der Stepplattform

Musikuntermalung möglich. Jeweils zwei Teilnehmer zusammen. A setzt sich rittlings auf den Step, B dahinter. B massiert den Rücken von A mit einem Igelball/Tennisball. Nach ca. 5 min erfolgt ein Partnerwechsel.

7.1.3 Acht-Wochen-Fitnesszirkel

In diesem Beispiel beschreiben wir ein Kurskonzept, das aus trainingswissenschaftlicher Sicht sowohl die Ausdauer als auch die Kraftfähigkeit trainiert. Die Organisationsform ist eine Variante des Zirkel- bzw. Stationentrainings.

Das Kurskonzept ist zeitlich auf acht Wochen angelegt mit jeweils 60 min Trainingszeit insgesamt.

Abb. 17 gibt einen Überblick über die Inhalte, den Aufbau und über die Ablaufstruktur.

Struktur Fitnesszirkel

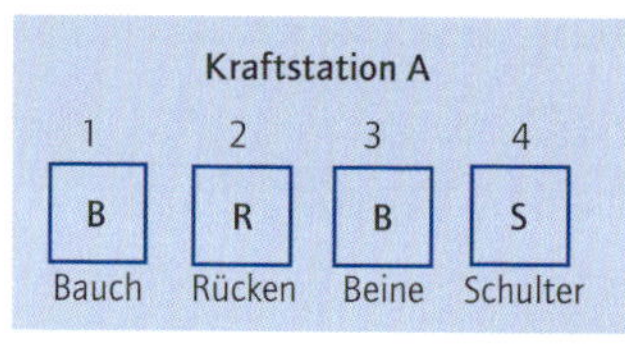

Cardiostation A
5-6 Min.

Kraftstation B
1 2 3 4
B R B S
Bauch Rücken Beine Schulter

Cardiostation D
5-6 Min.

Zeitumfang der Kraftphase	**30 s**	**45 s**	**60 s**
Durchgänge oder Sätze	3	2	2
Warm-Up	5-8	5	5
Kraft	25	25	20
Cardio insgesamt	20-24	20-24	20-24
Cool Down	3	2	2

Cardiostation B
5-6 Min.

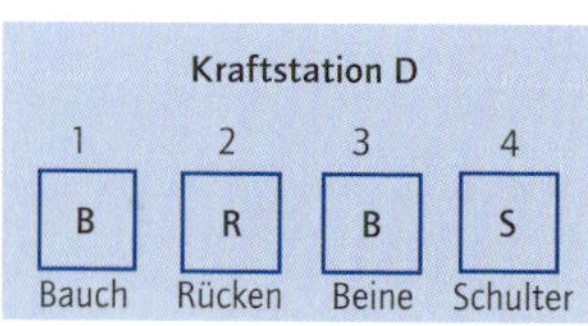

Cardiostation C
5-6 Min.

Kraftstation C
1 2 3 4
B R B S
Bauch Rücken Beine Schulter

Abb. 17: Fitnesszirkel

Der Zirkel setzt sich aus vier Kraftstationen und vier Cardiostationen zusammen. Jede Kraftstation beinhaltet vier Kraftübungen. Trainiert wird jeweils 1 x die Bauchmuskulatur (MaxxF-Prinzip 30 s, 45 s oder 60 s je nach Leistungsstand), 1 x die Rückenmuskulatur (MaxxF-Prinzip 30 s, 45 s oder 60 s je nach Leistungsstand), 1 x die Beinmuskulatur (MaxxF-Prinzip 30 s, 45 s oder 60 s je nach Leistungsstand) und 1 x die Schulter-/Armmuskulatur (MaxxF-Prinzip 30 s, 45 s oder 60 s je nach Leistungsstand). Die konkreten Übungen sind aus dem in Kap. 4.8 beschriebenen Übungspool auszuwählen. Je nach Fitness- und Lernzustand der Teilnehmer werden die Übungen für die einzelnen Muskelgruppen entweder an jeder Station dieselben sein oder unterschiedlich.

Jede Cardiostation beinhaltet die Ausführung von Stepschritten, -mustern oder -elementen, die jeweils mit einer Dauer von 5-6 min durchgehalten werden.

Kraftstation und Cardiostation wechseln sich 4 x ab.

Die in der Abbildung mittig angeordnete Tabelle verdeutlicht die zeitliche Ablaufstruktur. Danach durchläuft jede 60-minütige Einheit vier Phasen: Warm-up (5-8 min), Kraftphase (insgesamt 24-32 min), Cardiophase (insgesamt 20-25 min) und Cool-down (3-5 min). Die Anzahl der Durchgänge durch den Zirkel beträgt 2-3 Sätze abhängig von der Zeitdauer der jeweiligen Kraftübung (30, 45, 60 s).

Der beschriebenen Zirkel kann organisatorisch in zweierlei Weise umgesetzt werden:

- Klassisches Stationentraining, wie in der Aufbaustruktur der Abbildung beschrieben. Die Teilnehmer verteilen sich an den jeweiligen Stationen und wechseln nach dem Kraftdurchlauf an die Cardiostation und so fort. Diese Form der Durchführung eignet sich für Gruppen bis 16 Teilnehmer und einer entsprechend großen Räumlichkeit.
- „Verdecktes Stationentraining": Jeder Teilnehmer verteilt sich mit Plattform und Matte im Raum an einen beliebigen Platz. Alle Teilnehmer durchlaufen gleichzeitig die vorab beschriebenen Stationen an der eigenen Station, d. h., alle führen Übung 1 aus Kraftstation A aus, Übung 2 der Kraftstation A etc. Danach absolvieren alle gleichzeitig das Cardiotraining (Cardiostation A). Und wechseln dann zur Übung 1 der Kraftstation B usw.

Diese Variante der Durchführung hat sich im klassischen Studiobetrieb bewährt. Die Anzahl der Gruppenteilnehmer ist dabei beliebig.

7.2 Ein 2 x 12-Wochen-Programm gegen Übergewicht

Sport- und Fitnessprogramme im Einsatzfeld von Übergewicht und Adipositas haben als wichtigstes Ziel die Unterstützung der Bemühungen des Abnehmens der Betroffenen und die Körperformung. Ein zweites Ziel ist es, eine Verhaltensänderung zu erreichen, bei der ein regelmäßiges Ausdauer- und Krafttraining zu einer geschätzten Gewohnheit wird.

Bevor ein solches Programm beschrieben wird, sollen zunächst einige Fakten zum Phänomen ausgeführt werden.

Programmaufbau und -inhalte

Das nachfolgend beschriebene Programm ist jeweils für drei Monate als Gruppentrainingsprogramm konzipiert. Ausgeführt sind jeweils zwei solcher dreimonatigen Blöcke.

Ein Training in der Gruppe wirkt besonders motivierend bei einem Klientel, das Bewegung häufig als Last oder Anstrengung empfindet, gleichzeitig aber regelmäßig und dauerhaft trainieren muss, damit sich entsprechende Erfolge einstellen. Gemeinsame Anstrengungen werden häufiger als weniger belastend empfunden als individuelle Belastungen. Gemeinsame Anstrengung bedeutet geteilte Anstrengung.

Auch der Rhythmus der Musik erleichtert das Training. Die Musik begeistert und gibt die Geschwindigkeit vor. Die Bewegungen folgen dem Rhythmus fast automatisch. Selbst hohe Belastungen werden kaum als solche wahrgenommen.

Die Dauerbelastung eines Ausdauertrainings verbrennt Kalorien und unterstützt deshalb den Abnehmvorgang. Dabei gilt: Je länger das Training dauert und je höher die Intensität ist, desto mehr Kalorien werden verbrannt. Grundvoraussetzung für eine kardiale Verbesserung ist der progressive Anstieg der Belastungsintensität jedes Einzelnen innerhalb der Gruppe.

Da verschiedene Leistungsniveaus unter Berücksichtigung der Tagesform gleichzeitig angeleitet werden, macht es die Lehrtätigkeit herausfordernd. Diese besondere Unterrichtsform lässt sich nur unter bestimmten Bedingungen bei der Zielgruppe der Übergewichtigen nutzen. Zum Beispiel bieten die Kreisaufstellung und die Höhenvariable Stepplattform in der Praxis dafür die meisten Vorteile.

Nachfolgend werden einige Besonderheiten in der Bewegungsarbeit mit der Zielgruppe Übergewichtige und/oder Adipöse aufgelistet.

Der Unterricht bezieht sich nicht auf das Erlernen spezieller Choreografien, sondern auf das mit Spaß und Motivation angeleitete und trainingswirksame Auf- und Absteigen von einer Plattform zu Musik. Die Gruppenbindung und Dynamik der Gruppe muss gefördert und genutzt werden, um die Fluktuation zu senken.

- Die Aufstellung im Kreisformat ist erfahrungsgemäß für die Gruppenbindung unerlässlich.
- Der Spaßfaktor, die Abwechslung, die Integration der Gruppe und die Berücksichtigung der unterschiedlichen Leistungsniveaus steht im Vordergrund.
- Die Musikauswahl muss angemessen Rhythmen und eine sinnvolle Geschwindigkeit miteinander verbinden (Oldies und Evergreens sind geeignet und ca. 120-126 bpm sind optimal).
- Der Bezug zum subjektiven Belastungsparameter durch das Daumenzeichen ist zu nutzen, um die Wahrnehmung und Tagesform der Teilnehmer zu schulen.
- Die Plattform wird in den verschiedenen Leistungsstufen individuell eingesetzt (Stufe 0, 1, 2 und 3 kommen zum Einsatz).
- Die Beinarbeit wird grundsätzlich leicht und einfach gehalten. Dadurch wird die Ausführung der Steptechnik und die Haltung der Teilnehmer gewährleistet. Hier können die verschiedenen Hebelwirkungen als Schwierigkeitsstufen genutzt werden.
- Die Armarbeit ist zwar zweitrangig, kann jedoch zusätzlich optimal genutzt werden, um Fortgeschrittene in verschiede-

ne Leistungsniveaus zu bringen. Hier werden durch Hebelveränderungen Optionen zur Intensität gegeben.
- Die Inhalte auch bis hin zu den Choreografien werden überwiegend im Freestyle unterrichtet. Nur kleine Kombinationen dürfen sich erfahrungsgemäß innerhalb der Quartale daraus bilden.

In der Praxis lassen Stepspiele, ausgefallene Aufstellungsideen (z. B. in Kleingruppen) und ein „Finalelied" die Teilnehmerherzen höher schlagen.

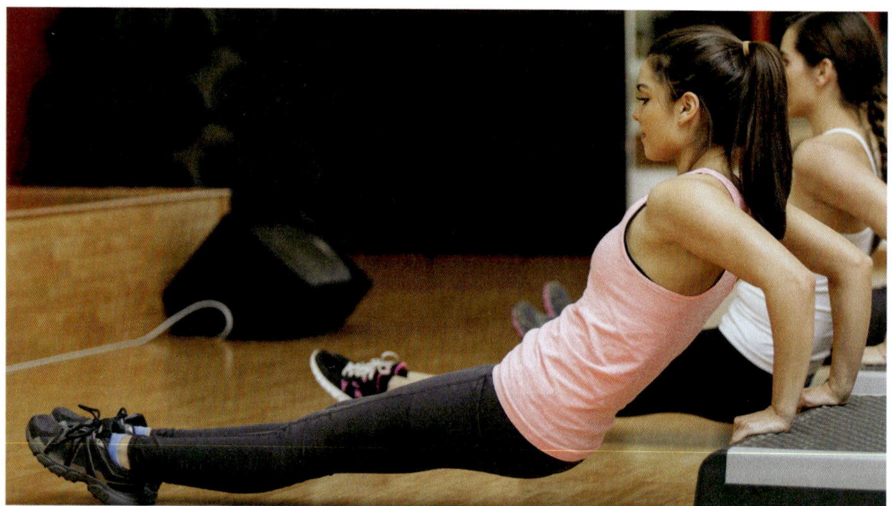

Aufbau der Module im Dreimonatsrhythmus

Erster Zyklus: 12 Wochen mit jeweils einem Termin 90 min pro Woche

Tab. 20: Überblick über den ersten Zyklus

Aufwärmen um und auf/vor der Plattform	2 min zügiges Gehen im Raum, Kontaktaufnahme; freie Raumaufs tellung 2 min Schwingen der Arme, Mobilisation, Gehen und Knieheben am Platz 3 min Side to Side: Arme von kleinen zu großen Hebeln 1 min Gehen auf dem Step – Gewöhnen an das Gerät	Steps auf unterster Höhe frei im Raum aufgestellt

		Steps in Kreisaufstellung
	Stephöhe: unterste Stufe	Intensität: leicht-mittel
	Min. 1-6: Tap up im Wechsel	
	Arme: 2 min ohne Arme	
	4 min mit Front Raise und Side Raise	Intensität: mittel
	Chest Press/Overhead Press	
	Min. 7-12: Step Knee-lift/Knee-lift Repeater (3)	
	Arme: 2 min ohne Arme	
	4 min Rowing Arms oder Rudern	
	Min. 13-16: Step Leg Curl – Step Leg Curl Repeater	Intensität: schwer
	Arme: 2 min ohne	
	4 min Overhead Press	Intensität: mittel-schwer
	(1. Choreografie)	
	Min. 17-20: Step Back Lift – Step Back Lift Repeater	
Ausdauertraining	Arme: 2 min ohne	
	4 min Arme vor dem Körper halten – ohne zusätzliche Bewegung	
	(2. Choreografie)	Nach jeder Choreografie Stepwechsel zum Nachbarstep
	Min. 21-25: Raumbewegung: 2 x Gehen um den Step	
	Marschieren auf dem Step	
	8 x Step Knee-lift	
	8 x Step Leg Curl	
	8 x Step Back Lift	
	Von vorne	
	Raumbewegungen einbauen	
Krafttraining	Hier Übungen aus Kap. 4.8 auswählen	
Entspannung	Hier Vorschläge aus Tab. 19 auswählen	

7

Individuelle Intensitätsvariationen:

Intensität zu niedrig: Armbewegungen auch bei Repeaterbewegungen einbauen; Bewegungsamplitude vergrößern.

Intensität zu hoch: Armbewegungen weglassen, Repeaterbewegungen durch Singlebewegungen ersetzen, wenn notwendig, Anzahl der Tap-up-Wechsel erhöhen.

Musikauswahl und Musikgeschwindigkeit: Melodiöse Musik (Hits) in max. 125 bpm!

Nach der Ausdauerphase kann sich bei einem 90-minütigen Programm eine Kraftsequenz anschließen. Es sollte danach jedoch immer auch eine Entspannungssequenz folgen. Beispiele hierfür finden sich in den vorab beschriebenen Fitnessbeispielen oder können auch aus dem Rückenprogramm entlehnt werden.

Zweiter Zyklus: 12 Wochen mit jeweils einem Termin pro Woche

Tab. 21: Überblick über den zweiten Zyklus

Warm-up aerobic-spezifisch: 8 min	2 min March und Knee-lift am Platz 3 min Side to Side und Step Leg Curl mit Armbewegungen 2 min Step Touch: Arme von kleinen zu großen Hebeln 1 min Tap-up-Wechsel re und li	Kreisaufstellung der Steps (untere Höhe)
Ausdauertraining		Steps in Kreisaufstellung
	Stephöhe: unterste Stufe Min. 1-4: Basic Step 6 x re – 1 x Step Knee-lift Repeater re; 6 x Basic li – 1 Step Knee-lift Repeater li Arme: Rowing Arms	Intensität: leicht-mittel
	Min. 5-8: 6 x V-Step – Step Leg Curl Repeater re und li Min. 9-13: Step Knee-lift – Step Leg Curl Repeater (3) Arme: Rowing Arms beim Step Knee-lift Overhead Press beim Step Leg Curl Min. 15-19: Step Kick and March – Step Backlift Repeater Arme: dabei je Kick Diagonal Punch re/li Hand Step Backlift Repeater: Front Raise Min: 20-28: 6 x V-Step re – 1 Step Knee-lift Repeater Wechsel auf li; 6 x V-Step li – 1 Step Knee-lift Repeater Wechsel auf re	Step auf erster Stufe Intensität: mittel
	6 x Basic-Step re – 1 Step Leg Curl Repeater Wechsel auf li; 6 x Basic-Step li – 1 Step Leg Curl Repeater Wechsel auf re	Intensität: mittel
	Arme: V-Step und Arme Side Raise Arme: Step Knee-lift und Arme Rowing Arms	Option: Repeater wechseln auf Backlift oder Sidelift
Krafttraining	Hier Übungen aus Kap. 4.8 auswählen	
Entspannung	Hier Vorschläge aus Tab. 19 auswählen	

Individuelle Intensitätsvariationen:

Intensität zu niedrig: Armbewegungen auch bei Repeaterbewegungen einbauen; Bewegungsamplitude vergrößern.

Intensität zu hoch: Armbewegungen weglassen, Repeaterbewegungen durch Singlebewegungen ersetzen, Stephöhe 1 nicht verändern.

Musikauswahl und Musikgeschwindigkeit: Melodiöse Musik (Hits) in max. 128 bpm!

Nach der Ausdauerphase kann sich bei einem 90-minütigen Programm eine Kraftsequenz anschließen. Es sollte danach jedoch immer auch eine Entspannungssequenz folgen. Beispiele hierfür finden sich in den vorab beschriebenen Fitnessbeispielen oder können auch aus dem Rückenprogramm entlehnt werden.

7.3 Ein 10-Wochen-Programm gegen Rückenschmerzen

Als eine zentrale Behandlungssäule unspezifischer Rückenschmerzen hat sich Bewegung und sportliche Aktivität herauskristallisiert.

Programmaufbau, -inhalte und Trainingsmethode

Das nachstehende Programm ist auf 10 Einheiten (jeweils eine Einheit wöchentlich) mit 60-minütiger Dauer angelegt. Auch in diesem Programm sind die Inhalte nach Phasen unterteilt. Danach

- beginnt jede Einheit mit Begrüßung, Befindensabfrage, Einführung in die Stundeninhalte (ca. 5-10 min).
- Es folgt eine allgemeine physische und psychosoziale Erwärmung (ca. 8-10 min).
- Rückenzirkel (siehe Abb. 18).
- Jede Stunde wird mit einer Entspannung abgeschlossen (ca. 10 min) (Beispiele finden sich in Tab. 19)

Im Fokus steht die Kraftphase, die durch die Abbildung visualisiert wird.

Der Trainingsumfang umfasst insgesamt acht Kraftübungen und acht Dehnübungen, trainiert wird auch hier nach den Prinzipien des *maxxF*, d. h., dass die aufgeführten Übungen zunächst 30 s in den ersten vier Einheiten durchgehalten werden, in den folgenden vier Einheiten erhöht sich der Zeitumfang auf 45 s, in den letzten beiden Einheiten auf 60 s. In dieser Zeit führen die Teilnehmer so viele korrekte Wiederholungen aus, zu denen sie leistungsmäßig in der Lage sind.

Kraft- und Dehnübungen werden im Wechsel ausgeführt. Die statische Dehndauer beträgt 20-30 s pro Satz.

Je nach Übungsdauer können in der Trainingszeit 2-3 Sätze wiederholt werden. Jeweils am Ende des letzten Satzes werden die Dehnübungen D14, D10 und D4 ausgeführt, die damit in die Entspannungsphase überleiten.

Abb. 18: Kraftprogramm als Zirkel

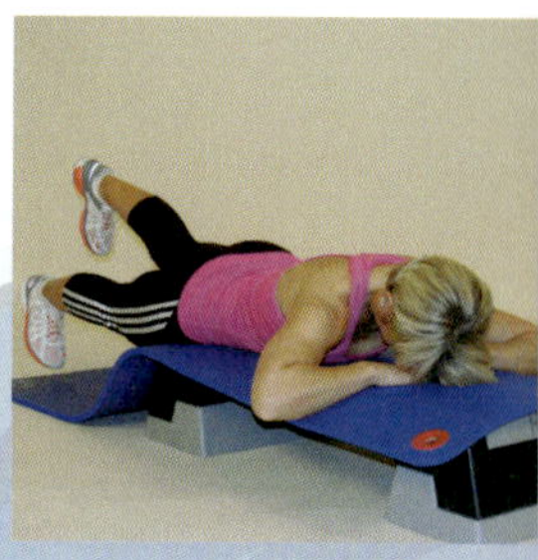
K 13 Swimming

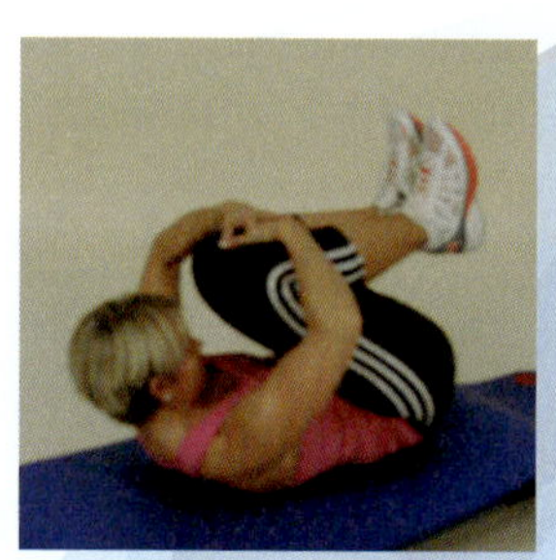
D 13 Runder Rücken

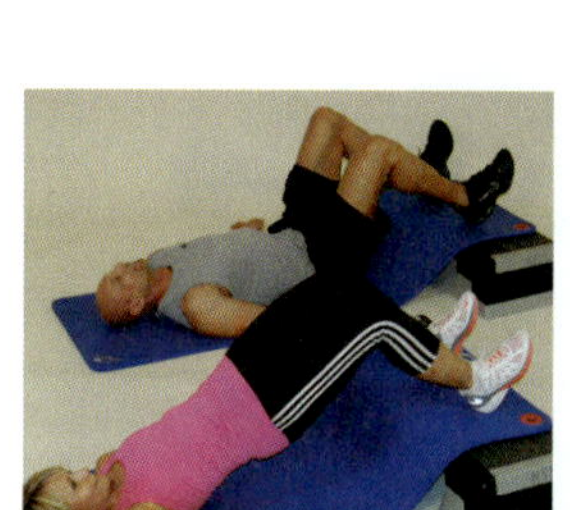
K 14 Becken heben

Start

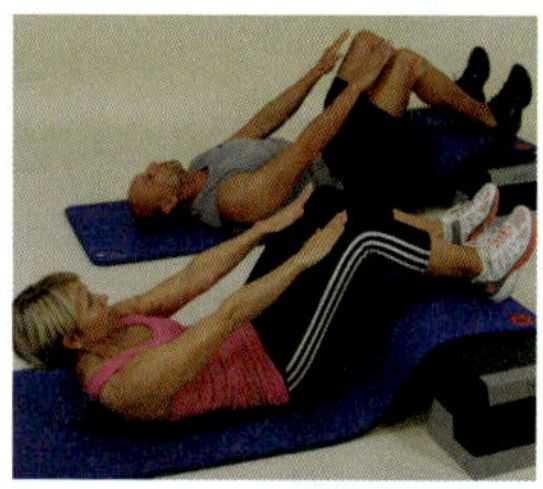
K 17 Gerader Crunch

Trainingsumfang
Acht Kraftübungen, acht Dehnübungen
Dehndauer: 20 – 30 s pro Übung (statisch)
Kraftdauer: 30,45,60 s
Je nach Dauer wird der Zirkel 2 – 3 x wiederholt.

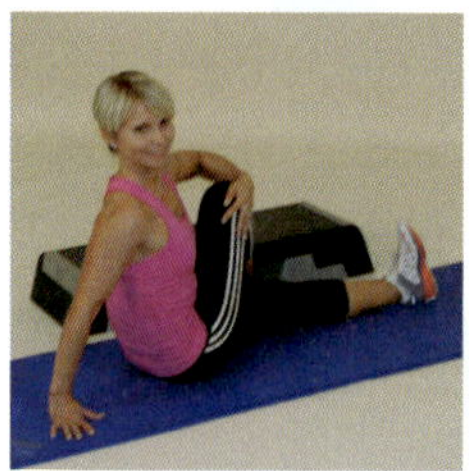
D 14 Twist

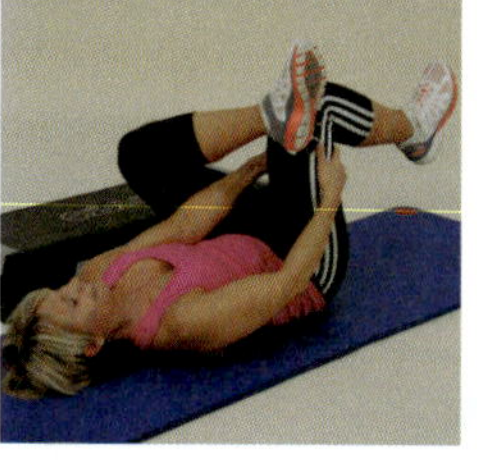
D 10 Gesäß

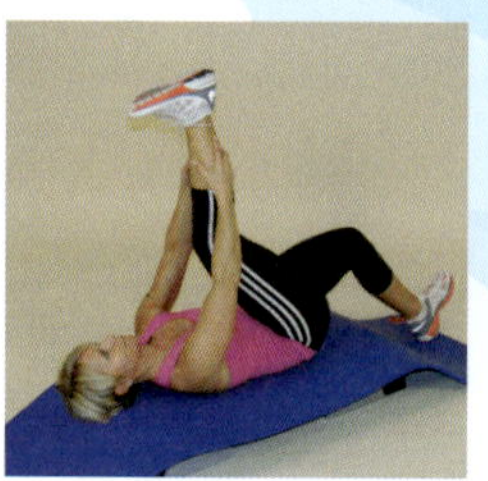
D 4 Beinbeuger

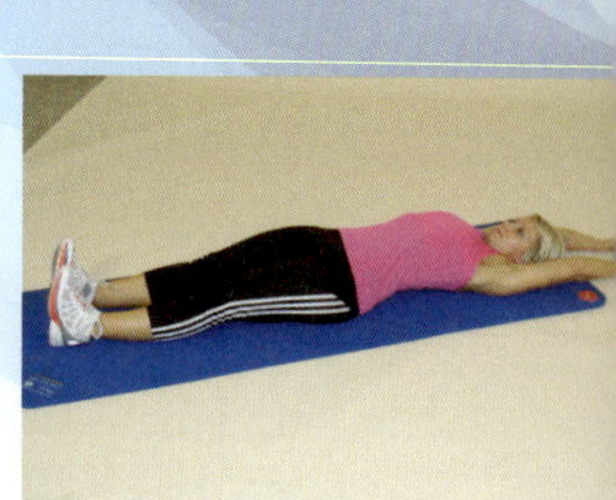
Ausstrecken

Jeweils nur nach dem letzten Satz ausführen.

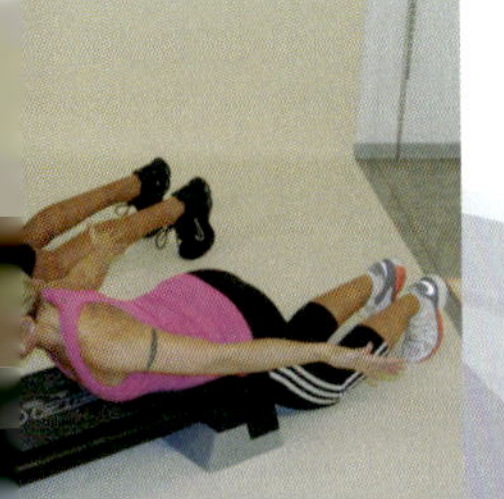

Rücken heben

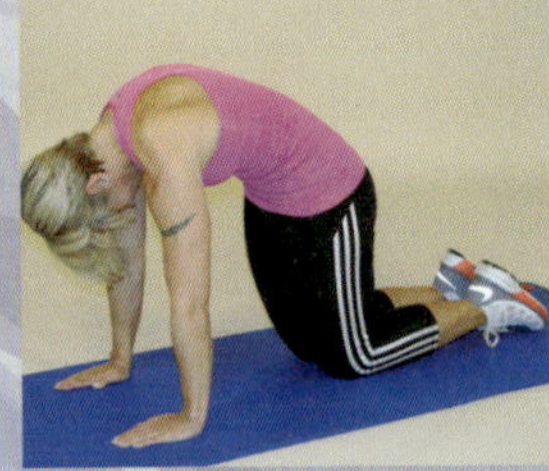

D 13 Vierfüßler runder Rücken

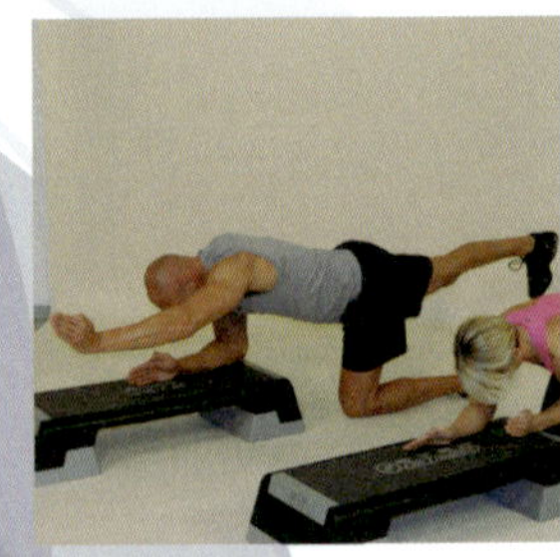

K 4 Rückenstrecker

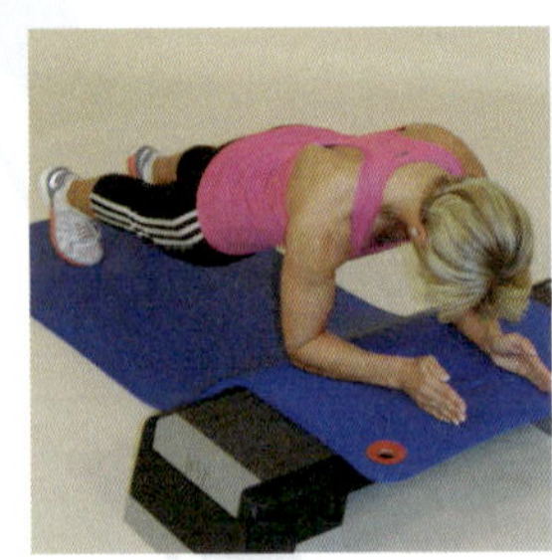

K 7 „Hover"

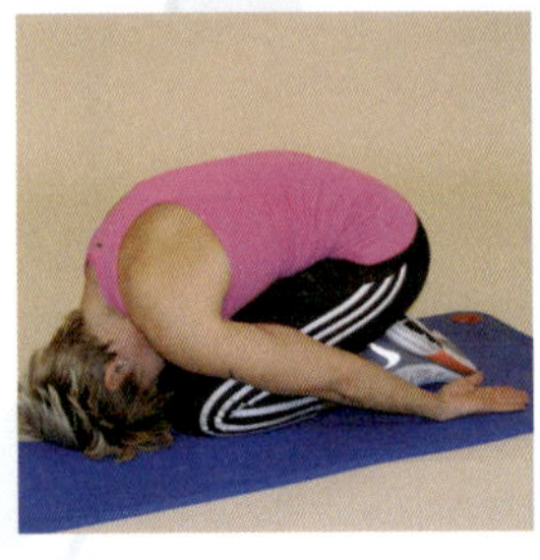

Päckchen

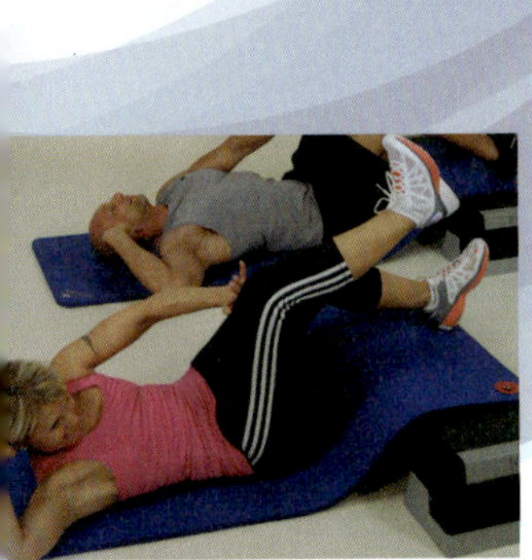

24 Schräger Crunch

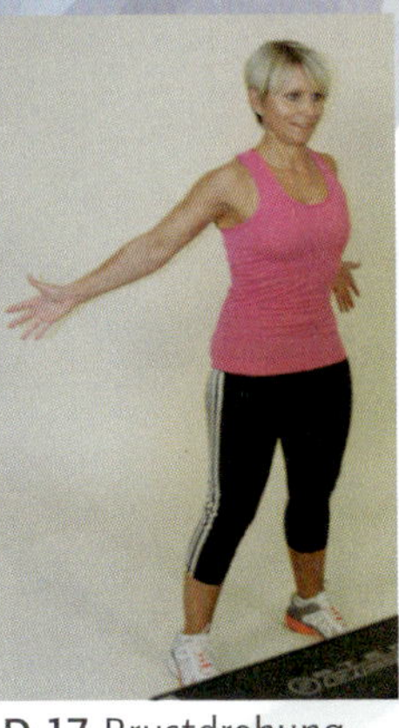

D 17 Brustdrehung

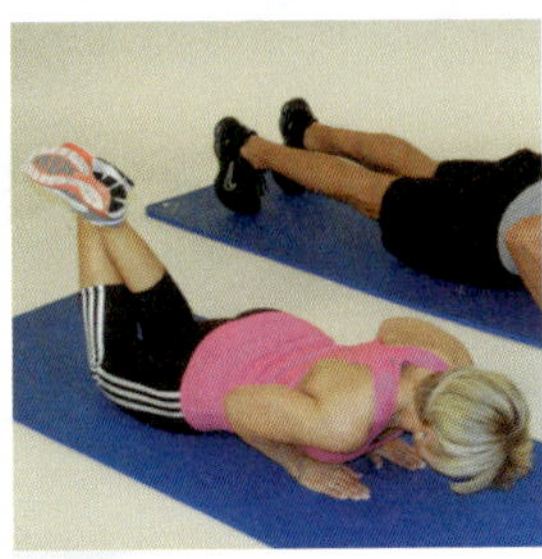

K 25 Liegestütz

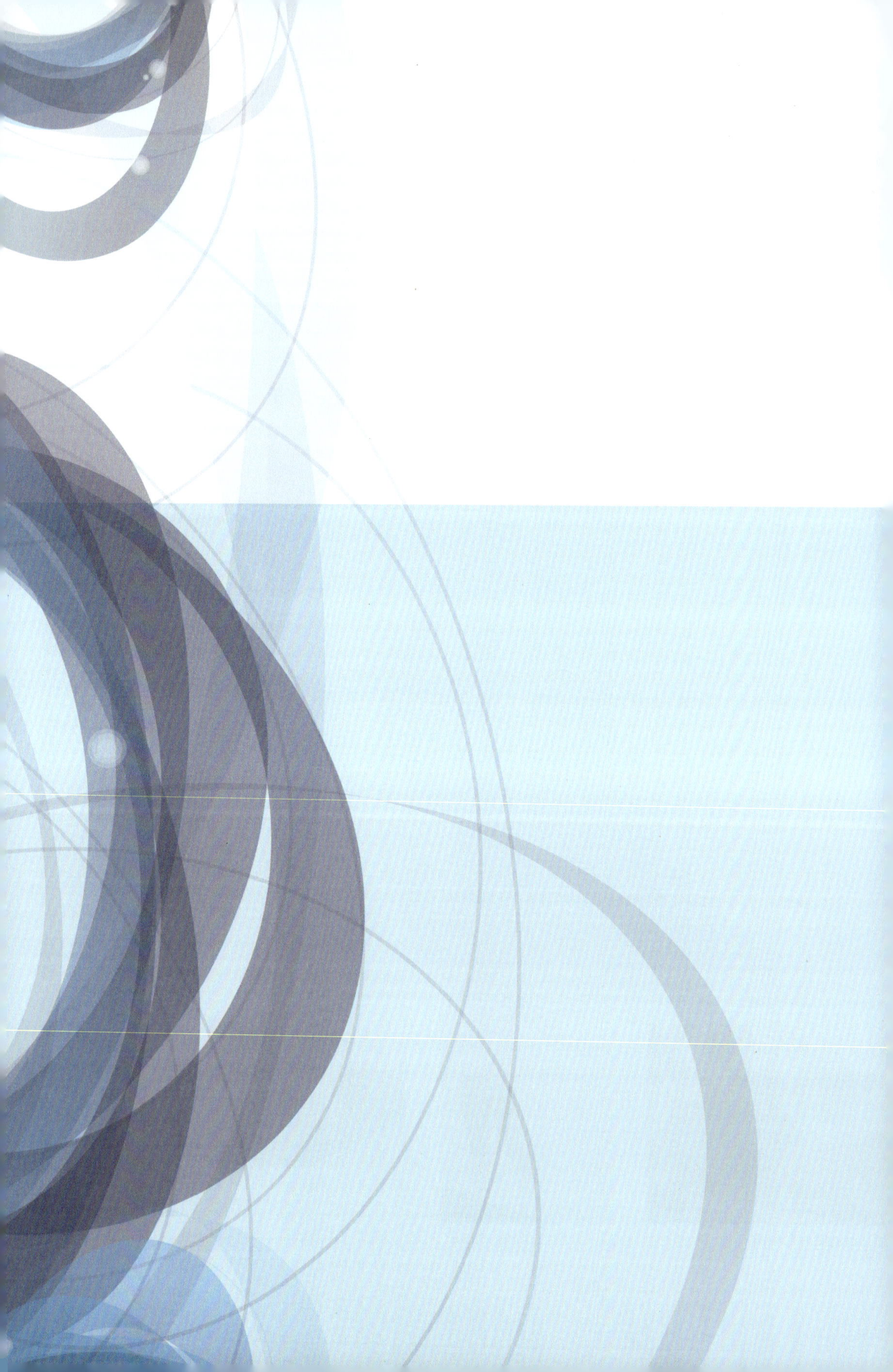

KAPITEL 8

Kapitel 8

PROGRAMME UND IDEEN FÜR DIE SCHULE

(unter Mitwirkung von Natascha Rogge)

Den theoretischen Ausgangspunkt für die Schulsportgestaltung der Länder bilden die entsprechenden Kerncurricula sowie die Grundsätze und Bestimmungen für den Schulsport. An diese schließen sich auch die internen Stoffverteilungspläne der Schulen an. Für das Land Niedersachsen ist Aerobic beispielsweise in das Erfahrungs- und Lernfeld „Gymnastisches und tänzerisches Bewegen" einzuordnen. Nach dem Kerncurriculum umfasst dieser Bereich:

- „das Sammeln und das Vertiefen von gymnastischen und tänzerischen Grunderfahrungen,
- das Gestalten von Rhythmen mit gymnastischen und tänzerischen Mitteln,
- das gymnastische und tänzerische Bewegen mit und ohne Handgerät oder Materialien,
- das spontane Agieren und das Reagieren als Bewegungsimprovisation,
- die Auseinandersetzung mit aktuellen gymnastischen Bewegungsformen und Trend-Tänzen." (NKM, 2007, S. 23).

Ähnliche Zielsetzungen finden sich auch in den Curricula anderer Bundesländer.

In den Grundsätzen und Bestimmungen wird darauf hingewiesen, dass auch Trends – wie z. B. Aerobic – in diesem Erfahrungs- und Lernfeld aufgegriffen und umgesetzt werden können. Die Schüler sollen anhand eigener Erfahrungen im Sinne von Kurz (1995) „urteils- und handlungsfähig" gemacht werden.

Aufgrund der vielen tänzerischen Bewegungsmuster (durch Armeinsatz und Schrittkombinationen) könnten sich aus Genderperspektive insbesondere Jungen albern und lächerlich vorkommen, sodass sie sich von vornherein lieber ausschließen möchten. Grundsätzlich liegt es jedoch in der methodisch-didaktischen und kommunikativen Kompetenz der Lehrkraft, zu demonstrieren, dass Step-Aerobic keineswegs nur etwas für Mädchen ist. Inhaltlich kann die geschickte Auswahl der Musik und der Inhalte (z. B. die eventuelle Vermeidung von „typischen Mädchen-Armbewegungen") viel dazu beitragen, auch Jungen zu motivieren. Die Kombination mit Inhalten weiterer Fitnesstrends, wie Tae-Boe mit seinen entsprechenden Armmustern (Kickbox-Aerobic), kann ebenfalls helfen, beide Geschlechter für entsprechende Stunden zu begeistern. „Kicks" und „Punches" sind Bewegungsmuster, die auch Jungen ansprechen und die ihnen zeigen können, dass Step-Aerobic keine reine Mädchensache ist.

Wir werden in diesem Kapitel die Ausarbeitung von Stundenbildern für den Unterricht mit Schülern der Klassen 5-12 zeigen. Exemplarisch sind jeweils zwei 90-minütige Einheiten erarbeitet worden, die einerseits ihren Schwerpunkt auf das Training der allgemeinen dynamischen Ausdauer (Kap. 8.1), zum anderen auf das Training der Kraft (Kap. 8.2) legen.

Weiterhin stellen wir einen Fitnesszirkel vor, der für den Schulsport ebenfalls eine interessante Alternative zu herkömmlichem Fitnesstraining darstellt (Kap. 8.3).

Ein vierter Vorschlag dokumentiert den Ablauf einer ganzen Unterrichtseinheit über sechs Wochen zum Thema Koordination durch Step-Aerobic (Kap. 8.4).

Alle Vorschläge können auf moderne Weise den Schulsport erweitern (Glock-Grimmeisen, 2000; Liedtke, 2008; Mertens, 2006; Schulze, 2008).

Das Fehlen von Stepgeräten in Schulen sollte Lehrer nicht davon abhalten, ein Steptraining durchzuführen. Es bietet sich eine ganze Reihe von traditionellen Turngeräten an, die zu einer Trainingsplattform umfunktioniert werden können. Besonders gut eignen sich hierfür übereinandergestapelte Turnmatten, ineinandergeschobene Sprungbretter und die Oberteile der großen Turnkästen (vgl. Kap. 1). Mit ein bisschen Fantasie lassen sich mühelos und ohne Zusatzkosten Steptrainingsgeräte kreieren.

Aktion mit Schülern

Die Musikauswahl spielt auch in der Schule eine wichtige Rolle und ist ein gutes Medium, um Jugendliche zu motivieren.

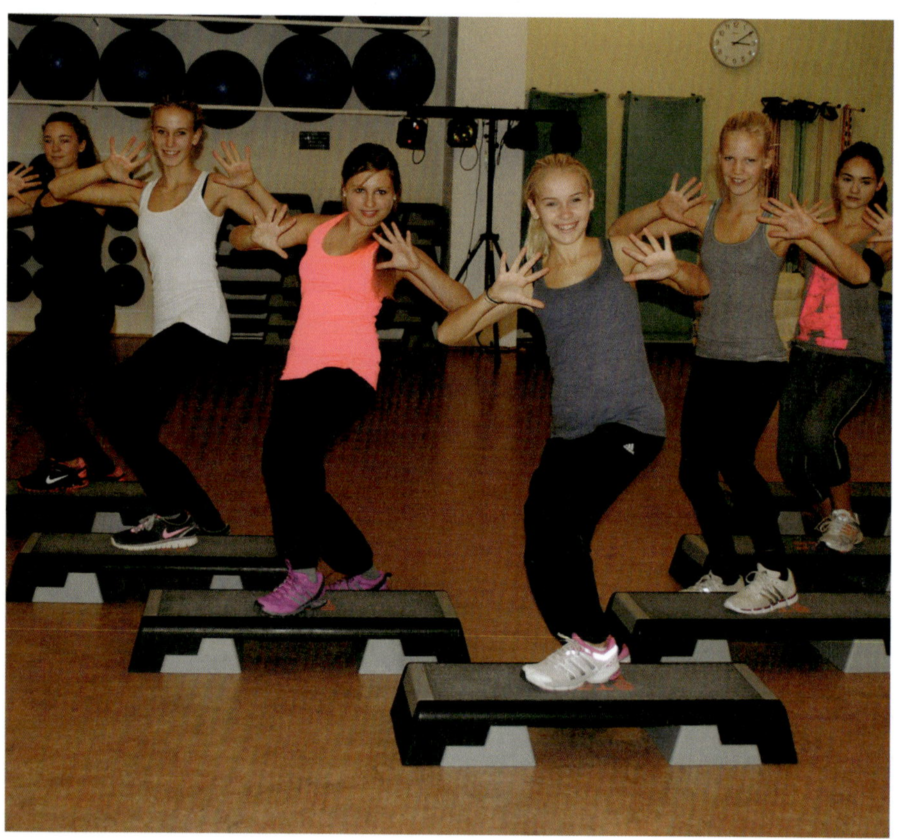

8.1 Stundenbild: Schwerpunkt – Training der allgemeinen aeroben Ausdauer

Wir gehen nachfolgend von einer 90-minütigen Unterrichtseinheit aus. Inhaltlich wird im ersten Teil der Stunde ein „klassisches" Step-Aerobic-Training durchgeführt. Dieses Training lehnt sich vom Aufbau her an Trainingseinheiten in Fitnessstudios an. Den Phasen Warm-up und Stretching folgen das stepspezifische Warm-up und die eigentliche Ausdauerphase, die Choreografie. Dieses individuelle Training wird dann im zweiten Stundenteil zugunsten von Variationen mit Partner und einer Gruppengestaltung aufgelöst. Bevor mit und an Stepgeräten trainiert wird, sollte den Schülern in einer kurzen theoretischen Einführung erklärt werden, was hinsichtlich Körperhaltung bei der Step-Aerobic und Sicherheit am Step zu beachten ist:

- Ausgangsposition ca. 20 cm vor dem Step einnehmen.
- Den Fuß immer mit der ganzen Sohle in der Mitte der Plattform aufsetzen.
- Knie und Fuß sollen sich stets in einer Linie befinden.
- Die Rumpfmuskulatur soll fest angespannt sein, der gesamte Körper wird von der Fußsohle aus nach vorn gegen den Step gelehnt.
- Drehungen dürfen nur auf dem unbelasteten Bein ausgeführt werden.

Je nach Leistungs- und Könnensstand der Schüler sind die nachfolgenden Inhalte auch auf zwei oder sogar drei Doppelstunden erweiterbar.

Stundenteil 1: Individuelles Training

Gerät: Stepgerät, Turnkastenoberteil oder Turnmatten.

Ausgangsposition: Je ein Schüler an einem Stepgerät, alle Schüler zur Front ausgerichtet.

Phase: Warm-up

Tab. 22: Warm-up

Zählzeiten	Beinbewegungen	Wdh.	Armbewegungen	Wdh.
1-8	Walk am Platz (Gehschritte)	1 x		
1-24	Walk am Platz	3 x	Armkreis über SH in HH, einatmen Armkreis über HH in SH, ausatmen	3 x
1-24	Walk am Platz	3 x	Hände im Wechsel spreizen und fausten und Arme über die Seite hoch/tief kreisen	3 x
1-8	Walk am Platz	1 x	Arme ausschütteln	
1-16	Schritt re, li, re li Tap (auftippen) Schritt li, re, li, re Tap (Alternating Step)	2 x		
1-16	Schritt re, li, re, li Tap (auftippen) Schritt li, re, li, re Tap (Alternating Step)	2 x	Klatschen auf Tap (Clap Hands)	4 x
1-16	Schritt re vor, li seit, re mitte rück, li Tap Schritt li vor, re seit, li Mitte rück, re Tap (= 2 V-Steps)	2 x		
1-16	2 V-Steps re/li im Wechsel	2 x	Klatschen auf Tap	4 x
1-16	Schritt re, li, re, li Tap Schritt li, re, li, re Tap (Alternating Step)	2 x	Schnipsen auf Tap	

Zähl-zeiten	Beinbewegungen	Wdh.	Armbewegungen	Wdh.
1-16	Schritt re vor, li seit, re rück bei ¼ Drehung re, li Tap Schritt li seit, re vor, seit bei ¼ Drehung li, li rück bei ¼ Drehung li, re Tap (= 2 Turn Steps)	2 x		
1-16	2 Turn Steps	2 x	Dabei beschreibt der re, dann der li Arm auf Brusthöhe einen Armkreis; auf Tap klatschen	
1-32	2 Steps, Knee-lift re/li in die Diagonale plus 1 Step Knee-lift Repeater re und wieder 2 Steps, Knee-lift li/re in die Diagonale plus 1 Step Knee-lift Repeater li	1 x	Diagonal Punch	10 x
1-16	4 Schritte vor, 4 Schritte rück	2 x	Armkreis vorwärts beim Rückgehen, Armkreis rückwärts beim Vorgehen	2 x
1-8	Seitschritt re, li Tap und Seitschritt li, re Tap (= Step Touch)	4 x		
1-8	Seitschritt re, li Tap und Seitschritt li, re Tap (= Step Touch)	4 x	Side Raise	4 x
1-32	Doppelter Seitschritt (= Double Side Step)	4 x	Rowing Arms	16 x
1-16	Schritt re seit, li kreuz rück,re seit, li Tap Schritt li seit, re kreuz rück, li seit, re Tap (= Grapevine)	4 x		
1-16	Grapevine	4 x	Upright Row	8 x
1-8	March am Platz (= March in)	1 x		

Zähl-zeiten	Beinbewegungen	Wdh.	Armbewegungen	Wdh.
1-8	March am Platz mit gespreizten Beinen (= March out)	1 x		
1-8	March in	1 x		
1-8	March out	1 x		
1-8	In March-out-Position kleine Kniebeugen (= Plié)	4 x		
1-8	In March-out-Position Plié-Bewegungen	4 x	Unterarme im Ellbogengelenk zum Körper anwinkeln (= Biceps Curls)	

Phase: Dynamisch dehnen

Tab. 23: Überblick über das dynamische Dehnen

Beanspruchte Muskulatur	Übungsbeschreibung
Hintere rechte Oberschenkelmuskulatur	Aus der Plié-Position das Gewicht auf das linke Bein verlagern; das rechte Bein bei gebeugtem Fußgelenk (flex) vorstrecken und den Oberkörper mit geradem Rücken vorneigen.
Vordere rechte Oberschenkelmuskulatur	Den Oberkörper aufrollen, danach mit der rechten Hand die rechte Ferse zur rechten Gesäßhälfte heranziehen.
Rechte Wadenmuskulatur	Das linke Bein beugen und dabei das rechte Bein im Ausfallschritt zurücksetzen; die rechte Ferse in den Boden drücken und im Wechsel anheben.
Innere rechte Oberschenkelmuskulatur	Oberkörper mit Vierteldrehung nach rechts drehen, linkes Bein im Plié halten; den Rücken gerade vorbeugen und dabei das rechte gestreckte Bein bei geflextem Fuß in den Boden drücken.
Rechter Hüftbeuger	Vierteldrehung des Oberkörpers nach links, den Oberkörper auf dem linken Oberschenkel auflegen; beide Hände stützen am Boden ab und das rechte Bein weit zurück aufstellen.
	Rechtes Bein an das linke Bein heranstellen und den Oberkörper langsam aufrollen.
Die Dehnübungen nun für die Muskulatur der linken Seite wiederholen.	

Phase: Warm-up stepspezifisch

Tab. 24: Stepspezifisches Warm-up

Zählzeiten	Beinbewegungen	Wdh.	Armbewegungen	Wdh.
1-16	3 March vor Step, auf ZZ 4 li Tap auf Step 3 March vor Step, auf ZZ 4 re Tap auf Step	4 x		
1-16	Re up, li up, re down, li Tap down li up, re up, li down, re Tap down (= Alternating)	4 x		
1-8	8 Schritte auf dem Step mit rechts beginnen	1 x		
1-8	8 Schritte vor dem Step	1 x		
1-16	4 Schritte auf dem Step, 4 Schritte vor dem Step	2 x		
1-16	i. W.: 2 Schritte auf dem Step, 2 Schritte vor dem Step	4 x		
1-16	Step Knee-lift re/li im Wechsel	4 x		
1-16	2 Steps Knee-lift plus 1 Step Knee-lift Repeater	1 x		
1-8	8 Schritte auf dem Step mit rechts beginnen	1 x		
1-8	8 Schritte vor dem Step	1 x		
1-16	4 Schritte auf dem Step, 4 Schritte vor dem Step	2 x		
1-16	i. W.: 2 Schritte auf dem Step, 2 Schritte vor dem Step	4 x		
1-16	Step Knee-lift re/li im Wechsel	4 x		
1-16	2 Steps Knee-lift plus 1 Step Knee-lift Repeater	1 x		

8

Phase: Choreografie

Tab. 25: Überblick über die Choreografie

Zählzeiten	Beinbewegungen	Wdh.	Armbewegungen	Wdh.
1-16	4 V-Steps re	4 x	Chest Press	8 x
1-16	2 Steps Knee-lift re/li plus 1 Step Knee-lift Repeater re	1 x	Diagonal Punch	5 x
1-16	4 V-Steps li	4 x	Chest Press	8 x
1-16	2 Steps Knee-lift li/re plus 1 Step Knee-lift Repeater li	1 x	Diagonal Punch	5 x
1-32	Re up (re Stepende), li up (li Stepende), re down rück, li Tap Li up (li Stepende), re up (re Stepende), li down rück, Re Tap	4 x		
1-16	2 Turn Steps	4 x		
1-16	2 Turn Steps	4 x	Semi Circle Arms	8 x
	Wir stehen nun rechtsschultrig zum Step.			
1-16	Re up, li Tap, li down, re Tap Re up, li Tap, li down, re Tap	4 x		
1-16	2 x Over the Top	2 x		
1-16	2 x Over the Top	4 x	Circle Arms	8 x
1-16	1 Over the Top re plus 1 Turn Step li und weiter mit 1 Over the Top re plus 1 Turn Step li	1 x		
1-16	Straddle down (re up, li Sidelift, li down links neben dem Längsstep, re down rechts neben dem Längsstep, li up, re Sidelift, re down rechts neben dem Step, links down links neben dem Step), Wiederholung davon und auf Zz 15/16 down, down hinter dem Step	2 x		

Zählzeiten	Beinbewegungen	Wdh.	Armbewegungen	Wdh.
	Wir stehen nun hinter dem Step.			
1-16	Straddle down (re up, li Sidelift, li down links neben dem Längsstep, re down rechts neben dem Längsstep, li up, re Sidelift, re down rechts neben dem Step, links down links neben dem Step), Wiederholung davon und auf Zz 15/16 down, down	2 x		
	Wir stehen nun hinter dem Step.			
1-16	Step Backlift	4 x	Front Raise	4 x
1-16	2 Steps Backlift diagonal plus 1 Step Backlift Repeater	1 x	Front Raise	5 x
	Jetzt alles mit links beginnend wiederholen.			

8

Stundenteil 2: Variationen mit Partner und Gruppe

A) Stepchoreografie mittels Partnerarbeit

Gerät: Je zwei übereinandergestapelte Turnmatten.

Ausgangsposition: Je zwei Schüler stehen sich an den Stirnseiten der Matten gegenüber.

Durchführung: Die Choreografie wird wie gehabt durchgeführt. Bei den Elementen V-Step mit Chest Press und Turn Step mit Semi Circle Arms ist Partnerkontakt über die Handflächen möglich.

B) Stepchoreografie als Gruppengestaltung

Gerät: Je zwei übereinandergestapelte Turnmatten, die kreisförmig angeordnet werden.

Ausgangsposition: Je zwei Schüler stehen sich an den Stirnseiten der Matten gegenüber.

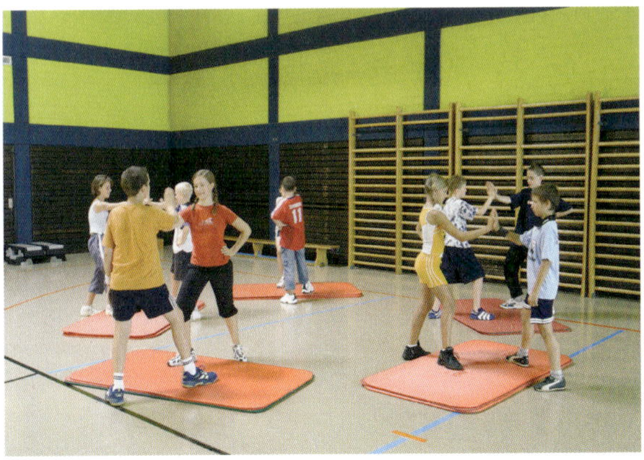

Mattenkreis

Durchführung: Die Choreografie wird 1 x auf 64 Zählzeiten durchgeführt (d. h., jedes der vier Elemente wird je 4 x ausgeführt). Das vierte Element der Choreografie wird allerdings nur 2 x wiederholt, denn mit den letzten acht Zählzeiten wechseln die Schüler mit acht Schritten nach links zur nächsten Matte. Hier wird die Choreografie mit einem neuen Partner wiederholt.

8.2 Stundenbild: Schwerpunkt – Training der Kraftfähigkeit

Wir gehen nachfolgend von einer 90-minütigen Unterrichtseinheit aus.

Der Aufbau der Stunde mit dem Schwerpunkt des Trainings der Kraftfähigkeit gliedert sich wie folgt: Im ersten Stundenteil wird das individuelle Training der vorausgegangenen Stunde (oder Stunden) wiederholt, d. h. Warm-up, Stretch, stepspezifisches Warm-up und ggf. die Choreografie sind identisch.

Es schließen sich funktionelle Übungen zur Kräftigung der Rückenmuskulatur, der Brustmuskulatur, der Armmuskulatur, der Beinmuskulatur und der Bauchmuskulatur an. Diese Floorworkphase wird mit einem Cool-down beendet.

Die Kräftigungsübungen werden mit Einsatz des Stepgeräts oder alternativer Gerätearrangements durchgeführt. Die nachfolgenden Ausführungen beschreiben die einzelnen Übungen detailliert. Es schließt sich eine kurze Ausführung zur Methodik an.

Kraftübungen mit und auf dem Step

Übung 1

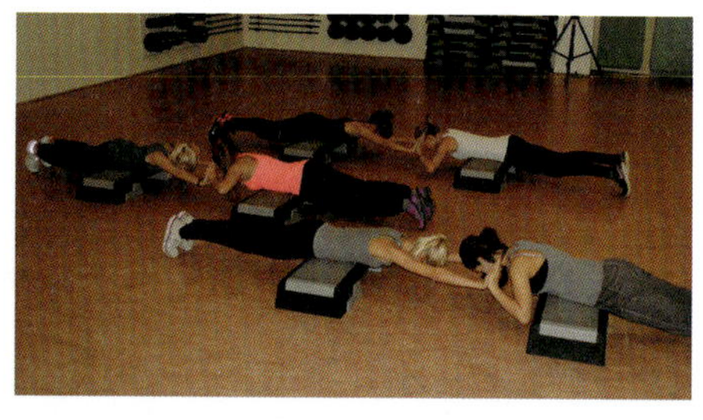

Muskulatur: Oberer Anteil der Rückenmuskulatur.

Ausgangsposition: Bauchlage auf dem Längsstep, die Unterschenkel liegen auf dem Boden, die Stirn liegt auf der Stepplattform, die Arme sind seitlich angewinkelt.

Übungsausführung: Beide Arme gleichzeitig auf Schulterhöhe anheben und senken.

Variation: Die auf Schulterhöhe angehobenen Arme vor- und zurückführen.

8

Übung 2

Muskulatur: Rückenmuskulatur.

Ausgangsposition: Bankstellung vor der Querseite des Steps, dabei die Unterarme auf dem Step abstützen; den rechten Arm und das linke Bein strecken.

Übungsausführung: Gleichzeitiges Anziehen des rechten Ellbogens und des linken Knies unter den Körper mit anschließender Streckung.

Variation: Die gestreckten Extremitäten werden mit geringer Bewegungsamplitude auf- und abgeführt.

Übung 3

Muskulatur: Brustmuskulatur.

Ausgangsposition: Liegestütz vor der Querseite des Steps, dabei beide Hände auf den Step legen.

Übungsausführung: Die Arme gleichzeitig beugen und strecken (Liegestütz).

Übung 4

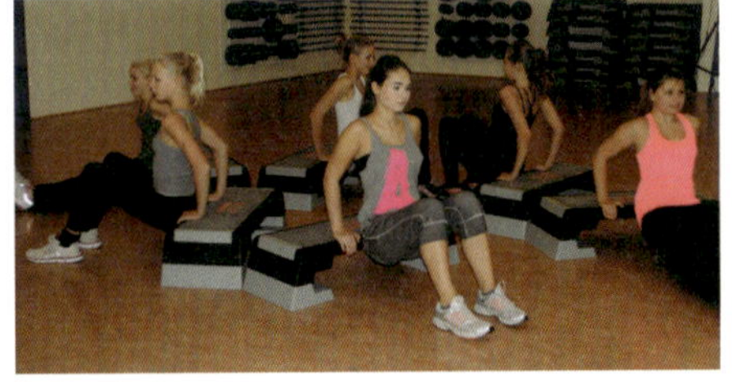

Muskulatur: Armmuskulatur.

Ausgangsposition: Sitz auf der Steplängsseite, Fußsohlen körperfern aufsetzen, Hände seitlich neben dem Körper aufstützen.

Übungsausführung: Gesäß vom Step lösen und durch Beugen und Strecken der Arme den Körperschwerpunkt tiefsenken und hochdrücken.

Übung 5

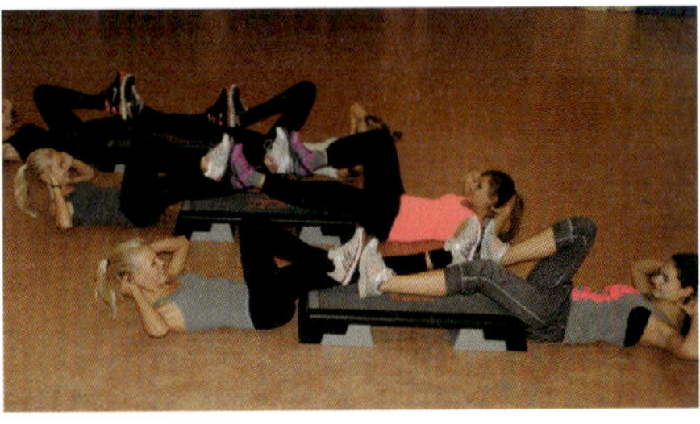

Muskulatur: Bauchmuskulatur.

Ausgangsposition: Rückenlage vor der Längsseite des Stepgeräts, beide Füße auf die Stepplattform legen, Arme vor der Brust kreuzen.

Übungsausführung: Oberkörper diagonal aufrollen und absenken.

Übung 6

Muskulatur: Beinmuskulatur.

Ausgangsposition: Seitenrumpflage an der Längsseite des Stepgeräts, oberes Bein liegt gebeugt auf dem Step.

Übungsausführung: Unteres Bein vom Boden heben und in kleinen Bewegungsamplituden heben und senken.

Methodisches Vorgehen

Grundsätzlich sollte im Hinblick auf die Reihenfolge der Übungen darauf geachtet werden, dass die Übungen fließend ineinander übergehen. Die methodischen Prinzipien der Ausdauerphase können auch auf die Arbeit am Boden übertragen werden. Exemplarisch soll dies für die Übung zur Kräftigung des oberen Rückens dargestellt werden. Methodisch wird die „gekippte Pyramide" gewählt.

Tab. 26: Methodische Abfolge zur Übung: Kräftigung oberer Rücken

Zählzeit	Bewegungsausführung	Wdh.
1-32	Beide Arme gleichzeitig senken und auf Schulterhöhe anheben (Bewegung A)	8 x
1-32	Die auf Schulterhöhe angehobenen Arme vordrücken und zurückziehen (Bewegung B)	8 x
1-16	Bewegung A	4 x
1-16	Bewegung B	4 x
1-8	Bewegung A	2 x
1-8	Bewegung B	2 x
1-8	Bewegung A	2 x
1-8	Bewegung B	2 x

8

8.3 Fitnesszirkel

Struktur Fitnesszirkel Schule (Doppelstunde 90 Min., netto Trainingszeit 60 Min.)

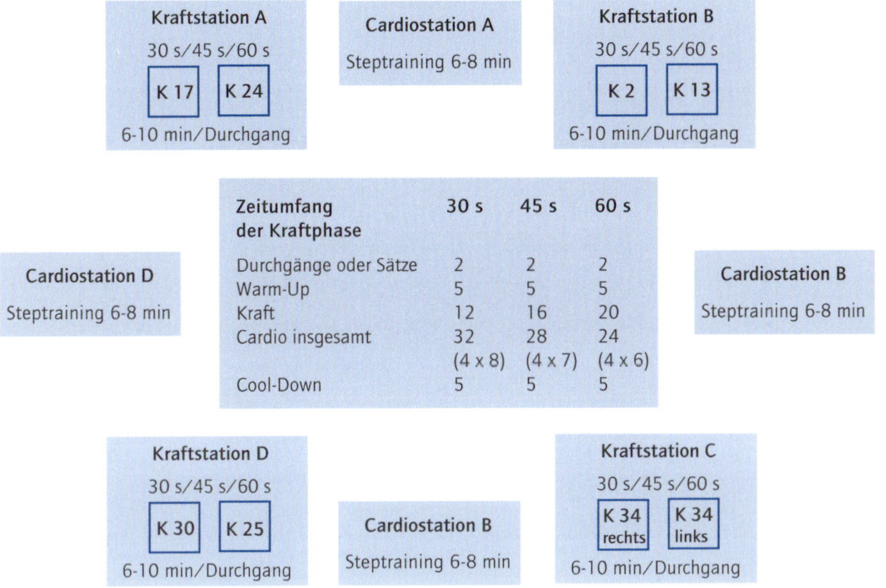

Abb. 19: Fitnesszirkel Schule

In diesem Beispiel beschreiben wir ein Konzept, welches aus trainingswissenschaftlicher Sicht sowohl die Ausdauer als auch die Kraftfähigkeit trainiert. Die Organisationsform ist eine Variante des Zirkel- bzw. Stationentrainings.

Das Kurskonzept ist zeitlich auf eine Doppelstunde angelegt mit einer Nettobewegungszeit von ca. 60 min Trainingszeit insgesamt. Natürlich kann der Zirkel auch als Vorlage für weitere Fitnessstunden dienen.

Abb. 19 gibt einen Überblick über die Inhalte, den Aufbau und über die Ablaufstruktur.

Der Zirkel setzt sich aus vier Kraftstationen (A-D) und vier Cardiostationen (A-D) zusammen. Jede Kraftstation beinhaltet zwei Kraftübungen. Trainiert wird jeweils die Bauchmuskulatur an Station A (nach *maxxF-Prinzip* 30 s, 45 s oder 60 s je nach Leistungsstand), die Rückenmuskulatur (nach *maxxF-Prinzip* 30 s, 45 s oder 60 s je nach Leistungsstand), die Beinmuskulatur an Station C (nach *maxxF-Prinzip* 30 s, 45 s oder 60 s je nach Leistungsstand) und die Schulter-/Armmuskulatur an Station D (nach *maxxF-Prinzip* 30 s, 45 s oder 60 s je nach Leistungsstand). Die konkreten Übungen sind aus dem in Kap. 4.8 beschriebenen Übungspool ausgewählt und hier bereits eingetragen (z. B. K 17). Je nach Fitness- und Lernzustand der Schüler können die Übungen für die einzelnen Muskelgruppen variieren.

Jede Cardiostation beinhaltet die Ausführung von Stepschritten, -mustern oder -elementen, die jeweils mit einer Dauer von 6-8 min durchgehalten werden.

Kraftstation und Cardiostation wechseln sich 4 x ab.

Die in der Abbildung mittig angeordnete Tabelle verdeutlicht die zeitliche Ablaufstruktur. Danach durchläuft jede Doppelstunde vier Phasen: Warm-up (5 min), Kraftphase (insgesamt 12-20 min), Cardiophase (insgesamt 32-24 min) und Cool-down (5 min). Die Anzahl der Durchgänge durch den Zirkel beträgt 2-3 Sätze, abhängig von der Zeitdauer der jeweiligen Kraftübung (30, 45, 60 s).

Der beschriebenen Zirkel kann organisatorisch in zweierlei Weise umgesetzt werden:

- A) Klassisches Stationentraining, wie in der Aufbaustruktur der Abbildung beschrieben. Die Schüler verteilen sich an den jeweiligen Stationen und wechseln nach dem Kraftdurchlauf an die Cardiostation und so fort. Diese Form der Durchführung eignet sich für kleinere Gruppen.
- B) „Verdecktes Stationentraining": Jeder Schüler verteilt sich mit Plattform und Matte im Raum an einen beliebigen Platz. Alle durchlaufen gleichzeitig die vorab beschriebenen Stationen an der eigenen Station, d. h., alle führen Übung K 17 aus Kraftstation A aus, dann Übung 24 der Kraftstation A. Danach absolvieren alle gleichzeitig das Cardiotraining (Cardiostation A) und wechseln dann zur Übung K2 der Kraftstation B usw.

Diese Variante der Durchführung hat sich in Klassen mit höherer Schülerzahl bewährt.

8.4 Eine sechswöchige Unterrichtseinheit zur Koordination

Eine Aufgabe des Sportunterrichts besteht darin, die konditionellen sowie motorischen Fertigkeiten der Schüler auszubilden, um sie auch für den außerschulischen Sport zu qualifizieren und sie zum lebenslangen Sporttreiben anzuregen (Balz, 1992). Der Sportdidaktiker Ehni (1999) zählt u. a. das *Üben* zu den fundamentalen Handlungen des Sportunterrichts. „Das Erlernen und Verbinden von Bewegungen verläuft nur über den langwierigen Prozess des Wiederholens" (ebd., S. 33). Auch nach Hirtz (1985) ist das wichtigste Trainingsprinzip zur Schulung und Verbesserung der koordinativen Fähigkeiten das ständige Üben. Ökonomisierung von Bewegungsabläufen und Funktionsverbesserung sind die Zielsetzungen des Koordinationstrainings, z. B. durch das Zusammenspiel von Arm- und Beinbewegungen eine flüssige Bewegungsabfolge zu erzielen, welches durch (ständiges) Üben gelingt. Das Koordinationstraining folgt den Prinzipien des Lernens, denn Lernen ist eine weitgehend aktive Tätigkeit des Lernenden. Motorisches Lernen ist an ein aktives Bewegen gebunden.

Das Schulen der koordinativen Fähigkeiten ist somit für einen ökonomischen Bewegungsablauf im Alltag und Sport unerlässlich, denn sie sind auch für die Umsetzung der konditionellen Grundeigenschaften eine unverzichtbare Voraussetzung und bestimmen wesentlich die sportlichen Techniken. „Koordinative Fähigkeiten bilden – in der Computersprache ausgedrückt – das Betriebssystem des Bewegungsvermögens. Je besser dieses installiert ist, desto flexibler kann das Kind agieren und desto besser gelingt die Arbeit mit den darauf aufbauenden Programmen [...] (Katzenbogner, 1999, S. 6).

In diesem Sinn ist die nachfolgend beschriebene Unterrichtseinheit für die Schüler im aktuellen und weiterführenden Sportunterricht sowie für das außerschulische Sporttreiben bedeutend.

Für die Unterrichtseinheit wird jeweils eine Doppelstunde benötigt. Die nachfolgende Tabelle gibt zunächst einen Überblick über die sechs Einheiten, bevor die nachfolgenden Raster / Verlaufspläne jeweils detailliert jede Unterrichtseinheit beschreiben.

Tab. 27: Überblick

Stunde	Inhaltlicher Schwerpunkt
1.	Aerobic **„Einführung in die Aerobic – Erarbeitung von Basisschritten"** Basisschritte erproben und verbinden Merkmale der Grundhaltung aufstellen
2.	Aerobic **„Verbindung von Basisschritten und Armbewegungen"** Basisschritte und Armbewegungen verbinden Entwicklung von Armbewegungen
3.	Step-Aerobic **„Schritte und Schrittfolgen in der Step-Aerobic"** Erarbeitung und Verbindung von Schritten in der Step-Aerobic Regeln in der Step-Aerobic
4.	Step-Aerobic **„Das Zusammenspiel von Arm- und Beinbewegungen in der Step-Aerobic"** Armbewegungen entwickeln und mit Step-Aerobic-Schritten verbinden
5.	Aerobic/Step-Aerobic **„Gestaltung einer Aerobic/Step-Aerobic-Choreografie"** Erarbeitung einer kleinen Gruppenchoreografie
6.	Aerobic/Step-Aerobic **„Präsentation der Aerobic/Step-Aerobic-Choreografie"** Schrittfolgen mit und ohne Armbewegungen präsentieren Reflexion der Präsentationen

8

Erste Unterrichtsstunde

Thema der Unterrichtsstunde: „Einführung in die Aerobic – Erprobung und Schulung von Basisschritten"

1) Lernzuwachs

Die Schüler stellen Merkmale der Grundhaltung in der Aerobic auf und wenden diese bei der Erprobung der Basisschritte an.

Daraus ergibt sich im Einzelnen: Die Schüler ...

- erproben und üben Basisschritte und verbinden diese nach der „Add-on"-Methode (kognitiver/motorischer Bereich).
- stellen grundlegende Merkmale für die Körperhaltung in der Aerobic auf (kognitiver Bereich).

2) Verlaufsplan

Tab. 28: Verlaufsplan zur ersten Unterrichtsstunde

Phase/ Zeit	Unterrichtsverlauf	Didakt.-meth. Kommentar	Sozialform/ Medien
Ca. 7.40-7.45 Uhr	• Umziehen, Sammlung im Sitzkreis	• Ausgleich verschiedener Umziehzeiten	
Einstieg Ca. 7.45-7.48 Uhr	• LA[1] erläutert die UE sowie das Thema der Stunde	• Zieltransparenz	• LV im SK

[1] Folgende Abkürzungen werden in den Verlaufspänen verwendet: LA = Lehranwärter; Sch = Schüler; EA = Einzelarbeit; PA = Partnerarbeit; GA = Gruppenarbeit; LV = Lehrervortrag; UG = Unterrichtsgespräch; SK = Sitzkreis; KV = Klassenverband

Phase/ Zeit	Unterrichtsverlauf	Didakt.-meth. Kommentar	Sozialform/ Medien
Aufwärmphase Ca. 7.48-7.54 Uhr	• LA leitet zur allgem. Erwärmung über: • LA gibt die allgem. Erwärmung an Sch ab, nimmt an der Erwärmung teil • Sch gehen und laufen zum Rhythmus der Musik	• Erwärmung der Muskulatur • Anregung Herz-Kreislauf-System • Ritual Sch übernehmen Verantwortung, selbstständiges Arbeiten • Spez. Erwärmung • Sch werden auf das Thema eingestimmt	• EA • Pfeife • CD-Player • Aerobic-CD
Hinführung Ca. 7.54-7.57 Uhr	• LA fragt Sch, wer schon einmal an einer Aerobicstunde mmen hat. • LA gibt kurze Info zur Methode	• Erfahrungsaustausch • Vermittlung von Fachwissen methodischer Aufbau • Visualisierung	• UG im SK • Plakat: • „Add-on"-Methode (s. Anlage 1)
Erarbeitung Ca. 7.57-8.06 Uhr	• Sch stellen sich auf und machen die Schritte der LA ohne Musik nach • LA gibt Hinweise zur Ausführung und Körperhaltung	• Einführung der Basisschritte anhand der „Add-on"-Methode • Aufnahme von Fachwissen • Schritte werden verlangsamt ausgeführt (Differenzierung)	• KV
Zwischenreflexion Ca. 8.06-8.10 Uhr	• Sch stellen Merkmale der Grundhaltung auf • Plakat an der Pinnwand • Schülerdemos	• Übertragung der angewandten Praxis in die Theorie • Visualisierung	• UG im SK • Plakat: Merkmale der Grundhaltung (s. Anlage 2) • Pinnwand

Phase/ Zeit	Unterrichtsverlauf	Didakt.-meth. Kommentar	Sozialform/ Medien
Anwendung Ca. 8.10-8.20 Uhr	• LA führt mit den Sch eine weitere Aerobicsequenz mit Musik durch • Sch setzen die aufgestellten Merkmale um	• Theoretische Grundlagen werden in die Praxis umgesetzt	• KV • CD-Player • Aerobic-CD
Reflexion/ Sicherung Ca. 8.20-8.25 Uhr	• LA fragt nach der Umsetzung der Merkmale sowie nach den Eindrücken nach der ersten Aerobicstunde	• Reflexion der Anwendung und Umsetzung • Austausch von gesammelten Erfahrungen	• UG im SK
Abschluss	• LA bespricht mit den Sch den weiteren Stundenverlauf		• UG im SK

Zweite Unterrichtsstunde

Thema der Unterrichtsstunde: „Verbindung von Basisschritten und Armbewegungen".

1) Lernzuwachs

Die Schüler schulen ihre Kopplungsfähigkeit, indem sie Armbewegungen entwickeln und diese mit den Basisschritten verbinden.

Daraus ergibt sich im Einzelnen: Die Schüler ...

- entwickeln in Partnerarbeit Armbewegungen und setzen diese praktisch um (kognitiver/motorischer Bereich).
- setzen die erlernten Basisschritte in Verbindung mit den Armbewegungen zu einer Bewegungskombination (motorischer Bereich).

2) Verlaufsplan

Tab. 29: Verlaufsplan zur zweiten Unterrichtsstunde

Phase/ Zeit	Unterrichtsverlauf	Sozialform/ Medien
Ca. 7.40-7.45 Uhr	Umziehen, Sammlung im Sitzkreis	
Einstieg Ca. 7.45-7.47 Uhr	• LA erläutert das Thema sowie den Verlauf der Stunde	• LV im SK
Aufwärmphase Ca. 7.47-7.54 Uhr	• LA leitet zur allgem. Erwärmung über: • LA gibt die allgem. Erwärmung an Sch ab, nimmt an der Erwärmung teil • LA führt mit den Sch ein Aerobic-Warm-up durch	• EA • Pfeife • KV • CD-Player • Aerobic-CD
Hinführung Ca. 7.54-7.57 Uhr	• LA lässt die Merkmale der Grundhaltung wiederholen und von Sch demonstrieren	• UG im SK • Plakat (s. Anlage 2)
Erarbeitung Ca. 7.57-8.07 Uhr	• LA erklärt den Sch die PA • Sch gestalten selbstständig Armbewegungen • Jede Armbewegung wird zunächst in Verbindung mit dem Step- Touch eingeübt oder isoliert	• PA • Aerobickarten (s. Anlage 3) • Tippkarte (s. Anlage 4) • CD-Player • Aerobic-CD
Zwischenreflexion Ca. 8.07-8.11 Uhr	• Worauf müssen wir bei den Armbewegungen achten? • Welche Möglichkeiten gibt es? • Schülerdemos	• UG im SK

Phase/ Zeit	Unterrichtsverlauf	Sozialform/ Medien
Anwendung Ca. 8.11-8.21 Uhr	• Sch verbinden die Armbewegungen mit dem Step-Touch oder weiteren Aerobicschritten	• PA • Aerobickarten (s. Anlage 3) • CD-Player • Aerobic-CD
Reflexion/ Sicherung Ca. 8.21-8.25 Uhr	• Sch berichten über ihre Erfahrungen/über die Umsetzung • Wie hat das Zusammenspiel von Arm- und Beinbewegungen geklappt? • Schülerdemos	• UG im SK
Abschluss	• LA bespricht mit den Sch den weiteren Stundenverlauf	• UG im SK

Dritte Unterrichtsstunde

Thema der Unterrichtsstunde: „Schritte und Schrittfolgen in der Step-Aerobic".

1) Lernzuwachs

Die Schüler erarbeiten und verbinden Schritte und Schrittfolgen aus der Step-Aerobic.

Daraus ergibt sich im Einzelnen: Die Schüler ...

- erfahren und stellen grundlegende Regeln in der Step-Aerobic auf (kognitiver Bereich).
- führen verschiedene Schritte und Schrittfolgen der Step-Aerobic durch, indem sie diese in Kleingruppen erproben und üben (motorischer Bereich).

2) Verlaufsplan

Tab. 30: Verlaufsplan zur dritten Unterrichtsstunde

Phase/ Zeit	Unterrichtsverlauf	Didakt.-meth. Kommentar	Sozialform/ Medien
Ca. 7.40-7.45 Uhr	Umziehen, Sammlung im Sitzkreis	Ausgleich verschiedener Umziehzeiten	
Einstieg Ca. 7.45-7.47 Uhr	• LA erläutert das Thema sowie den Verlauf der Stunde	• Zieltransparenz	• LV im SK
Aufwärmphase Ca. 7.47-7.53 Uhr	• LA leitet zur allgem. Erwärmung über: • LA gibt die allgem. Erwärmung an Sch ab, nimmt an der Erwärmung teil	• Erwärmung der Muskulatur • Anregung Herz-Kreislauf-System • Ritual Sch übernehmen Verantwortung, selbstständiges Arbeiten	• EA • Pfeife
	• Sch stellen die Stepbretter in der Halle auf, laufen nach Musik um die Stepbretter herum, bei Musikstopp führen sie einen vorgegeben Stepschritt aus	• Spez. Erwärmung • Sch werden auf das Thema eingestimmt	• EA • CD-Player • Aerobic-CD • Stepbretter
Hinführung Ca. 7.53-7.56 Uhr	• LA fragt Sch, wer schon einmal mit dem Stepbrett gearbeitet hat • LA stellt mit den Sch Regeln der Step-Aerobic auf	• Erfahrungsaustausch • Vorhandenes Fachwissen aktivieren • Vermittlung von Fachwissen • Visualisierung	• UG im SK • Plakat Regeln in der Step-Aerobic (s. Anlage 5) • Pinnwand

Phase/ Zeit	Unterrichtsverlauf	Didakt.-meth. Kommentar	Sozialform/ Medien
Erarbeitung Ca. 7.56-8.06 Uhr	• LA erläutert die GA • Sch begeben sich in ihre Gruppen, erarbeiten und üben die Grundschritte anhand der Step-Aerobic-Karten selbstständig • LA steht den Sch beratend zur Seite	• Während der GA können sich die Sch gegenseitig korrigieren, beraten und unterstützen • Die Gruppen werden auch in den folgenden Stunden zusammenarbeiten • Schritte sind nach dem Prinzip „vom Leichten zum Schweren" geordnet • Umsetzung der aufgestellten Regeln	• GA • Step-Aerobic-Karten (s. Anlage 6) • Stepbretter • CD-Player • Aerobic-CD
Zwischenreflexion Ca. 8.06-8.10 Uhr	• LA fragt welche Schritte haben gut geklappt, wo gab es Schwierigkeiten? • Schülerdemos	• Aufgestellte Regeln werden mit einbezogen • Visualisierung	• UG im SK • Plakat: Regeln in der Step-Aerobic (s. Anlage 5)
Anwendung Ca. 8.10-8.20 Uhr	• Sch verbinden in der Gruppe die erarbeiteten Schritte nach der „Add-on"-Methode	• Fachwissen aktivieren „Add-on"-Methode • Differenzierung: Die Sch entscheiden eigenständig, wie viele und welche Schritte sie miteinander verbinden (Vorgabe: Wenigstens zwei Schritte sollen verbunden werden)	• GA • Stepbretter • CD-Player • Aerobic-CD • Plakat • „Add-on"-Methode (s. Anlage 1)

Phase/ Zeit	Unterrichtsverlauf	Didakt.-meth. Kommentar	Sozialform/ Medien
Reflexion/ Sicherung Ca. 8.20-8.25 Uhr	• Sch berichten von der Umsetzung • Schülerdemos	• Ergebnissicherung • Würdigung der Ergebnisse	• UG im SK
Abschluss	• LA bespricht mit den Sch den weiteren Stundenverlauf	• Gemeinsame Absprache, denn es folgt eine weitere Sportstunde gleich im Anschluss	• UG im SK

Vierte Unterrichtsstunde

Thema der Unterrichtsstunde: „Das Zusammenspiel von Arm- und Beinbewegungen in der Step-Aerobic".

1) Lernzuwachs

Die Schüler verbinden die Step-Aerobic-Schritte mit Armbewegungen und schulen dabei ihre Kopplungsfähigkeit.

Daraus ergibt sich im Einzelnen: Die Schüler ...

- gestalten in der Kleingruppe Armbewegungen und setzen diese praktisch um (kognitiver/motorischer Bereich).
- verbinden Arm- und Beinbewegungen miteinander (motorischer Bereich).

2) Verlaufsplan

Tab. 31: Verlaufsplan zur vierten Unterrichtsstunde

Phase/ Zeit	Unterrichtsverlauf	Didakt.-meth. Kommentar	Sozialform/ Medien
Ca. 7.40-7.45 Uhr	Umziehen, Sammlung im Sitzkreis	Ausgleich verschiedener Umziehzeiten	
Einstieg Ca. 7.45-7.47 Uhr	• LA erläutert das Thema sowie den Verlauf der Stunde	• Zieltransparenz	• LV im SK
Aufwärmphase Ca. 7.47-7.53 Uhr	• LA leitet zur allgem. Erwärmung über: • LA gibt die allgem. Erwärmung an Sch ab, nimmt an der Erwärmung teil	• Erwärmung der Muskulatur • Anregung Herz-Kreislauf-System • Ritual à Sch übernehmen Verantwortung, selbstständiges Arbeiten	• EA • Pfeife
	• Sch führen in ihren festen Gruppen eigenständig ein Aerobic-Warm-up durch	• Spez. Erwärmung • Sch werden auf das Thema eingestimmt	• GA • CD-Player • Aerobic-CD
Hinführung Ca. 7.53-7.56 Uhr	• LA lässt die aufgestellten Step-Aerobic-Regeln wiederholen	• Fachwissen aktivieren • Visualisierung	• UG im SK • Plakat à Regeln in der Step-Aerobic (s. Anlage 5) • Pinnwand

Phase/ Zeit	Unterrichtsverlauf	Didakt.-meth. Kommentar	Sozialform/ Medien
Erarbeitung Ca. 7.56-8.06 Uhr	• LA erläutert die GA • Sch begeben sich in ihre Gruppen, vertiefen die Grundschritte und entwickeln selbstständig Armbewegungen • LA steht den Sch beratend zur Seite	• Während der GA können sich die Sch gegenseitig korrigieren, beraten und unterstützen • Methode nach dem Prinzip „vom Einfachen zum Komplexen" Differenzierung: Armbewegungen zunächst isoliert üben	• GA • Step-Aerobic-Karten (s. Anlage 6) • Tipp-Karte à Armbewegungen (s. Anlage 4) • Stepbretter • CD-Player • Aerobic-CD
Zwischenreflexion Ca. 8.06-8.10 Uhr	• Worauf muss man bei der Verbindung der Arm- und Beinbewegungen achten? • Welche Kombinationsmöglichkeiten gibt es? • Schülerdemos	• Förderung der Selbstreflexion der Sch • Visualisierung	• UG im SK
Anwendung Ca. 8.10-8.20 Uhr	• Sch verbinden die Schritte und Armbewegungen miteinander und versuchen, zwei Schritte mit Armkombination aneinanderzureihen	• Differenzierung: Die Sch entscheiden eigenständig, wie viele (mindestens zwei) und welche Schritte bzw. Armbewegungen sie miteinander verbinden	• GA • Stepbretter • CD-Player • Aerobic-CD
Reflexion/ Sicherung Ca. 8.20-8.25 Uhr	• Sch berichten von der Umsetzung (Zusammenspiel à Arm- und Beinbewegungen) • Präsentation der Ergebnisse	• Ergebnissicherung • Würdigung der Ergebnisse	• UG im SK
Abschluss	• LA bespricht mit den Sch den weiteren Stundenverlauf	• Gemeinsame Absprache, denn es folgt eine weitere Sportstunde gleich im Anschluss	• UG im SK

Fünfte Unterrichtsstunde

Thema der Unterrichtsstunde: „Gestaltung einer Aerobic-/Step-Aerobic-Choreografie".

1) Lernzuwachs

Die Schüler entwickeln und erarbeiten eine Choreografie mit Elementen aus der Aerobic bzw. Step-Aerobic.

Daraus ergibt sich im Einzelnen: Die Schüler ...

- stellen Kriterien für die Gruppenchoreografie auf (kognitiver Bereich).
- verknüpfen verfügbares Bewegungskönnen innerhalb der Gruppe (sozialer/affektiver Bereich).
- erarbeiten und gestalten eine Gruppenchoreografie anhand erlernter Schritte und Armbewegungen (kognitiver/motorischer Bereich).

2) Verlaufsplan

Tab. 32: Verlaufsplan zur fünften Unterrichtsstunde

Phase/ Zeit	Unterrichtsverlauf	Sozialform/ Medien
Ca. 7.40-7.45 Uhr	Umziehen, Sammlung im Sitzkreis	
Einstieg Ca. 7.45-7.47 Uhr	• LA erläutert das Thema sowie den Verlauf der Stunde	• LV im SK
Aufwärmphase Ca. 7.47-7.53 Uhr	• LA leitet zur allgem. Erwärmung über: • LA gibt die allgem. Erwärmung an Sch ab, nimmt an der Erwärmung teil • Sch erwärmen sich eigenständig unter Einbezug der Stepbretter	• EA • Pfeife • KV • Stepbretter • CD-Player • Aerobic-CD
Hinführung Ca. 7.53- 7.57 Uhr	• LA stellt mit den Sch Kriterien für die Gruppenchoreografie auf	• UG im SK
Erarbeitung **Zwischenreflexion** **Anwendung** Ca. 7.57-8.22 Uhr	• Sch erhalten ihre Arbeitskarten, begeben sich in ihre festgelegten Gruppen und gestalten eine Aerobic- bzw. Step-Aerobic-Choreografie (s. Anlage 8, Foto 9-14) • LA steht den Sch beratend zur Seite • LA geht zwischendurch zu den einzelnen Gruppen und bespricht mit ihnen die Umsetzung oder auftretende Probleme • Sch üben, vertiefen und festigen ihre Choreografie	• GA • Arbeitskarte (s. Anlage 7) • Stepbretter • Aerobic-/ Step-Aerobic-Karten (s. Anlage 3 + 6) • CD-Player • Aerobic-CD
Reflexion/ Sicherung Ca. 8.22-8.25 Uhr	• Sch berichten über ihre Erfahrungen/über die Umsetzung	• UG im SK
Abschluss	• LA bespricht mit den Sch den weiteren Stundenverlauf	• UG im SK

Sechste Unterrichtsstunde

Thema der Unterrichtsstunde: „Präsentation der Aerobic-Step-Aerobic-Choreografie".

1) Lernzuwachs

Die Schüler präsentieren eine Gruppenchoreografie mit Elementen aus der Aerobic bzw. Step-Aerobic.

Daraus ergibt sich im Einzelnen: Die Schüler ...

- präsentieren Schrittfolgen mit und ohne Armbewegungen (motorischer Bereich).
- reflektieren ihre eigene und die Choreografien der anderen Gruppen (kognitiver Bereich).

2) Verlaufsplan

Tab. 33: Verlaufsplan zur sechsten Unterrichtsstunde

Phase/Zeit	Unterrichtsverlauf	Didakt.-meth. Kommentar	Sozialform/ Medien
Ca. 7.40-7.45 Uhr	Umziehen, Sammlung im Sitzkreis	Ausgleich verschiedener Umziehzeiten	
Einstieg Ca. 7.45-7.47 Uhr	• LA erläutert das Thema sowie den Verlauf der Stunde	• Zieltransparenz	• LV im SK
Aufwärmphase Ca. 7.47-7.53 Uhr	• LA leitet zur allgem. Erwärmung über: • LA gibt die allgem. Erwärmung an Sch ab, nimmt an der Erwärmung teil	• Erwärmung der Muskulatur • Anregung Herz-Kreislauf-System • Ritual à Sch übernehmen Verantwortung, selbstständiges Arbeiten	• EA • Pfeife
	• Sch führen in ihren festen Gruppen eigenständig ein Step-Aerobic-Warm-up durch	• Spez. Erwärmung • Sch werden auf das Thema eingestimmt	• GA • CD-Player • Aerobic-CD
Hinführung Ca. 7.53-7.55 Uhr	• LA lässt die aufgestellten Kriterien für eine Gruppenchoreografie wiederholen	• Fachwissen aktivieren	• UG im SK • Arbeitskarte (s. Anlage 7)

Phase/Zeit	Unterrichtsverlauf	Didakt.-meth. Kommentar	Sozialform/ Medien
Erarbeitung Ca. 7.55-8.05 Uhr	• Sch üben und festigen ihre Gruppenchoreografien • LA steht den Sch beratend zur Seite	• Optimierung der Choreografie • Differenzierung: Sch entscheiden eigenständig über die Komplexität ihrer Choreografie	• GA • Aerobic-/ Step-Aerobic-Karten (s. Anlage 4 + 6) • Stepbretter • CD-Player • Aerobic-CD
Zwischenreflexion Ca. 8.05-8.09 Uhr	• LA legt mit den Sch die Beobachtungspunkte der Präsentation fest	• Es werden bestimmte Punkte zur Beobachtung festgelegt	• UG im SK
Präsentation/Reflexion Ca. 8.09-8.25 Uhr	• Sch präsentieren ihre Gruppenchoreografien • Sch reflektieren ihre Präsentation und die der anderen	• Ergebnissicherung • Würdigung der Ergebnisse • Förderung der Präsentationskompetenz/ Reflexionsfähigkeit	• GA • Stepbretter • CD-Player • Aerobic-CD • UG im SK
Abschluss	• LA bespricht mit den Sch den weiteren Stundenverlauf	• Gemeinsame Absprache, denn es folgt eine weitere Sportstunde gleich im Anschluss	• UG im SK

9 Literatur

- Abele, A. & Brehm, W. (1993). Mood effects of exercise versus sports games: Findings and implications for well-being and health. In S. Maes, H. Leventhal & M. Johnston (Eds.), *International Review of Health Psychology, 2* (pp. 53-80). New York: Wiley.
- Atkinson, R. L. & Stern, J. S. (1998). Weight cycling: Definitions, mechanisms, and problems with interpretations. In G.A. Bray, C. Bouchard & W. P. T. James (Eds.), *Handbook of obesity* (pp. 791-804). New York: Dekker.
- Ayyard, C. & Andersen, T. (2000). Long-term efficacy of dietary treatment in obesity: A systematic review of studies published between 1931 and 1999. *Obesity Reviews*, 1 (2), 113-119.
- Badura, B., Schröder, H. & Vetter, C. (Hrsg.). (2009). *Fehlzeiten-Report 2008. Betriebliches Gesundheitsmanagement*: Kosten und Nutzen. Heidelberg: Springer.
- Balz, E. (1992). Fachdidaktische Konzepte oder: Woran soll sich der Schulsport orientieren? *Sportpädagogik, 16* (2), 13-22.
- Balz, E., Brinkhoff, K. P. & Wegner, U. (1994). Neue Sportarten in die Schule! *Sportpädagogik, 18* (2), 17-24.
- Bergmann, K. E. & Mensink, G. B. M. (1999). Körpermaße und Übergewicht. *Das Gesundheitswesen, 61* (S2), 115-120.
- Boeckh-Behrens, W.-U. & Buskies, W. (2002). *Supertrainer Bauch*. Reinbek: Rowohlt.
- Boeckh-Behrens, W.-U. & Buskies,W. (2005). *Fitness-Krafttraining – Die besten Übungen und Methoden für Sport und Gesundheit*. Reinbek: Rowohlt.
- Boeckh-Behrens, W.-U. (2012). *maxxF. Der Megatrainer*. München: GU Verlag.
- Borg, G. (1985). *An introduction to Borg's RPE-scale*. New York: Mouvement Publications.
- Bramlage, P., Böcking, W. & Kirch, W. (2006). Übergewicht und kardiovaskuläre Folgeerkrankungen. In W. Kirch & B. Badura (Hrsg.), *Prävention* (S. 429-442). Heidelberg: Springer.
- Brehm, W. & Pahmeier, I. (1992). *Gesundheitsförderung durch sportliche Aktivierung als gemeinsame Aufgabe von Ärzten, Krankenkassen und Sportvereinen. Entwicklung, Erprobung und Evaluation einer gemeindebezogenen Modellmaßnahme*. Bielefeld: IDIS.
- Brehm, W. (1995). *Im Augenblick aufgehen – Emotionales Erleben bei (Step-)Aerobic und anderen Fitneßaktivitäten*. Vortragsmanuskript zur 9. Bodylife. Fachtagung in Karlsruhe. Universität Bayreuth.
- Brehm, W. (2006). Stimmung und Stimmungsmanagement. In K. Bös & W. Brehm (Hrsg.), *Handbuch Gesundheitssport* (2. Auflage, S. 321-333). Schorndorf: Hofmann.
- Brehm, W., Bös, K., Graf, C., Hartmann, H., Pahmeier, I., Pfeifer, K., Rütten, A., Sygusch, R., Tiemann, M., Tittlbach, S., Vogt, L. & Wagner, P. (2013). Sport als Mittel in Prävention, Rehabilitation und Gesundheitsförderung – eine Expertise. *Bundesgesundheitsblatt* (i. Dr).
- Brettschneider, W.-D. & Bräutigam, M. (1990). *Sport in der Alltagswelt von Jugendlichen*. Forschungsbericht. Frechen: Ritterbach.
- Buskies, W. & Boeckh-Behrens, W-U. (2009). *Fitness-Gesundheitstraining*. Reinbek: Rowohlt.
- Deloitte & Touche GmbH Wirtschaftsprüfungsgesellschaft (2011). *Fitnessbranche knackt die 7 Millionen. Deloitte/DSSV-Studie „Der Deutsche Fitnessmarkt 2011": Fitness gefragter denn je in Deutschland*. Zugriff am 18.09.2013 unter http://www.deloitte.com/view/de_DE/de/presse/pressemitteilungen/8ef814051900f210VgnVCM2000001b56f00aRCRD.htm.

⊙ Dilger, E. (2008). Die Fitnessbewegung in Deutschland. Schorndorf: Hofmann.

⊙ Dt. Aerobic Verband e. V. (DAV) (Hrsg.). (1993). *Aerobic*. Bonn: Eigenverlag.

⊙ DTB (2011). *Die GYMWELT im Deutschen Turner-Bund*. Frankfurt a.M.: DTB.

⊙ DTB (Hrsg.). (1994). *Step-Aerobic*. Frankfurt a. M.: DTB.

⊙ Eberle, L. (2011). Fitness – Dicke Arme, Sexy Po. *Der Spiegel, 74* (8), 142-144.

⊙ Ehni, H. (1999). Schulsport heute. In T. Riecke-Baulecke (Hrsg.), *Entdeckungsreisen im Schulsport* (S. 28-37). Braunschweig: Westermann.

⊙ Fonda, J. (1983). *Jane-Fondas Fitneß-Buch. „Ich fühle mich gut!"*. Frankfurt a. M.: Fischer.

⊙ Fox, M. (1991). *Step on it*. New York: Avon Books.

⊙ Francis, L. (1992). *Aerobic dance for health and fitness*. St. Louis: Brown (William C.).

⊙ Freiwald, J. (1991). *Fitneß für Männer*. Reinbek: Rohwolt.

⊙ Friedrich, M. (1995). *Attraktion der Step-Aerobic!* Unveröffentlichte Diplomarbeit, Universität Bayreuth.

⊙ Glock-Grimmeisen, C. (2000). Einführung in Aerobic (3). Step-Aerobic. *Sport Praxis, 21* (1), 37-41.

⊙ Gunzelmann, T., Schumacher, J. & Brähler, E. (2002). Prävalenz von Schmerzen im Alter. Ergebnisse repräsentativer Befragungen der deutschen Altenbevölkerung mit dem Gießener Beschwerdebogen. *Der Schmerz, 16* (4), 249-254.

⊙ Heinemann, K. & Schubert, M. (1994). *Der Sportverein – Ergebnisse einer repräsentativen Untersuchung*. Schorndorf: Hofmann.

⊙ Hessel, A., Geyer, M., Schumacher, J. & Brähler, E. (2002). Somatoforme Beschwerden in der Bevölkerung Deutschlands. *Zeitschrift für Psychosomatische Medizin und Psychotherapie, 48* (1), 38-58.

⊙ Hirtz, P. (1985). *Koordinative Fähigkeiten im Schulsport*. Berlin: Volk und Wissen.

⊙ Hohmann, A., Lames, M. & Letzelter, M. (2010). *Einführung in die Trainingswissenschaft*. Wiebelsheim: Limpert.

⊙ Hollmann, W. & Hettinger, T. (1990). *Sportmedizin. Arbeits- und Trainingsgrundlagen* (3., durchges. Auflage). Stuttgart: Schattauer.

⊙ Hollmann, W. & Strüder, H. (2009). *Sportmedizin – Grundlagen für körperliche Aktivität, Training und Präventivmedizin*. Stuttgart: Schattauer.

⊙ Hottenrott, K. & Neumann, G. (2010). *Trainingswissenschaft – Ein Lehrbuch in 14 Lektionen*. Aachen: Meyer & Meyer.

⊙ Institut für Freizeitwirtschaft (Hrsg.). (1993). *Wachstumsfelder im Freizeit und Tourismusbereich, Teil 9: Sport*. München: Eigenverlag.

⊙ Kamberovic, R. & Hase, T. (1994). *Fitneß & Profit*. Wedel: Verlag.

⊙ Katzenbogner, H. (1999). Kindertraining effektiv planen. *Leichtathletiktraining, 12* (8), 4-11

⊙ Killen, J. D., Taylor, B., Hayward, C., Haydel, K. F., Wilson, D. W., Hammer, L., Kraemer, H., Blair-Greiner, A. & Strachowski, D. (1996). Weight concerns influence the development of eating disorders: A 4-year prospective study. *Journal of Consulting and Clinical Psychology, 64* (5), 936-940.

- Kobusch-Niederbäumer, C. (1994). *Step-Aerobic – Eine empirische Beanspruchungsanalyse*. Unveröffentlichte Diplomarbeit, Universität Bielefeld.
- Kurz, D. (1995). Handlungsfähigkeit im Sport – Leitidee eines mehrperspektivischen Unterrichtskonzepts. In G. Zeuner & S. Hofmann (Hrsg.), *Sport unterrichten – Anspruch und Wirklichkeit* (S. 41-48). St. Augustin: Academia.
- Lagerstrøm, D. (1983). Fitneßtraining. In D. Lagerstrøm & K. Völker (Hrsg.), *Freizeitsport. Charakteristik, Durchführung und präventivmedizinische Wertigkeit.* (S. 29-44). Erlangen: perimed-Verlag.
- Les Mills Germany GmbH (2013). *Einrichtungen und Fitness-Studios*. Zugriff am 18.09.2013 unter http://www.lesmills.com/germany/clubs-and-facilities/facilities-and-health-clubs.aspx.
- Liedtke, S. (2008). Step-Aerobic. Step by Step auf dem Weg zu einer eigenen Choreografie. *Betrifft Sport, 30* (6), 7-19.
- Lühmann, D. & Schmidt, C.O. (2007). *Prävention von Rückenschmerzen. Experten-Panel „Rückenschmerz" der Bertelsmann Stiftung*. Gütersloh: Bertelsmann Stiftung.
- Lühmann, D., Kohlmann, T., Raspe, H. (1998). *Die Evaluation von Rückenschulprogrammen als medizinische Technologie*. Baden-Baden: Nomos.
- Lühmann, D., Müller, V. & Raspe, H. (2004). *Prävention von Rückenschmerzen. Expertise im Auftrag der Bertelsmann-Stiftung und der Akademie für Manuelle Medizin, Universität Münster.* Zugriff am 18.09.2013 unter http://www.bertelsmann-stiftung.de/bst/de/media/xcms_bst_dms_15515__2.pdf.
- Meinel, K. & Schnabel G. (2007). *Bewegungslehre – Sportmotorik. Abriss einer Theorie der sportlichen Motorik unter pädagogischem Aspekt* (11., überarbeitete und erweiterte Aufl.). Aachen: Meyer & Meyer.
- Mertens, M. (2006). *Step-Aerobic als Fitness-Training für Schulklassen & Gruppen*. Mühlheim an der Ruhr: Verlag an der Ruhr.
- Miller, W. C. (1999). Fitness and Fatness in relation to health: Implications for a paradigm shift. *Journal of Social Issues, 55* (2), 207-219.
- Niedersächsisches Kultusministerium (NKM). (Hrsg.). (2007). *Kerncurriculum für die Schulformen des Sekundarbereichs I, Schuljahrgänge 5-10, Sport*. Hannover: Unidruck.
- Pahmeier, I. & Niederbäumer, C. (2004). *Step-Aerobic für Schule und Verein und Studio*. Aachen: Meyer & Meyer.
- Pahmeier, I. & Schröder, S. (2009). *Studie zu Effekten eines komplexen Langzeit-Interventionsprogramms zur Gewichtsreduktion in kommerziellen Fitness-Studios*. Letzter Zugriff am 11.11.2013 unter: www.acti-weight.de/dokumente/Poster_attrActive_2.pdf.
- Pauls, J. (2011). Das große Buch vom Krafttraining. München: Copress Verlag.
- Peeters, A., Barendregt, J. J., Willekens, F., Mackenbach, J. P., Al Mamun, A. & Bonneux, L. (2003). Obesity in adulthood and its consequences for life expectancy: A life table analysis. Annual International Medicine, 138 (1), 24-32.
- Pfeifer, K. (2007). *Rückengesundheit – Grundlagen und Module zur Planung von Kursen*. Köln: Deutscher Ärzteverlag.
- Reebok Manual (1990). Step Reebok: *Instructor training manual.* Canton: Reebok International Ltd.
- Rippe, J. (1994). Mit dem Steptraining in eine neue Ära! *Bodylife, o. Jg.*, 94-99.
- Robert Koch Institut & Statistisches Bundesamt (RKI) (2006). *Gesundheit in Deutschland. Gesundheitsberichterstattung des Bundes*. Berlin: RKI.
- Rome, S. (1983). *Aerobic: Bewegungstraining, das Spaß macht*. München: Heyne.

- Roth, K. & Winter, R. (1994). Entwicklung koordinativer Fähigkeiten. In J. Baur, K. Bös & R. Singer (Hrsg.), *Motorische Entwicklung. Ein Handbuch* (S. 217-237). Schorndorf: Hofmann.
- Schmidt, C., Kohlmann, T., Lange, K., Pfingsten, M., Hasenbring, M., Basler, H. D., Eich, W. & Raspe, H. (2005). Graduierte Rückenschmerzen (RS) und die Inanspruchnahme medizinischer Leistungen – Ergebnisse der DFRS-Rückenschmerzstudie. *Gesundheitswesen, 67* (7), 525.
- Schmidt, C.O., Raspe, H., Pfingsten, M., Hasenbring, M., Basler, H. D., Eich, W. & Kohlmann, T. (2007). Back pain in the German adult population: Prevalence, severity, and sociodemographic correlates in a multiregional survey. Spine, 32 (18), 2005-2011.
- Schulz, N. (1994). Mit der Zeit gehen – zur Aktualisierung von Schulsportinhalten. *Sportunterricht, 43* (12), 492-503.
- Schulze, J. (2008). Step-Aerobic kinderleicht in den Schulsport integrieren. *Sport Praxis, 29* (8), 25-29.
- Sheppard-Missed, J. (1986). *Jazzexercise*. California.
- Slomka, G., Haberlandt, A., Harvey, C. & Michels-Plum, C. (2008). *Das neue Aerobic-Training*. Aachen: Meyer & Meyer.
- Soerensen, J. (1983). *Aerobic-Dancing: Schön, schlank und fit im Rhythmus unserer Zeit*. Munchen: Heyne.
- Statisches Bundesamt (2008). *Datenreport 2008*. Bonn: bpb Verlag.
- Stroebe, W. (2002). Übergewicht als Schicksal? Die kognitive Steuerung des Essverhaltens. *Psychologische Rundschau, 53* (1), 14-22.
- Tiemann, M. (2010). *Öffentliche Gesundheit und Gesundheitssport*. Baden-Baden. Nomos.
- Tiemann, Buskies & Brehm (2009). *Sanftes Rückentraining. Leitfaden für Kursleiter.* Berlin: AOK Verlag.
- Van Tulden, M. W. & Koes, B. W. (2001). The role of exercise in the treatment of chronic back pain: An evidence-based approach. *Gesundheitssport und Sporttherapie, 17,* 154-160.
- Vuori, I. M. (2001). Dose-response of physical activity and low back pain, osteoarthritis, and osteoporosis. *Medicine and Science in Sports and Exercise, 33* (6), 551-586.
- Weineck, J. (2010). *Sportbiologie*. Balingen: Spitta Verlag.
- Weinsier, R. L., Hunter, G. R., Heini, A. F., Goran, M. I. & Sell, S. M. (1998). The etiology of obesity: Relative contribution of metabolic factors, diet, and physical activity. *American Journal of Medicine, 105* (2), 145-150.
- WHO (2000). *Obesity: Preventing and managing the global epidemic – report of a WHO consultation of obesity* (Technical Report Series, No 894). Genf: WHO.
- Wirth, A. (1998). Bewegungstherapie bei Adipositas. In J. G. Wechsler (Hrsg.), *Adipositas – Ursachen und Therapie* (S. 241-257). Berlin, Wien: Blackwell.
- Wirth, A. (2000). *Adipositas: Epidemiologie – Ätiologie – Folgekrankheiten – Therapie*. Heidelberg: Springer.

10 Bibliografie Step-Aerobic

- Berghäuser-Pröll, A. M., Harvey, C. & Joos, B. (2008). Gymwelt Step-Aerobic. Arbeitshilfen für Übungsleiter und Trainer. Frankfurt a. Main: DTB.
- Freytag-Baumgartner, M. (1994). Aerobics. Niedernhausen: Falken Verlag.
- Glock-Grimmeisen, C. (2000). Einführung in Aerobic (3). Step-Aerobic. Sport Praxis, 21 (1), 37-41.
- Liedtke, S. (2008). Step-Aerobic. Step by Step auf dem Weg zu einer eigenen Choreografie. Betrifft Sport, 30 (6), 7-19.
- Mertens, M. (2006). Step-Aerobic als Fitness-Training für Schulklassen & Gruppen. Mülheim an der Ruhr: Verlag an der Ruhr.
- Mießner, W. (2002). Richtig Aerobic. München: BLV.
- Müller, G. (2004). 4-3-2-Jumping Jack! Schulung koordinativer Fähigkeiten durch Aerobic. *Sport & Spiel 4* (4), 10-19.
- Schuba, V. & Zanellato, S. (2006). Aerobic und Step-Aerobic als Gesundheitssport. Wiebelsheim: Limpert.
- Schuba, V. & Zanellato, S. (2007). Aerobic und Step-Aerobic als Gesundheitssport. Sport Praxis SH/2007, 21-24.
- Schubert, K. (2003). Step-Aerobic – Gestaltung und Kondition. Lehrhilfen für den Sportunterricht, 52 (10), 4-12.
- Schulze, J. (2008). Step-Aerobic kinderleicht in den Schulsport integrieren. Sport Praxis, 29 (8), 25-29.
- Slomka, G., Haberlandt, A., Harvey, C. & Michels-Plum, C. (2008). Das neue Aerobic-Training. Aachen: Meyer & Meyer.
- Wagner, P. & Riedel, I. (2002). Step-Aerobic. Schritte, Armbewegungen, Choreographie und mehr. Duisburg: Krallmann.
- Wirt, K. (2008). Aerobic. Betrifft Sport, 30 (6), 5-6.

11 Anhang

Anlage 1

„Add-on"-Methode[2]:

- Bewegung A vorstellen und üben,
- Bewegung B vorstellen und üben,
- Bewegung A und B verbinden,
- Bewegung C vorstellen und üben,
- Bewegung A, B und C verbinden,
- Bewegung D vorstellen und üben,
- Bewegung A, B, C und D verbinden.

Anlage 2

Grundlagen in der Aerobic und Step-Aerobic[3]:

- Die Beine stehen etwa hüftbreit auseinander und sind leicht nach außen gedreht.
- Die Knie sind über den Füßen ausgerichtet (Knie-Fuß-Einstellung).
- Die Beine sind immer leicht gebeugt, sodass sich das Becken gut aufrichten kann.
- Das Brustbein ist angehoben, die Schulterblätter werden nach hinten und nach unten gehalten und die Wirbelsäule ist gestreckt.

[2] Pahmeier & Niederbäumer, 2004, S. 50.
[3] Pahmeier & Niederbäumer, 2004, S. 61.

Anlage 3

Basisschritte in der Aerobic [4]:

March: Marschieren im Takt auf der Stelle, dabei kräftiger Armeinsatz und die Füße abrollen.

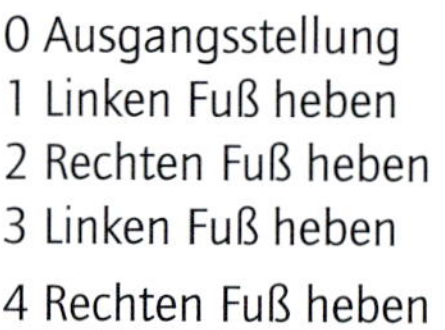

0 Ausgangsstellung
1 Linken Fuß heben
2 Rechten Fuß heben
3 Linken Fuß heben
4 Rechten Fuß heben

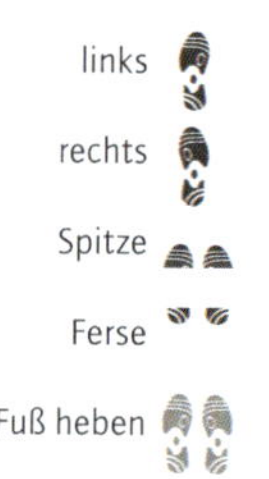

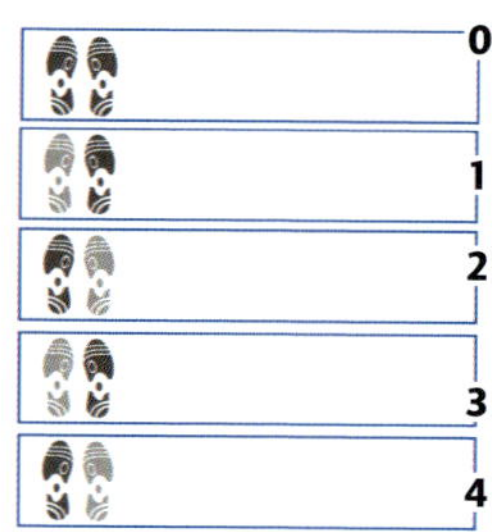

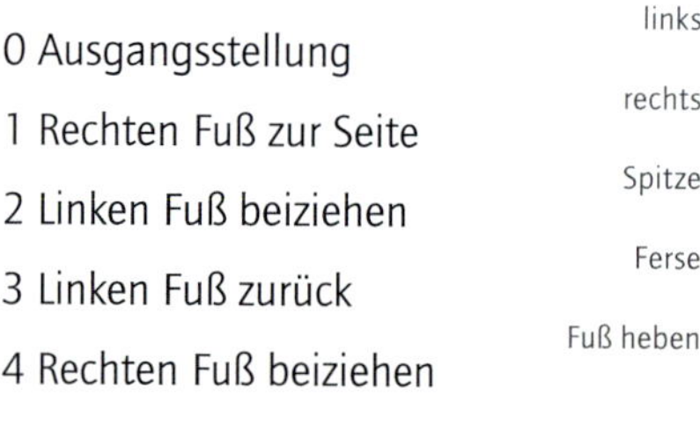

Step Touch (auf 4 Beats):

0 Ausgangsstellung
1 Rechten Fuß zur Seite
2 Linken Fuß beiziehen
3 Linken Fuß zurück
4 Rechten Fuß beiziehen

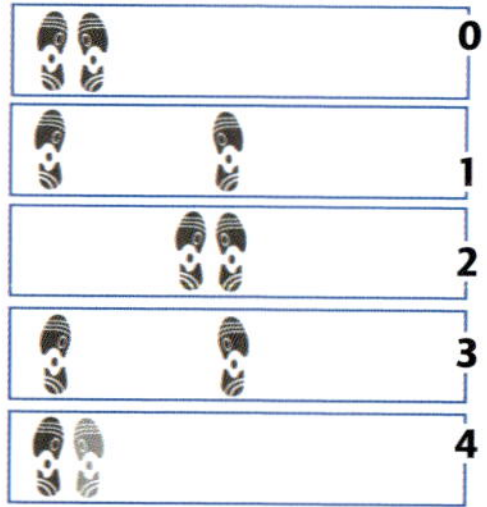

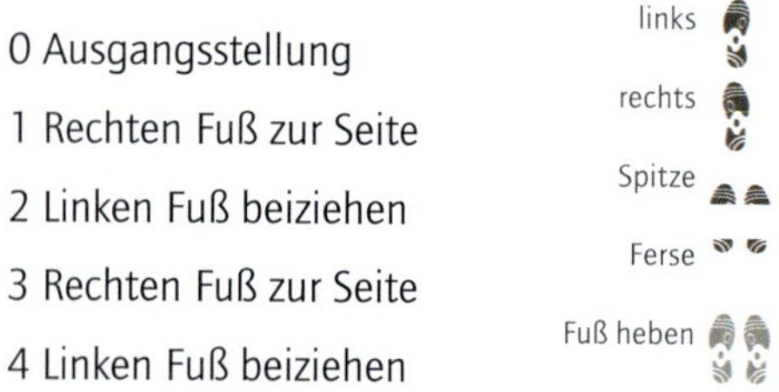

Double StepTouch (auf 4 Beats):

0 Ausgangsstellung
1 Rechten Fuß zur Seite
2 Linken Fuß beiziehen
3 Rechten Fuß zur Seite
4 Linken Fuß beiziehen

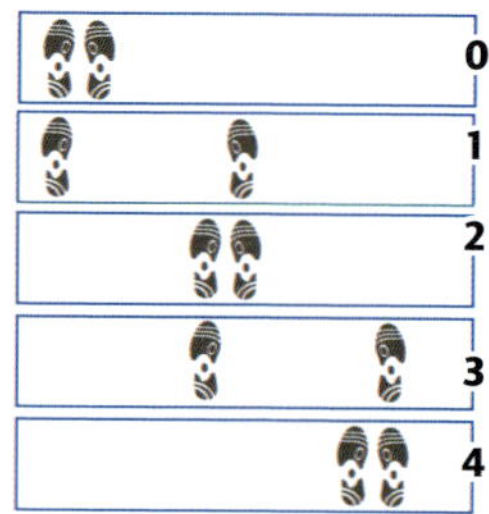

V-Step (auf 4 Beats):

0 Ausgangsstellung
1 Rechten Fuß schräg vor
2 Linken Fuß schräg vor
3 Rechten Fuß zurück
4 Linken Fuß beiziehen

links
rechts
Spitze
Ferse
Fuß heben

0
1
2
3
4

Leg Curl (auf 4 Beats):

0 Ausgangsstellung
1 Rechten Fuß zur Seite
2 Linke Ferse heben
3 Linken Fuß absetzen
4 Rechte Ferse heben

links
rechts
Spitze
Ferse
Fuß heben

0
1
2
3
4

Knee-lift (auf 4 Beats):

0 Ausgangsstellung
1 Rechten Fuß zur Seite
2 Linkes Knie heben
3 Linken Fuß absetzen
4 Rechtes Knie heben

links
rechts
Spitze
Ferse
Fuß heben

0
1
2
3
4

Kick (auf 4 Beats):

0 Ausgangsstellung
1 Rechten Fuß zur Seite
2 Linke Kick
3 Linken Fuß absetzen
4 Rechter Kick

links
rechts
Spitze
Ferse
Fuß heben

0
1
2
3
4

[4]Vgl. http://www.fitnessonline.at/wissen/aerobic/aerobicschritte/start_auswahl.html

Anlage 4

Tipp Karte – Armbewegungen[5]:

- Unterhalb der Schulterregion, mittig auf Schulterhöhe und oberhalb der Schulterhöhe.
- Verschiedene Richtungen - oben und unten, vor und zurück, seitwärts oder diagonal.
- Beuge- und Streckbewegungen, Abduktions- und Adduktionsbewegungen, Rotationsbewegungen.

Beispiele[6]:

- **Walking Arms** - die Arme schwingen seitlich locker mit. Die Bewegung entspricht einer betonten Armbewegung beim einfachen Gehen.
- **Clap Hands** - vor dem Körper wird auf Brusthöhe in die Hände geklatscht.
- **Bizceps Curls** - die Oberarme befinden sich seitlich am Rumpf, die Unterarme sind nach unten gestreckt. Entweder im Wechsel oder gleichzeitig werden die Unterarme nach oben gezogen, bis sie einen rechten Winkel mit den Oberarmen bilden.

Anlage 5

Regeln in der Step-Aerobic[7]:

- Immer die ganze Fußsohle auf das Stepbrett aufsetzen - Fußballen oder Ferse sollen nie über den Steprand kommen.
- Beim Herabsteigen werden zunächst der Ballen und dann die Ferse aufgesetzt
- Es sollte niemals rückseitig auf das Stepgerät hinauf- bzw. herabgestiegen werden (Verletzungsgefahr!).
- Nah am Stepbrett auf- und absteigen (ca. eine Fußbreite von Step entfernt).

Anlage 6

Grundschritte in der Step-Aerobic[8]

Basic Step (einseitige Führung):

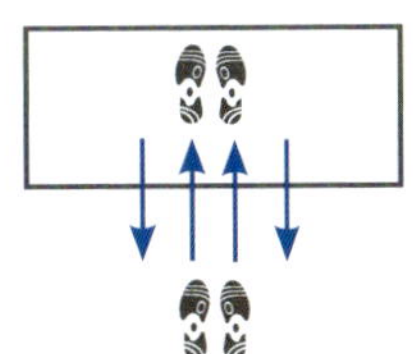

- Mit dem rechten Fuß auf das Stepbrett steigen und den linken Fuß hüftbreit danebensetzen.
- Dann zuerst den rechten Fuß und nachfolgend den linken Fuß in die Ausgangsstelung zurückstellen.

V-Step (einseitige Führung):

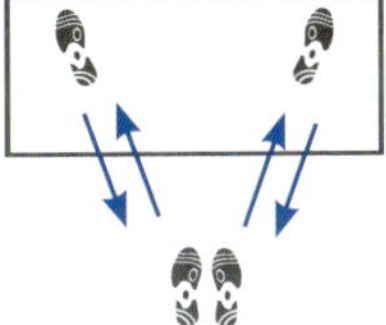

- Zuerst den rechten und dann den linken Fuß so auf das Stepbrett stellen, dass die Fußspitzen im 45°–Winkel zu den jeweiligen Ecken zeigen.
- Die Füße bilden ein „V".
- Danach zunächst das rechte und dann das linke Bein wieder in die Ausgangsposition zurückbringen.

Knee-lift:

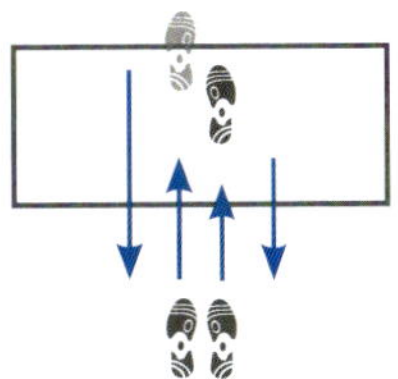

- Mit dem rechten Fuß auf das Stepbrett steigen und das linke Knie bis in einen 90°- Winkel anheben (Oberschenkel waagerecht).
- Anschließend zuerst mit dem linken und dann dem rechten Fuß zurück in die Ausgangsposition gehen.
- Alternativ kann dieser Schritt auch diagonal nach rechts (linker Fuß zuerst auf dem Steppbrett) und links (rechter Fuß zuerst auf dem Steppbrett) ausgeführt werden.

[5] Pahmeier & Niederbäumer, 2004, S. 77.
[6] Mertens, 2006, S. 42.
[7] Vgl. Pahmeier & Niederbäumer, 2004, S. 62.
[8] Vgl. Mertens, 2006, S. 31-34.

Front Leg Kick:

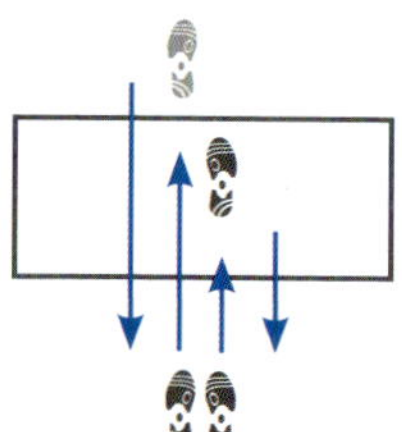

- Mit dem rechten Fuß auf das Steppbrett steigen.
- Danach mit dem linken Fuß nach vorn in den Raum kicken (Fuß zeigt nach vorn und nach unten wie bei einem Vollspannstoß).
- Anschließend zuerst das linke und dann das rechte Bein in die Ausgangsposition zurücksetzen.
- Alternativ kann dieser Schritt auch diagonal nach rechts (linker Fuß zuerst auf dem Steppbrett) und links (rechter Fuß zuerst auf dem Steppbrett) ausgeführt werden.

Leg Curl:

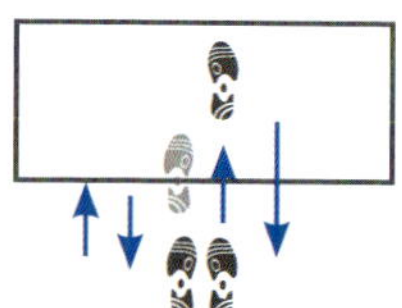

- Mit dem rechten Fuß auf das Stepbrett steigen.
- Danach die Ferse des linken Beins Richtung Gesäß führen (bis zu einem 90°-Winkel im Kniegelenk).
- Anschließend zuerst das linke und dann rechte Bein zurück in die Ausgangsposition bringen.
- Alternativ kann dieser Schritt auch diagonal nach rechts (linker Fuß zuerst auf dem Steppbrett) und links (rechter Fuß zuerst auf dem Steppbrett) ausgeführt werden.

Anlage 7

Arbeitskarte - Wir gestalten eine kleine Choreografie[9]:

- Gestaltet eine eigene kleine Choreografie, in der wenigstens zwei Aerobic- und zwei Step-Aerobic-Schritte sowie zwei Armbewegungen enthalten sind.
- Die Schritte sowie die Armbewegungen dürft ihr eigenständig auswählen, es stehen euch natürlich die Aerobic- sowie Step-Aerobic-Karten zur Verfügung .
- Stellt die Choreografie auf 64 Zählzeiten zusammen.
- Wie ihr euch aufstellt (Blockstellung, Kreisstellung), dürft ihr selbst entscheiden.

Ich wünsche euch viel Spaß & Erfolg dabei!

Bildnachweis

Wavebreak Ltd/Thinkstock (S. 7, 19, 47, 55, 69, 120, 171 und 198), nidwlw/iStockphoto/Thinkstock (Wirbel-Grafik Kapitelanfang und Cover, S. 8/9, 12, 16, 18, 44, 46, 56, 58, 118, 120, 148, 150, 168, 170, 200 und 202), Comstock/Stockbyte/Thinkstock (S. 58 und 123), Frau Prof. Dr. Iris Pahmeier (S. 63/64, 68, 70/71, 72, 74-78, 80-89, 92-117, 145, 167, 204 und 213-215, AndreyPopov/iStockphoto/Thinkstock (S. 127), Andreas Rodriguez/iStockphoto/Thinkstock (S. 143), Antonio_Diaz/iStockphoto/Thinkstock (S. 192), Nikiteev_Konstantin/iStockphoto/Thinkstock (Sohlen-Grafik S. 153, 155-165, 242/243, 245 und 246)

Coverfoto: Wavebreakmedia Ltd/Thinkstock
Lektorat: Dr. Irmgard Jaeger
Layout: Cornelia Knorr
Covergestaltung und Satz: Kristina Ehrhardt

[9]Eigener Entwurf.